医学影像学诊断与技术应用

栗亚秋 等 主编

吉林科学技术出版社

图书在版编目（CIP）数据

医学影像学诊断与技术应用 / 栗亚秋等主编．
长春：吉林科学技术出版社，2024.8.— ISBN 978-7
-5744-1870-7

Ⅰ．R445

中国国家版本馆 CIP 数据核字第 2024TE2843 号

医学影像学诊断与技术应用

主　　编	栗亚秋　等
出 版 人	宛　霞
责任编辑	孟　盟
封面设计	刘　雨
制　　版	刘　雨
幅面尺寸	185mm×260mm
开　　本	16
字　　数	305 千字
印　　张	14.375
印　　数	1~1500 册
版　　次	2024 年 8 月第 1 版
印　　次	2024 年 12 月第 1 次印刷

出　　版　吉林科学技术出版社
发　　行　吉林科学技术出版社
地　　址　长春市福祉大路5788 号出版大厦A 座
邮　　编　130118
发行部电话/传真　0431-81629529 81629530 81629531
　　　　　　　　　81629532 81629533 81629534
储运部电话　0431-86059116
编辑部电话　0431-81629510
印　　刷　廊坊市印艺阁数字科技有限公司

书　　号　ISBN 978-7-5744-1870-7
定　　价　75.00元

前　言

  《医学影像学诊断技术与技术应用》首先介绍了现代医学影像诊断技术的基础内容，然后重点介绍了目前医学影像技术中常用的检查方法，包括 X 线诊断技术、CT 诊断技术、MRI 诊断技术以及超声影像诊断技术的临床应用，系统介绍了各部位常见疾病的影像学检查方法、影像学征象、常见病变的诊断与鉴别诊断等内容。

  本书内容主要包括：侧颅底影像、心胸疾病影像、乳腺疾病影像、胃肠疾病影像、脾脏疾病影像、髋部损伤影像等。全书选材新颖，内容简明，图文并茂，易于掌握，查阅方便，可供临床工作及教学参考。

  由于笔者水平有限、经验不足，错漏之处在所难免，恳请前辈和同道们给予批评指正。

目 录

第一章 侧颅底影像

第一节 侧颅底成像技术

侧颅底解剖结构精细复杂、位置深在，且存在解剖变异，一直是研究的难点。X线平片上重叠结构较多，仅能利用某些特殊体位显示部分重叠较少的结构。随着CT技术的不断发展，特别是高分辨率CT的应用，密度和空间分辨率大大提高，其对侧颅底解剖结构可做出较精确的评价，目前是侧颅底骨结构首选的检查方法。磁共振具有高软组织分辨率、无骨伪影、多种成像方法等特点，其在显示正常颅底神经、血管等结构和病变方面具有明显的优势。

一、常规 X 线成像

（一）茎突的 X 线片

1. 正位

患者仰卧，头正中矢状面对准台面中线，听眶线与台面垂直。患者口尽量张大，两侧外耳孔与台面等距，其连线中点对准胶片中心。中心线向足侧倾斜 20° 角，对准瞳间线中点上缘，斜行射入胶片中心（图 1-1）。

2. 侧位

患者俯卧，对侧肢体抬高，头侧置矢状面与台面平行，头尽量后仰，下颌前伸，上下颌呈反咬合状以增加下颌升支与颈椎间的间隙。被检测下颌开支后缘 2cm 处对准胶片中心。中心线向头侧倾斜 10° 角，经健侧下颌角和患侧下颌角与乳突尖之间中点射入胶片中心。

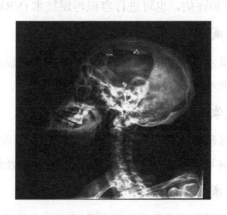

图 1-1　茎突侧位 X 线片

（二）颞下颌关节 X 线片

患者俯卧，被检测紧贴台面，使头颅矢状面与胶片平行，瞳间线与胶片垂直，听眦线与胶片前边垂直，头颅两侧用沙袋固定，X 线中心线对准对侧髁状突中点上方 5cm 处，球管向足侧倾斜 25° 角，茎突的 X 线片通过被检测颞颌关节射入胶片中心。双侧投照，以资对比。每侧投照时分别摄最大开口位及闭口位。

（三）人工耳蜗植入 X 线评估

影像学人工耳蜗植入后 X 线评估主要观察电极的位置和电极插入的深度，这对患者术后的语言培训及评估有重要意义。由于普通 X 线片可以很好显示电极的形态和位置，目前临床作为常规检查方法。

对儿童取俯卧位，成人可取坐位，检查耳朝向胶片，双侧眶下缘和外耳道连线的平面与胶片平面垂直，正中矢状线与胶片片面 52° 夹角，X 射线垂直胶片投射。临床将人工电子耳蜗的电极经圆窗插入耳窝的基底圈的鼓阶，环绕蜗轴 1 周或 2 周，在正常情况下，X 线摄片可显示电极位于内耳道底的下方和前庭的内下方，呈环形状态，电极上方部分与内耳道重叠，有效电极植入的多少即环绕蜗轴的圈数，异常情况下电极可进入下鼓室或周围间隙。目前颞骨 CT 薄层扫描，也能够清晰地显示电极位于耳蜗内的状态。

二、侧颅底特殊部位的 CT 成像

侧颅底 CT 阴影表明遮盖显示 (SSD) 能够显示侧颅底立体解剖图像，自由旋转可得到侧颅底解剖的整体印象，可用于术前了解每位患者的解剖特点。

侧颅底的 CT 多平面重建成像 (MPR) 是在螺旋 CT 容积扫描图像上根据需要任意划线，沿该线将一系列连续横断面的所有像素进行重新组合，即可获得沿该划线平面的二维图像，包括冠状面、矢状面和任意角度斜面图像。此外，还可任意划成曲线，进行曲面重建。

（一）茎突的 CT 成像

正常茎突长度平均约 2.5cm，在横断面 CT 图像的基础上，通常采用 SSD 技术来显示，同时结合 MPR 图像来观察和评估，也可进行容积再现技术 (VR) 进行显示。

（二）听小骨的 CT 成像

高分辨率 CT 可清晰显示听小骨，并可采用 SSD 技术来显示听小骨，先手动去除听小骨周围的骨质、仅保留听小骨，再进行 SSD 三维成像。

（三）耳蜗的 CT 成像

高分辨率 CT 可清晰显示听小骨，利用高分辨率原始横断面 CT 数据进行三维成像技术可获得耳蜗立体图像，并可在 MPR 图像上多层面观察耳蜗及蜗窗毗邻结构。

（四）半规管的 CT 成像

高分辨率颅底 CT 可清晰显示半规管，此外利用 CT 三维成像技术可获得半规管立体图像，并可在 MPR 图像上多层面观察半规管形态及毗邻结构。

（五）面神经管的 CT 成像

面神经管走行迂曲，不易全程显示，薄层 CT 以及冠状面、矢状面重建图像只能显示部分面神经管。以横断面 CT 图像为基础，利用 CPR 重建技术，可清晰显示面神经管走行及其周围结构。

三、侧颅底特殊部位的磁共振成像

（一）MRI 内耳成像

目前高场强磁共振扫描仪 T2 加权图像均能清楚地显示面听神经及内耳的结构的横断面图像，常规 T1WI、T2WI 及 FLAIR，行内耳冠状位 3D FLAIR 成像可显示内耳及周围结构，水成像能清晰显示耳蜗和半规管的立体形态。

（二）耳囊（骨迷路）造影

穿刺耳膜后注入稀释（1:7 倍）造影剂（Gd-DTPA，马根维显）数滴，24 小时后造影剂通过圆窗膜渗透或血液循环被吸收进入内耳，此时做颞骨 MRI，横断面薄层（1mm）-FLAIR（水抑制）和 3D-realIR 序列扫描。

造影剂通过圆窗膜渗透或血液循环被吸收进入内耳、使之显影的方法，其中经鼓室内注射钆造影剂是目前较常用的注射方法。MRI 主要采用 3D-FLAm 和 3D-realIR 序列来显示，可见造影剂（高信号）进入耳囊间隙，对比之下可见内淋巴扩张、积水（低信号之耳窝、半规管影）（图 1-2）。

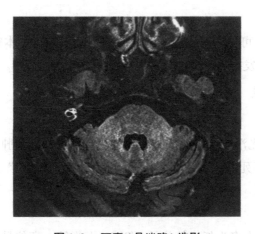

图 1-2　耳囊（骨迷路）造影
可见高信号造影剂进入右侧耳囊间隙（外淋巴），如有内淋巴积水，可见内淋巴囊呈扩张的低信号影

（三）面听神经的 MRI

常规 MRT2WI 只能显示面听神经的横断面结构，而有多种 MRI 序列可显示面听神经的立体面听神经的 MRI 结构，其中 3D-CISS 和 3D-SPACE 均能清晰显示其形态及走行。

（四）三叉神经的 MRI

常规的 MRT2WI 扫描在显示面听神经横断面结构的同时，也可以显示三叉神经，在原始图像上进行多平面重建可以多角度展示三叉神经走行。

（五）颞颌关节的 MRI

采用斜矢状面和冠状面 T1WI 和 T2WI 来显示颞颌关节，分别扫描在张、闭口不同状态下的颞颌关节，必要时还可进行半张口位 MRI 扫描和快速扫描序列观察患者张口 - 闭口期间颞颌关节的动态的变化。

第二节　颞下区肿瘤和肿瘤样病

一、神经瘤

（一）病因和病理

神经瘤系起源于周围神经膜施万细胞的神经源性良性肿瘤。颞下区神经瘤主要发生于三叉神经、面神经、迷走神经及舌神经等周围神经，颌骨的下牙槽神经管内多见。颅底和颈部为好发部位。肉眼见肿瘤为实质性肿块，有完整包膜。镜下见梭形细胞排列紧密的 Antoni A 型和排列不紧密的 Antoni B 型。

（二）临床表现

神经瘤生长缓慢，可见于任何年龄，但 20 ～ 30 岁多见。本病无明显性别差异。除不经意时发现肿块和偶发疼痛或感觉异常之外，一般无其他症状。

（三）影像学表现

1. CT 表现

CT 上肿瘤为边缘光滑的圆形或卵圆形肿块，增强后肿瘤和肿块边缘多明显强化，并可见无强化的囊变、坏死区。颞下区的神经鞘瘤可呈"哑铃状"生长。累及的神经管、孔扩大。

2. MRI 表现

神经鞘瘤在 T1WI 上多为低、等信号，T2WI 上为等、高信号。病灶和病灶边缘多明显强化，周围脂肪受压消失，若肿块有囊变或坏死，则 T2WI 上出现明显高信号。

颞下窝也可以见到源于周围神经的神经瘤，它不同于颅底神经鞘瘤，也不同于侧颅底神经血管区源于交感或迷走神经的神经鞘瘤，它没有颅底神经鞘瘤具有特征性的颅底神经管、孔的扩大，也没有侧颅底神经血管区神经鞘瘤颈内动脉、颈内静脉向前、向外推移的特征性表现。

（四）鉴别诊断

颞下窝神经鞘瘤要与颞下窝的骨源性肿瘤如软骨瘤、骨肉瘤、巨细胞瘤、骨化性纤维瘤、骨纤维异常增殖症，以及腮腺深叶的肿瘤鉴别。

二、转移瘤

（一）病因和病理

颞下窝转移性肿瘤的原发病灶通常出现在锁骨以下的组织器官，也可来自邻近的鼻咽、舌和甲状腺等器官的恶性肿瘤。好发于下颌骨后部、上颌窦、硬腭等。病理与原发肿瘤的形态学一致。

（二）临床表现

多见于 50～70 岁，有原发肿瘤病史。有牙痛、感觉异常和病理性骨折等症状。

（三）影像学表现

1. X 线和 CT 表现

分为溶骨性、成骨性和混合型三类。溶骨破坏是常见表现，表现为不规则的低密度影，边缘模糊，无硬化和骨膜反应。前列腺癌、乳腺癌、鼻咽癌的转移灶可为成骨性改变，表现为斑点状或团块状高密度，骨髓腔缩小。混合型兼有上述两型的特点（图 1-3）。

2. MRI 表现

MRT1WI 上呈低信号，在脂肪抑制 T2WI 上呈高信号。核素扫描可见全身骨骼有多处异常放射性浓聚区。

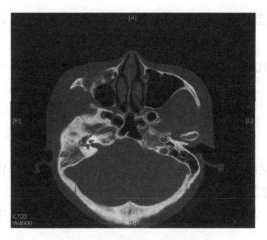

图 1-3　乳腺癌颌面、颅底转移

CT 颅底扫描见右侧蝶骨翼及下颌骨硬化表现，颌面部软组织肿胀增厚

（四）鉴别诊断

多发性骨髓瘤表现较相似，但骨髓瘤病灶表现为颅骨的广泛骨质疏松和多发圆形穿

凿样骨破坏，大小不一，边缘清楚，无周围硬化。

三、颞下区源于颅骨的肿瘤和肿瘤样病变

(一) 骨髓瘤

1. 病因和病理

骨髓瘤是一种骨髓内浆细胞异常增生的恶性肿瘤，也称浆细胞瘤，浆细胞肉瘤，浆细胞性骨髓瘤。本病可单发或多发。单发者罕见。肿瘤好发于含红骨髓的骨骼，大约30％的病例中有颌骨累及。镜下肿瘤细胞差异较大，分化较好肿瘤细胞较小，似浆细胞，分化差的肿瘤细胞即浆母细胞，体积大，核分裂象多见。

2. 临床表现

男性明显多于女性，男女之比约为3∶1，多发于中老年人。局部疼痛，逐渐加剧，周围皮肤、黏膜肿胀和感觉异常。全身症状表现为全身骨骼疼痛，贫血，肾功能障碍，高钙血症等。患者血浆白蛋白增高，血、尿中特殊的凝溶蛋白（本－周蛋白）呈阳性。

3. 影像学表现

(1) X线表现：骨髓瘤的X线主要表现为颌骨的广泛骨质疏松和多发圆形穿凿样骨破坏，大小不一，边缘清楚，无周围硬化。

(2) CT表现：可见骨质内外板被侵蚀，无骨膜反应，可伴有软组织肿块影，稍呈膨胀性改变。

(3) MRI表现：MRT1WI上，病变呈低信号表现，但在呈稍高信号的骨髓腔内，它呈椒盐状改变。T2WI上为高信号影。

4. 鉴别诊断

(1) 转移瘤：转移瘤有原发肿瘤病史，常伴有其他脏器（肺、淋巴结等）转移。病灶边缘模糊且不规则。

(2) 甲状旁腺功能亢进：好发于青少年，全身骨骼骨质疏松，与骨髓瘤相似，可进行临床化验检查。

(二) 骨肉瘤

1. 病因和病理

骨肉瘤是比较常见的原发恶性骨肿瘤。可按肿瘤成骨细胞分化程度分为成软骨型、成骨型和纤维型骨肉瘤。骨肉瘤恶性程度高，预后较差。

骨肉瘤病因不详，颅底部骨肉瘤下颌骨较多见，下颌骨多发生于体部，上颌骨多发生于牙槽突。

分化好的骨肉瘤质地较硬，有较多瘤骨。分化差的质地柔软，易出血。

2. 临床表现

骨肉瘤多数发生在四肢长骨的干骺端，男性较多，发病年龄在20～40岁，颅底部

骨肉瘤平均发病年龄较四肢长骨推迟 10 年。常见症状有病变部位的间歇性疼痛，后进展为持续性剧痛，面部肿胀麻木，肿块逐渐增大、破溃、出血等。

3. 影像学表现

(1) X 线和 CT 表现：影像上成骨型表现为病变区骨小梁增多增粗，骨髓腔硬化缩小，肿瘤内有斑片状、絮状和日光放射状的瘤骨形成。溶骨型为骨小梁破坏吸收，骨髓腔扩大，形成大片状溶骨破坏区。混合型骨肉瘤兼有成骨型和溶骨型变化。

常见的骨膜反应有肿瘤早期的线状及层状骨膜反应和中晚期的 Codman 三角出现。肿瘤侵犯周围软组织形成肿块，肿块内可有瘤骨。瘤骨是肿瘤细胞形成的分化不良的肿瘤性骨，可显示为数量不定、形态多样、密度不均匀的高密度影，主要表现为象牙质样、棉絮状、针状等。CT 增强后可见软组织肿块不均匀强化。病变累及牙支持组织时，可导致牙以移位、脱落、牙周间隙增宽和牙槽骨破坏。

(2) MRI 表现：骨肉瘤的 MRI 显示，肿块在 T1WI 为不均匀的低信号影，在 T2WI 为不均匀的高信号影，形态不规则，边缘不清楚。

4. 鉴别诊断

(1) 软骨肉瘤：软骨肉瘤发病年龄较大，病程较慢，骨皮质膨胀变薄，病变区有大量棉絮状或斑点状钙化。

(2) 骨髓炎：常为牙源性或耳源性，早期以骨质破坏，无成骨现象，进一步发展出现炎性成骨，但成骨区内无骨质破坏，而骨肉瘤早期出现成骨，成骨区内可见骨质破坏。颅底骨髓炎无明显骨膜反应和瘤骨，下颌骨弥散硬化性骨髓炎病程较长，以骨密度增高为主，变化较慢。

（三）软骨瘤

1. 病因和病理

在胚胎发育时，颅骨的骨化分为骨膜内化骨和软骨内化骨。额骨垂直部、顶骨、颞骨、枕骨鳞部等颅盖属于骨膜内化骨。而额骨水平部、筛骨筛板、蝶骨、岩骨、枕骨大部属于软骨内化骨，这是颅底软骨瘤发病的组织胚胎学基础。由于颞下区颅缝、骨缝多（含软骨成分），因此软骨性肿瘤在颞下区不少见，发生于髓腔内者为内生软骨瘤。发生于骨膜下者为骨膜型软骨瘤。软骨瘤镜下为分化成熟的透明软骨细胞、钙化和骨化软骨。

颅底的软骨瘤常常会恶变，因此软骨肉瘤较软骨瘤更为常见。

2. 临床表现

软骨瘤病变发展缓慢，年轻人软骨瘤多见，而软骨肉瘤发病年龄较大。临床上无特征性表现，肿瘤较大时，可能摸到肿块和偶发疼痛或感觉异常，软骨肉瘤常常会侵犯颅底神经管腔，引起颌面部和颌下神经功能异常或疼痛。

3. 影像学表现

(1) X 线和 CT 表现：病变在髓腔内呈圆形或卵圆形低密度区，其内可有砂砾状小钙化点。软骨瘤边缘清楚，骨缺损伴轻度膨胀和部分硬化边缘。

(2) MRI 表现：T1WI 上为低信号，T2WI 上为高信号，与透明软骨信号相似，内部钙化均为低信号。增强后肿瘤中央部分中等度增强、边缘明显强化。

4. 鉴别诊断

软骨瘤主要与骨肉瘤鉴别，骨肉瘤通常肿瘤内有斑片状、絮状和日光放射状的瘤骨形成，而软骨瘤肿瘤内多为砂砾状小钙化点。

（四）巨细胞瘤

1. 病因和病理

巨细胞瘤又称破骨细胞瘤，起源于间叶组织中非成骨性结缔组织，病因不明。颅底巨细胞瘤好发于颞骨、蝶骨、额骨及枕骨。镜下肿瘤主要有多核巨细胞和较小的梭形细胞和圆形的单核基质细胞构成。组织学将肿瘤分为三级：Ⅰ级属良性，具有低度侵袭性。Ⅱ级为相对恶性，有较高侵袭性。Ⅲ级为恶性。

2. 临床表现

颅底巨细胞瘤多见于 20 ~ 40 岁，女性多见，临床症状不明显，肿瘤较大时，会出现头痛、头晕，视物模糊，鼻塞、鼻出血等症状。根据发病部位，可出现局部无痛性骨膨隆。

3. 影像学表现

肿瘤位于颅底硬膜外，常见于碟骨、颅中窝底，病程缓慢，肿瘤可突入颅腔、膨胀性生长，边缘常有硬化带。常常侵犯三叉神经、面听神经。

(1) X 线表现：为膨胀性骨质破坏，边界清晰，可有硬化边缘。

(2) CT 表现：为密度不均匀的软组织肿块影，肿瘤内可有点片状钙化或残留骨质，也可有高密度间隔影，肿块边缘硬化或骨性包壳，增强肿块均匀强化。与正常颅骨交界处呈高密度的角状区，其边缘超出正常颅骨范围，角度小于 180°，为典型的交界角征。肿瘤少数可见囊变或出血坏死。

(3) MRI 表现：病变在 T1WI 上为不均匀低信号或中等信号，T2WI 上为低、中等或高混杂信号，边界清晰，囊变和出血时有局部高信号改变，注入造影剂时，病变有轻度强化。

4. 鉴别诊断

(1) 骨巨细胞修复性肉芽肿：骨巨细胞修复性肉芽肿与骨巨细胞瘤是不同的表现形式，具有临床和组织学的重叠性，单靠组织学来鉴别很困难，要结合临床特点，根据发病年龄、临床及影像学表现来鉴别。通常巨细胞瘤很少发生在 20 岁以前，而巨细胞修复性肉芽肿青少年多见。在影像学方面，骨巨细胞瘤与巨细胞修复性肉芽肿都有境界清楚的骨膨胀性改变，但在 MRI 有不同表现，颅底巨细胞瘤在 T1WI 和 T2WI 本以低信号为主（骨细胞成分多），且强化不明显，而骨巨细胞修复性肉芽肿有类似于软组织肿瘤的信号，且有明显的强化。

(2) 软骨瘤：可见病变区软组织肿块、边界不规整、骨质有破坏，可见到致密的钙化斑点。

(3) 骨肉瘤：可见病变区软组织肿块、边界不规整、骨质有破坏，可以见到放射状的骨针或瘤骨。

(4) 成釉细胞瘤：为牙源性肿瘤，多房者大小质房相差悬殊，分隔清晰锐利，单房者可有分叶和切迹。牙根吸收常见。

（五）骨化性纤维瘤

1. 病因和病理

骨化性纤维瘤分为青少年骨化性纤维瘤和牙骨质－骨化性纤维瘤。绝大多数为单发，也可见多发。有家族史。肿瘤早期主要是成骨细胞或成牙骨质细胞或两者兼有的纤维血管型软组织，肿瘤成熟后纤维血管组织钙化呈牙骨质小体、骨针、成牙骨质细胞及成骨细胞，并逐渐融合成团块状。完全成熟后，组织由钙化构成。

2. 临床表现

青少年骨化性纤维瘤是一种侵袭性牙骨质－骨化性纤维瘤，20岁以前发病，生长较快。牙骨质－骨化性纤维瘤以中青年女性多见，好发于下颌双尖牙和磨牙区，生长缓慢。一般无症状，肿瘤逐渐增大，使颌骨膨大，颜面部畸形。颌骨和颅骨多见，多累及鼻窦，病程长、生长缓慢、症状较轻。

3. 影像学表现

早期为孤立的边界清楚的密度均匀减低影，以后多以高低密度混合表现，高密度异常表现为纤细或粗糙的线隔；点状或斑片状。与周围正常骨组织分界清晰。肿瘤增大使牙根吸收和周围硬骨板消失。

多数病灶呈骨质硬化表现，肿块边界有骨壳，注入造影剂后，肿瘤的实质部分可强化，囊性成分不强化。

4. 鉴别诊断

(1) 颅骨纤维结构不良也可有颅骨膨胀，颜面畸形。但骨质呈磨玻璃表现，与正常骨组织缺少清晰的边缘，牙根吸收少见。

(2) 骨瘤表现为单发或多发高密度、密实结节影，但骨膨胀不明显，多见于鼻窦和额骨。

（六）骨纤维异常增殖症

1. 病因和病理

骨纤维异常增殖症又称骨纤维结构不良。根据其侵犯的范围可分为单骨型、多骨型及 Albright 综合征三种类型。单骨型占 70%，只累及单一骨骼。多骨型占 30%，多骨受累，具有单侧发病倾向。如多骨型合并皮肤色素沉着（皮肤咖啡牛奶斑）及性早熟，称为 Albright 综合征。

Albright 综合征的内分泌紊乱可能为下丘脑病变引起。正常的骨结构消失，代之未成熟的骨组织。有大量成熟程度不一的成纤维细胞及新生骨组织存在。成纤维细胞分化好，在纤维组织中有骨小梁分布，排列紊乱。

2. 临床表现

单骨型和多骨型男女发病无明显差异，Albright 综合征几乎仅见于女性。儿童期发病，进展缓慢，早期无症状，晚期发展有畸形或病理骨折，少数（约 0.5%）可恶变成骨肉瘤，软骨肉瘤或纤维肉瘤。常累及颌面骨及颅底，可跨越多块颅骨，以多骨型多见。以筛骨、蝶骨、额骨、颞骨、枕骨多见。临床表现与受累部位和范，有关，如头痛、骨性突起、眼球突出、鼻塞等。颅面部严重畸形，可出现"骨性狮面"。Albright 综合征多在 2～4 岁出现，在背部、臀部、大腿、口唇周围出现斑点状或大片状黄色或褐色斑。

3. 影像学表现

(1) X 线和 CT 表现：无论是单骨型、多骨型及 Alright 综合征，骨影像学的改变都是一样的。X 线和 CT 表现分为四种类型：

1) 磨玻璃样型：以均匀一致的磨玻璃样改变，其内有斑点状、棉絮状钙化。

2) 硬化型：以骨质广泛增厚、硬化为主，跨越多块颅骨。

3) 囊肿型：单发膨胀性囊肿病变，周围硬化，像鸡蛋壳表现，囊内见斑点状高密影。

4) 变形性骨炎型：膨胀性骨病变区内密度不均匀，可见囊性虫蚀状低密度影和钙化及硬化灶。

(2) MRI 表现：病灶在 T1WI 上呈低信号，T2WI 上呈低中高信号，病灶内细胞构成、胶原纤维的含量、骨小梁的多少决定 T2WI 上信号不同。骨小梁、骨细胞成分少及胶原含量多，T2WI 上表现为高信号。

4. 鉴别诊断

(1) 畸形性骨炎：多骨受累，颅面骨是好发部位。表现与骨纤维异常增殖症相似，但病变范围不如骨纤维异常增殖症广泛，发病年龄在 40 岁以上。

(2) 甲状旁腺功能亢进：甲状旁腺功能亢进可有多骨囊样改变，全身骨骼骨质疏松，无硬化或新骨形成。血钙升高、血磷降低、甲状旁腺激素升高。

四、颞下区涎腺肿瘤和肿瘤样病变

涎腺是一种分泌唾液的外分泌组织，由三大唾液腺（腮腺、下颌下腺、舌下腺）和分布在唇、腭、颊、口底、牙龈等处的许多小涎腺组成。成人唾液腺每日分泌 1000～1500mL 唾液，唾液主要成分为水、免疫球蛋白、氨基酸、淀粉酶、溶菌酶、尿素等，它能调节体内水分和电解质平衡。并且具有消化功能，对吞咽咀嚼的润滑作用，以及免疫、杀菌、抗菌等作用，老年人由于唾液腺体逐渐萎缩，唾液腺分泌逐步减少。

腮腺中良性肿瘤占多数。在舌下腺和小涎腺中，恶性肿瘤占大多数。绝大多数的涎腺肿瘤病因不明。某些肿瘤与病毒、职业、生活方式等有关。

(一) 鳃裂囊肿

1. 病因和病理

鳃裂囊肿系胚胎期鳃器或咽囊的上皮残余有关。根据囊肿的发生部位不同，鳃裂囊肿有第一到第四鳃裂囊肿之分。第二鳃裂囊肿最为常见，其内为清亮液体，或为黏液。

2. 临床表现

鳃裂囊肿多见于青少年 (66%～75%) 和成人，常表现为颈部或颈深部无痛性肿块，质地柔软，大小不固定。

3. 影像学表现

(1) CT 表现鳃裂囊肿边界清晰，可见较薄的囊壁。CT 表现为水样均匀密度。

(2) MRI 表现 MRI 可见典型的鳃裂囊肿 T1WI 上为等低信号，T2WI 上为高信号，囊壁或有强化表现 (图 1-4A～C)。

4. 鉴别诊断

鳃裂囊肿需要与表皮样囊肿、淋巴管瘤相鉴别，详见本章后面节段内容。

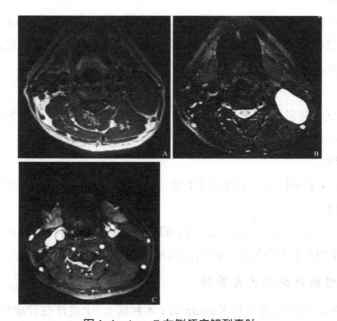

图 1-4　A～C 左侧颅底鳃裂囊肿

MRI 见左侧颅底部卵圆形、边界锐利肿块，囊壁菲薄。T1WI 上为等低信号，T2WI 上为高信号，增强囊内无强化，囊壁有轻度强化

（二）表皮样囊肿

1. 病因和病理

表皮样囊肿是一种起源于胚胎期发育性上皮剩余的囊肿性病变，来源于胚胎的外胚层。表皮样囊肿多因位于真皮内的表皮样细胞异常增生所致，也有称为皮脂腺囊肿。大体病理上，表皮样囊肿具有一般囊肿特点，囊液或透明而黏稠，或含干酪样黄白色物质，囊壁光滑。

2. 临床表现

表皮样囊肿多见于儿童、青少年，无明显性别差异。表皮样囊肿多表现为无痛性、缓慢生长、质地柔软的软组织肿块。遇有感染时，肿块可出现突然增大和疼痛症状。治疗表皮样囊肿多以手术切除为主，预后良好，复发少见。

3. 影像学表现

表皮样囊肿多发于头颈部两侧的浅表区域，多呈圆形或类圆形表现，病变边界清晰而光滑。

(1) CT 表现：为水样均匀密度。

(2) MRI 表现：典型的表皮样囊肿 T1WI 为等低信号，T2WI 上为高信号，T2WI 压脂上为低信号，囊壁有强化表现。

（三）淋巴管瘤

1. 病因和病理

淋巴管瘤由扩张的淋巴管构成的海绵状，囊性淋巴管病变，可分为单纯性淋巴管瘤、血管海绵状淋巴管瘤和囊性淋巴管瘤。镜下见含有大小不等，薄壁扩张的淋巴管。管壁衬覆扁平内皮细胞，周围有淋巴细胞聚集。

2. 临床表现

本病可见于任何年龄，但儿童多见，多出生和 2 岁内发现，表现为颈部和下面部的无痛性肿块，质地柔软，触之有波动感。

3. 影像学表现

(1) CT 表现：CT 平扫上，病灶的 CT 值与水相近。多有囊隔，呈多囊结构改变。边缘呈环形强化表现。

(2) MRI 表现：大多数呈多囊改变。T1WI 上呈低中等信号，少数高信号为病灶内出血或脂肪间隔。T2WI 上为均匀或不均匀高信号表现。

（四）嗜酸性粒细胞淋巴肉芽肿

嗜酸性粒细胞淋巴肉芽肿又称 Kimura 病（木村病）、上皮样血管瘤等。

1. 病因和病理

大多数病例伴有显著的炎性细胞成分，病理上本病呈典型肉芽肿结构表现，其特征为病变内既有血管成分，又有炎性细胞成分，炎性细胞主要是嗜酸性粒细胞和淋巴细胞呈灶性或弥漫性浸润。

病变内部有明显的血管增生，血管形态幼稚，内衬饱满的上皮样（组织细胞样）内皮细胞，缺乏分化好的管腔。

2. 临床表现

本病属于少见病变，多见于东亚地区，发病的高峰年龄在 20 ～ 40 岁，男性略多见。腮腺和淋巴结是嗜酸性粒细胞淋巴肉芽肿的好发部位。腮腺咬肌区嗜酸性粒细胞淋巴肉芽肿可合并皮肤或皮下组织同时受累。病变主要表现为软组织无痛性肿块，病程较长。患区可有皮肤瘙痒和色素沉着。

部分患者的病损可以出现表皮剥脱和出血。还有些病例可有外周血嗜酸性粒细胞增多。血清学检查可有 IgE 升高。

3. 影像学表现

嗜酸性粒细胞淋巴肉芽肿的病变形态一般有两种表现：弥漫状和类圆形肿块。腮腺、皮肤或皮下组织的嗜酸性粒细胞淋巴肉芽肿多呈弥漫性肿块表现，边界模糊。颈部淋巴结的病变则多呈类圆形肿块形态，边界较清晰。

(1) 平扫 CT 表现：病变多为软组织密度表现，增强时病变实质部分可无明显强化或为轻度至中度强化表现，但病变边缘可呈环形强化表现。

(2) MRI 表现：嗜酸性粒细胞淋巴肉芽肿的信号表现多样，可以是 T1WI 上的不均匀低等信号和 T2WI 上的略高信号或明显高信号，也可以在 T1WI 和 T2WI 上均表现为高信号。

4. 鉴别诊断

嗜酸性粒细胞淋巴肉芽肿要与淋巴上皮病、腮腺良性肿瘤相鉴别。嗜酸性粒细胞淋巴肉芽肿表现为腮腺、皮肤或皮下组织弥漫性结节或肿块表现，淋巴上皮病通常有干燥综合征病史，腮腺内弥漫性结节为主，肿块少见。腮腺良性肿瘤则没有弥漫性结节分布。

五、恶性肿瘤

(一) 黏液表皮样癌

1. 病因和病理

黏液表皮样癌起源于腺体导管上皮细胞，镜下见肿瘤主要由黏液细胞、表皮样细胞核和中间细胞组成。是一种以黏液细胞、中间细胞和表皮样细胞为特点，兼有柱状细胞、透明细胞和嗜酸细胞的恶性腺体上皮性肿瘤。好发于腮腺和腭部小唾液腺，可向皮下组织、淋巴结、骨、肺转移。有较高的手术复发率 (78%)。

2. 临床表现

好发于 35 ~ 65 岁，无性别差异。本病主要发生在腮腺 (50%)，45% 在腭和颊黏膜的小涎腺。本病主要症状为无痛性肿块，可以出现面瘫、疼痛、感觉异常、吞咽困难、出血和张口受限等症状。黏液表皮样癌具有浸润性生长的特点。

3. 影像学表现

为软组织肿块，可出现液化坏死和钙化等改变。低度恶性者边缘清晰，类似多形性腺瘤，增强扫描均匀或不均匀强化；高度恶性者边缘浸润，T1WI 和 T2WI 上均呈中心不均匀低等信号，增强扫描均匀或不均匀强化。

4. 鉴别诊断

黏液表皮样癌要与混合瘤、Warthin 瘤鉴别，黏液表皮样癌边缘多不清晰，具不均匀强化，混合瘤、Warthin 瘤在 CT 或 MRI 图像上边缘多清晰。

（二）腺样囊性癌

1. 病因和病理

腺样囊性癌是一种由上皮细胞和肌上皮细胞组成，具有管状、筛状和实体等不同形态结构的基底样细胞肿瘤。腺样囊性癌约占所有涎腺肿瘤的10%。据国内资料显示，腺样囊性癌是小涎腺恶性肿瘤中最常见者，镜下为上皮细胞和肌上皮细胞，具有管状、筛状和实体等不同形态结构。

2. 临床表现

腺样囊性癌好发于55～65岁，女性多于男性。多位于下颌下涎腺和小涎腺，腭、颊和上颌窦。腺样囊性癌主要表现为疼痛性或无痛性肿块，因腺样囊性癌有围绕或沿着纤维（神经纤维和胶原纤维）生长的倾向，故其易在早期侵犯神经组织。此时，患者可出现自发性疼痛、面部麻木和面瘫等症状，淋巴结转移少，肺转移多见，术后易复发。

3. 影像学表现

腺样囊性癌多发生于小涎腺，占小涎腺上皮性肿瘤的30%。腭、舌、颊、唇和口底均为腺样囊性癌的好发部位。腺样囊性癌呈侵袭性生长，因此边界常不清晰，可伴骨质浸润破坏。沿着神经周围扩散和侵犯，主要累及三叉神经的第2、第3支和面神经。

(1) CT有时可见圆孔、卵圆孔和翼管扩大。

(2) MRI见受累神经增粗：由于腺样囊性癌肿瘤细胞瘤巢伴有圆柱型微囊腔隙的特点，因此，病灶增强后常常可以看见小囊泡样结构，此也是腺样囊性癌影像学体征之一。

4. 鉴别诊断

腺样囊性癌具有相对影像学特征，肿块边界不清，嗜神经路径生长，肿瘤内常常可发现小囊泡样结构，可以与其他肿瘤相鉴别。

（三）未分化腺癌

1. 病因和病理

未分化腺癌是一种源于涎腺的恶性肿瘤，病变内有导管分化，但没有其他涎腺肿瘤的组织形态表现特点，侵袭性较强。颞下区未分化腺癌并不少见，该肿瘤好发于60～80岁老年患者，儿童罕见，女性患者稍多见。大体病理上，肿瘤细胞多呈实性团块状或条索状排列，表现为实性，硬性肿块，多数肿瘤界限不清，并向涎腺实质和周围组织浸润。

2. 临床表现

主要表现为实性、无症状性、质地较硬的肿块，约20%的患者可伴有疼痛（常见于下颌骨）和面部不适。高度恶性的未分化腺癌常有复发和转移，常可发生同侧颈深部淋巴结转移。

3. 影像学表现

(1) CT表现：未分化腺癌多呈类圆形或不规则形，病变边界多模糊不清。CT检查未分化腺癌一般为软组织密度表现，内部密度可均匀或不均匀。增强CT上，肿瘤可呈不均匀强化。

(2) MRI 表现：非特异性腺癌可表现为 T1WI 上的中等信号和 T2WI 上的等、高混合信号，或高信号。核素显像提示未分化腺癌能摄取 18F-FDG。

4. 鉴别诊断

未分化腺癌具有恶性肿瘤形态不规则、边界模糊、强化不均匀的影像学表现，要与腺样囊性癌鉴别。

（四）淋巴瘤

1. 病因和病理

淋巴瘤主要有两种类型，霍奇金病 (HD) 和非霍奇金淋巴瘤 (NHL)，在我国 HD 少见，NHL 多见，腮腺淋巴瘤多数是节外型成熟大 B 细胞淋巴瘤。

2. 临床表现

腮腺淋巴瘤多数发生在 50 ～ 70 岁的中老年人，局部摸到肿块，肿块通常较大，常常引起肿胀、疼痛、功能障碍等。有的患者有发热、体重下降、乏力和肝脾肿大等。

3. 影像学表现

(1) CT 表现：腮腺淋巴瘤肿块通常较大，边缘尚清，肿块内可有局部坏死。CT 平扫时，肿块呈等密度表现，增强后，肿块呈轻－中度强化，环形强化通常出现在肿瘤治疗后。

(2) MRI 表现：在 MRI 扫描时，肿瘤在 T1WI 上呈等、低信号，在 T2WI 上呈等高信号，在注入造影剂后，多数肿瘤呈较均匀的中等程度强化。

4. 鉴别诊断

腮腺淋巴瘤多数是节外型成熟大 B 细胞淋巴瘤，肿块较大，浸润性生长，内部可有局部坏死，要与腮腺混合瘤、黏液表皮样腺瘤相鉴别。

第三节　咽鼓管和鼻咽区肿瘤及肿瘤样病变

一、茎突综合征

（一）病因和病理

茎突综合征临床常称为茎突过长、茎突过长综合征等，主要是因为茎突生长过长，或其位置、形态的异常而压迫、刺激相关血管、神经后引起的咽喉部或颈部相应不适症状。茎突是颞骨茎乳孔前方角状骨针样突起，它与颈鞘血管、神经的行径有关。

（二）临床表现

正常成人茎突个体差异较大，两侧可不等长，一般长度为 2 ～ 3cm，平均 2.5cm。茎突外形可羊角状、锥状、柱状，或分节状，茎突前端有茎突舌骨韧带与舌骨相连，茎突舌骨韧带可部分或完全骨化。影像学检查只能显示茎突的长度、位置和形态，茎突综合征的诊断必须结合临床症状。

过长的茎突刺激相邻的血管、神经而导致咽部异物感或耳部、颈部疼痛不适、涎液增多等症状。

（三）影像学表现

1. X 线表现

茎突 X 线正、侧位摄片可清晰地发现茎突的形态、长度（图 1-5）。标准的茎突正位摄片患者仰卧张口，球管向足 15°，中心对准鼻尖，将暗盒置于枕颈部，两侧外耳孔连线中点为暗盒中心，嘱患者轻呼"啊……"声时曝光；侧位片时，患者俯卧，被检测面部紧贴暗盒，外耳孔置于暗盒中心，瞳间线与暗盒垂直，曝光时尽量张口，嘱患者轻呼啊"啊……"声。

2. CT 表现

常规头颈部 CT 扫描，在双侧咽旁间隙内都可见到圆点状高密度的茎突断面影，多层螺旋 CT 容积重建技术 (VR)，可将茎突的位置、形态、长度精确、直观地显示，并可观察它与颈部血管、神经和咽后壁的关系，有助于茎突综合征的诊断。

（四）鉴别诊断

(1) 茎突发育异常，可一侧茎突过短或不发育。

(2) 茎突舌骨韧带骨化。

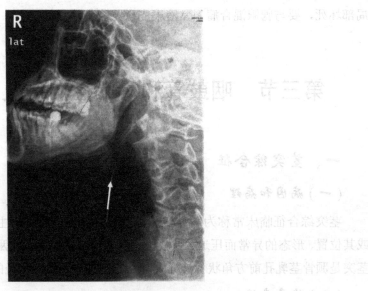

图 1-5　茎突侧位片

见双侧茎突明显过长，并见茎突舌骨韧带骨化（箭）

二、鼻咽部肿瘤和肿瘤样病变

(一)鼻咽腺样体增生

1. 病因和病理

鼻咽腺样体增生即增殖体肥大、淋巴组织增生。腺样体(咽扁桃体)是位于鼻咽顶部的一团淋巴组织,在儿童期可以呈生理性肥大,约5岁最肥厚,其厚度可达鼻咽腔的宽度的1/2,以后逐渐缩小,至15岁左右达成人大小,以后,逐渐出现腺样体萎缩或纤维化。在成人,腺样体肥大也可因反复上呼吸道感染、营养不良及遗传因素所致。老年人鼻咽淋巴组织增生并不少见,常常伴有咽淋巴环多处淋巴组织增生。在组织病理上,鼻咽腺样体增生或淋巴组织增生有小圆细胞浸润,血管增多,上皮鳞状化生。

2. 临床表现

鼻咽部腺样体增生或淋巴组织增生可出现鼻塞、鼻炎、气阻、张口呼吸、睡眠时打鼾等常见症状。严重者可发生危险的阻塞性睡眠呼吸暂停综合征(OSAS),临床表现主要为夜间睡眠过程中打鼾且鼾声不规律,呼吸及睡眠节律紊乱,反复出现呼吸暂停及睡觉时突醒,或患者自觉憋气。由于呼吸、通气不畅,可有头痛、白天嗜睡、记忆力下降、注意力不集中等症状。由于咽鼓管开放受到影响,可导致中耳炎而出现耳闷及听力减退。中老年患者可能合并高血压冠心病、肺心病、脑卒中等心脑肺血管病变。

3. 影像学表现

(1) X线表现:侧位片见鼻咽顶后壁的软组织块突入鼻腔,使鼻腔狭窄,周围骨质无破坏。CT表现:鼻咽顶壁和后壁软组织呈对称性增厚,表面比较光整。注射造影剂后有均匀强化,两侧咽隐窝受压变窄,两侧咽旁间隙及头长肌形态如常,颅骨无破坏或增生。如伴有渗出性中耳炎则中耳腔和乳突小房密度增高。

(2) MRI表现:显示增大的腺样体,T1WI呈等信号,T2WI抑脂像呈等高信号,Gd-DTPA造影后均匀轻度强化,周围软组织及肌间隙信号形态如常,骨质无破坏。

4. 鉴别诊断

鼻咽镜检查即可以明确诊断。在儿童,鼻咽部X线侧位片显示软组织块突入鼻腔。CT、MRI扫描显示腺样体增大,强化均匀,周围结构正常,一般诊断较容易。

鼻咽部腺样体增生需要与以下病变鉴别:

(1) 鼻咽血管纤维瘤:男性青少年少见,有大量鼻出血史,增强CT扫描病灶明显均匀或不均匀强化。

(2) 鼻咽纤维血管肉瘤:除有大量鼻出血外,常有明显骨质破坏及淋巴转移。

(3) 中老年人鼻咽淋巴组织增生要与鼻咽癌鉴别:鼻咽癌可见鼻咽肿块,具有不均质强化,颈部可见肿大淋巴结。

(二)鼻咽血管瘤

1. 病因和病理

鼻咽血管瘤不同于鼻咽部纤维血管瘤,是真性血管瘤,系血管内皮增生,细胞核分裂象增多。头颈部血管瘤在全身血管瘤中占 14～21%。分浅表型和深在型。咬肌和斜方肌血管瘤多见，鼻咽部也不少见。病理上分海绵状、毛细血管型及混合型三种。

2. 临床表现

鼻咽血管瘤通常没有明显临床症状，大的血管瘤可有咽部异物感，偶有出血，鼻咽镜在鼻咽部可见到蓝紫色肿块，相对柔软。

3. 影像学表现

(1) CT 表现：CT 平扫时可见鼻咽部软组织肿块，边界光滑，密度均匀，与肌肉密度相仿，注入造影剂后，可见"渐进性强化"的影像学特点。

(2) MRI 表现：T1WI 上可见肿块与肌肉信号相仿，T2WI 上有血管瘤特有的较高信号，注入造影剂后也可以见到"渐进性强化"的特点。

4. 鉴别诊断

鼻咽血管瘤要与以下病变鉴别：

(1) 鼻咽纤维血管瘤：青年男性，肿块较大，突入鼻腔、后鼻孔，经常大量鼻出血，CT 显示鼻咽部肿块，呈类圆形、分叶状或哑铃状，瘤体呈中等密度，无钙化，造影后明显强化。

(2) 巨大鼻息肉：后鼻孔巨大息肉，尤其是出血性息肉要与本病鉴别，CT 增强扫描息肉一般没有血管瘤明显，可资鉴别。

(3) 鼻咽癌：鼻咽癌呈浸润性生长，常伴有骨质破坏及淋巴转移。

（三）鼻咽纤维血管瘤

1. 病因和病理

鼻咽纤维血管瘤是鼻咽部常见的良性肿瘤，病因不明。多发生于 15～25 岁男性青年，一般在 25 岁以后可能停止生长，故又名男性青春期出血性鼻咽血管纤维瘤。鼻咽部检查可见类圆形紫红色肿瘤，表面光滑或结节状分叶，富含血管触之极易出血。肿瘤无包膜，切面呈网状或海绵状，有充满血液的窦腔。

2. 临床表现

患者多为青春期男性，病程长、进展缓慢。鼻腔和口腔反复出血，出血量多、渐进性鼻腔阻塞，鼻腔镜见鼻咽部肿瘤向前突入鼻后孔至鼻腔内，使鼻中隔向对侧偏移。肿瘤较大时可出现邻近组织或器官的受压症状，如耳部症状（耳鸣、耳闷、听力下降）、眼部症状（眼球突出、视力下降）、面颊隆起，头痛及脑神经症状。

3. 影像学表现

(1) X 线表现：侧位片见鼻咽腔内有大小不一的肿块垂下，颅底骨质一般无破坏，颅底片见患侧鼻咽侧壁有软组织增厚、隆起。

(2) CT 表现：鼻咽腔内肿块，呈圆形、类圆形或哑铃状，密度均匀，一般无静脉石与钙化，其密度与肌肉相仿，CT 值为 40～50HU，增强后瘤体明显强化，CT 值可超过

100HU，后者为其特征性表现。肿瘤较大时，对周围组织产生挤压推移，使骨结构受压变形，肌肉组织和间隙移位。肿瘤向前突入鼻后孔至鼻腔内，使鼻中隔对侧偏移，经翼腭间隙压迫上颌窦后外壁侵及翼腭窝和颞下窝，肿瘤常呈哑铃状；经眶下裂累及眼眶，使眼球突出；肿瘤向上涉及筛窦和蝶窦。

(3) MRI 表现：由于富含血管，肿瘤信号可以不匀，在 T1WI 上呈中等信号，T2WI 上呈高信号，内夹杂血管的低信号影，呈胡椒盐样改变。

(4) DSA 表现：显示肿瘤侵及范围和供血动脉。患侧颈内动脉的颌内、咽升动脉向肿瘤供血，肿瘤较大时，可有颈内动脉或椎动脉分支供血。

4. 鉴别诊断

青年男性，经常大量鼻出血，CT 显示鼻咽部肿块，呈类圆形、分叶状或哑铃状，瘤体呈中等密度，无钙化，造影后明显强化，CT 值达 100HU 以上，诊断不难，需要与以下病变鉴别。

(1) 巨大鼻息肉：后鼻孔巨大息肉，尤其是出血性息肉要与本病鉴别，CT 增强扫描息肉一般无明显强化，可资鉴别。

(2) 鼻咽癌：鼻咽癌呈浸润性生长，常伴有骨质破坏及淋巴转移，与纤维血管瘤不同。

(3) 鼻咽血管瘤：它不同于鼻咽部纤维血管瘤，是真性血管瘤，系血管内皮增生，它与其他部位的血管瘤有相同的影像学表现，尤其具有"渐进性强化"的特点。

（四）鼻咽癌

1. 病因和病理

鼻咽癌为侧颅底最为常见的恶性肿瘤，系鼻咽部黏膜上皮发生的癌肿，大多数是鳞状上皮细胞癌。鼻咽癌在西方国家少见，但在我国南部，如广东、广西、湖南等省（自治区）为高发区。其病因尚未完全明确，已知的相关因素有慢性感染以及遗传因素、病毒因素（如 EB 病毒感染）、环境因素等。

依肿瘤形态可分为结节型、菜花型、黏膜下浸润型和溃疡型，以结节型最常见，黏膜下浸润型少见，由于后者肿瘤表面表现为正常黏膜，活检也可能漏诊。鼻咽癌的病理组织学分型有：

(1) 原位癌，由鳞状或泡状核细胞组成，局限于上皮层，基底膜完整。

(2) 浸润癌，一部分分化好的为 I～II 级鳞状细胞癌或腺癌。部分分化差的癌，指III级鳞状细胞癌、腺癌或泡状核细胞癌。

(3) 未分化癌，指分化程度极低，以小细胞为主，胞质极少，核有深染，分布弥散。

(4) 其他少见癌，如圆柱型腺癌、黏液表皮样癌、恶性混合瘤、基底细胞癌等。

2. 临床表现

鼻咽癌最常发生于鼻咽顶部，其次为侧壁（包括咽隐窝和咽鼓管隆突），前壁和下壁少见。

鼻咽癌的临床症状视其原发部位、发展方向和波及范围而异。有耳鼻、脑神经受侵及发生转移 3 个症状群。最有代表性的症状为回缩性涕血 (占 26.4 ～ 70%)、一侧耳鸣、耳堵塞感及偏头痛 (57% ～ 6，8%) 和颈部肿块 (36% ～ 45%)。男性患者多于女性，发病高峰为 40 ～ 60 岁，儿童及老年人少见。

鼻咽癌按其发展方向分上行型、下行型和混合型。上行型 (脑神经侵犯型) 常常破坏颅底骨质，有第Ⅲ～Ⅵ对脑神经受累征象，颈淋巴结的转移较少见，其低分化癌多见。下行型 (颈部肿块型) 常见颈部淋巴结肿大，一般无颅底骨质破坏，可有第Ⅸ～Ⅻ对后组脑神经受损症状，也以低分化癌多见。混合型见于未分化癌，兼有上行和下行症状。

鼻咽癌常见扩展方向为以下两种：

(1) 颅外扩展

1) 沿鼻咽侧壁侵及鼻腔后部，进入鼻腔内。

2) 癌肿超越中线侵及对侧鼻咽腔后壁与侧壁。

3) 向下侵及口咽侧壁，达舌骨水平。

4) 向鼻咽深部侵及咽旁间隙、嚼肌间隙。

5) 侵及翼腭窝、经眶下裂侵入眼眶，直接破坏上颌窦后壁及后组筛窦。

(2) 颅内扩展

(1) 破坏鼻咽顶部侵及蝶窦、海绵窦；破坏斜坡侵入颅后窝。

(2) 经破裂孔沿颈内动脉直接侵入海绵窦与颅内。

(3) 经破裂孔向前破坏蝶骨大翼 (包括卵圆孔、棘孔) 向后破坏颈内静脉孔、斜坡及舌下神经孔。

淋巴的转移按照其引流方向有三条途径：直接导入咽后间隙的咽后淋巴侧组；直接导入颈深上组；部分直接流入颈后三角区副神经旁淋巴结。远处转移：鼻咽癌远处转移率为 20.2%，常见转移部位为骨、肺、肝。

3. 分期

随着 CT 和 MRI 应用的普及，对鼻咽癌的发病部位、侵及范围和淋巴结转移等可以详尽的了解，有助于对肿瘤的准确分期。2008 年 12 月 26 日，中国鼻咽癌临床分期工作委员会在广州成立。对鼻咽癌 92 分期的修订内容进行了充分的讨论，并达成了共识，形成了"鼻咽癌 2008 分期"方案。

(1) T 分期

T1 局限于鼻咽。

T2 侵犯鼻腔、口咽、咽旁间隙。

T3 侵犯颅底、翼内肌。

T4 侵犯脑神经、鼻窦、翼外肌以及外份的咀嚼肌间隙、颅内侵犯 (海绵窦、脑膜等)。

(2) N 分期

N0 影像学及体检无淋巴结转移证据。

N1a 咽后淋巴结转移。

N1b 单侧Ⅰb、Ⅱ、Ⅲ、Ⅴa区淋巴结转移且直径≤ 3cm。

N2 双侧Ⅰb、Ⅱ、Ⅲ、Ⅴa区淋巴结转移，或直径＞ 3cm，或淋巴结包膜外侵犯。

N3 Ⅳ、Ⅴb区淋巴结转移。

(3) M 分期

M0 无远处转移。

M1 有远处转移 (包括颈部以下的淋巴结转移)。

(4) 临床分期

Ⅰ期 T1N0M0。

Ⅱ期 T1N1a ～ 1bM0，T2N0 ～ 1bM0。

Ⅲ期 T1 ～ 2N2M0，T3N0 ～ 2M0。

Ⅳa 期 T1 ～ 3N3M0，T4N0 ～ 3M0。

Ⅳb 期任何 T、N 和 M1。

4. 影像学表现

(1) X 线表现：侧位片见鼻咽顶后壁软组织增厚 (鼻咽顶部软组织厚度超过 1.0cm，顶后壁厚度超过 1.5cm)，表面可以不光整。颅底破坏时，相应颅骨缺损或密度改变，鼻咽癌极少破坏颈椎骨质。颅底位片可见患侧鼻咽侧壁饱满、隆起，正常下鼻甲后缘弧形影消失，鼻腔侧壁软组织和鼻咽侧壁肿瘤融合成片。蝶窦、翼板、破裂孔、岩锥、枕骨等骨质吸收破坏。当鼻咽癌涉及咽鼓管咽口，导致同侧渗出性中耳乳突炎，表现为乳突气房及中耳密度降低。

(2) CT 表现：早期鼻咽癌局限于黏膜间隙，表现为鼻咽部黏膜增厚、咽隐窝消失、咽鼓管隆突膨隆、咽旁间隙变浅、患侧鼻咽侧壁僵直。在 CT 平扫时病变呈等密度，与周围肌肉密度相同，一般无囊变或钙化，癌肿多呈浸润生长，与周围组织分界不清，增强后肿瘤有中等度均匀的强化，密度略高于肌肉组织 (图 1-6)。

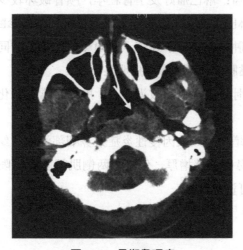

图 1-6　早期鼻咽癌

CT 横断面增强扫描图像示左侧鼻咽部 黏膜增厚、咽隐窝消失、咽鼓管隆突膨隆 (箭)

进展期的鼻咽癌向深部浸润发展，使鼻咽侧壁增厚，正常的肌间隙消失，咽旁间隙向外、向前受压、移位，甚至消失。癌肿向前方可侵及翼内肌、翼窝，破坏翼板；进入翼颌间隙可破坏上颌窦后外壁侵入上颌窦；经眶下裂侵及眼眶。癌肿向前内可侵及筛窦和鼻腔后部。癌肿向后伸展可至鼻咽后壁，超越中线可至对侧鼻咽部。癌肿沿侧壁伸展可至口咽侧壁。此时可见到淋巴结转移，淋巴结常常有中央坏死，表现为增强时中心区低密度。

在 CT 骨窗重建图像上，能显示颅底骨质破坏，可累及海绵窦、蝶窦窦壁，以及破裂孔、卵圆孔、棘孔、颈动脉管、颈静脉孔是否破坏，在 CT 冠状面上，可以了解蝶窦底、蝶骨大翼、翼板、破裂孔、圆孔和翼管的破坏情况。鼻咽癌对颅底骨侵犯可以分为单纯骨质破坏吸收、骨质硬化或两者兼有。单纯骨质破坏较常见，表现为虫蚀样溶骨性破坏，骨边缘不齐、模糊不清。骨硬化者 CT 显示骨质密度普遍增高，骨皮质与骨松质辨别不清。

(3) MRI 表现：不同病理类型的鼻咽癌在 MRI 上信号相似，在 T1WI 上多呈等信号，少数为略低信号，T2WI 上信号增高，介于脂肪与肌肉信号间，Gd-DTPA 造影后肿瘤组织呈轻度或中度强化，可与周围组织区分。但要观察骨质破坏时，MRI 不如 CT，仅表现为正常无信号的骨皮质被肿瘤组织取代，高信号的黄骨髓被中低信号的肿瘤组织取代。由于鼻咽部有较丰富的淋巴引流，故较早出现淋巴转移，咽旁及颈部淋巴结肿大，直径多大于 1.0cm。

5. 鉴别诊断

根据病史、临床表现及鼻咽镜检查可以做出初步诊断，CT 和 MRI 可以对早期鼻咽癌的诊断有帮助，对肿瘤侵及的范围、周围淋巴结及远处转移，可做出准确诊断，并且可进行肿瘤分期。

鼻咽癌需要与以下病变鉴别：

(1) 鼻咽部恶性淋巴瘤：淋巴瘤好发于青壮年，颅骨破坏较少见，淋巴瘤常常为多病灶，淋巴瘤及受浸润的淋巴结通常无中心坏死，活检可以明确诊断。

(2) 蝶窦恶性肿瘤：肿瘤中心位于蝶窦，可向鼻咽部侵犯，同时也可以向上侵及海绵窦及垂体窝，鼻咽侧壁黏膜破坏不如鼻咽癌明显。

(3) 脊索瘤：脊索瘤骨质破坏以斜坡为中心，肿瘤内常有钙化斑块，与鼻咽癌有较大不同。

(4) 鼻咽部淋巴组织增生：成人因慢性炎症致鼻咽部淋巴组织增生、肥厚，以及青少年因增殖体退化不全使鼻咽顶壁增厚，但它们两侧肌间脂肪间隙清晰，咽后壁头长肌轮廓清楚，无骨质破坏，可资鉴别。

（五）鼻咽淋巴瘤

1. 病因和病理

淋巴瘤多见于咽淋巴环。咽部淋巴组织丰富，包括鼻咽、软腭、扁桃体、口咽及舌根等组成的环状淋巴组织，称为咽淋巴环，也称 Waldeyer 环，Waldeyer 环由内环和外环组成。内环前为舌扁桃体，外侧为腭扁桃体，顶部为鼻咽扁桃体（即腺样体、咽鼓管扁桃体），其余为沿咽弓在软腭的后面到咽隐窝的淋巴组织组成的侧束。外环由咽鼓管、鼻咽、口咽和喉的淋巴组织构成一连续的淋巴管网，直接与邻近的咽后淋巴结、下颌角淋巴结及颌下淋巴结联合并互相沟通，并与颈部诸多的淋巴结群相连通。咽淋巴瘤颈部淋巴结转移的发生率高，文献报道达 50％以上，咽淋巴瘤发病年龄 40～65 岁，平均年龄 50 岁，女性略多，近年来发病率呈明显上升趋势。鼻咽部淋巴瘤绝大多数为非霍奇金淋巴瘤 (NHL)，少数为霍奇金淋巴瘤 (HL)，文献将咽部淋巴瘤归为结外组织，结外淋巴瘤在所有 NHL 中占相当大比例，为 60％左右。Waldeyer 环是 NHL 最常见的发病部位，且多属 B 细胞型，少数为 T 细胞型。

2. 临床表现

主要表现为咽部不适，咽部有梗阻感，体检发现鼻咽部或伴有腭扁桃体、口咽及舌根等部位肿块，常常颈部可摸及多发淋巴结肿大。

3. 影像学表现

鼻咽淋巴瘤的 CT 和 MRI 具有特征性，均表现为类圆形等密度（等信号）软组织肿块，边缘光滑、密度均匀，通常无钙化、囊变或坏死，肿块向鼻咽腔突出生长，轮廓规整，可轻度强化，一般无相邻结构侵犯，也没有骨和软骨的受侵，多数可发现同侧和双侧颈深部淋巴结肿大，肿大淋巴结的形态、密度（信号）改变与原发病灶相仿。晚期病变范围较大，可向周围弥漫性生长，颈部和咽壁弥漫性肿胀，咽腔变形缩小，病灶也可通过 Waldeyer 环向侧咽壁、咽旁间隙和颈深部浸润。

4. 鉴别诊断

(1) 鼻咽癌：鼻咽癌的形态和密度、信号与淋巴瘤不一样，而且强化不均匀，边缘不光滑整齐，淋巴瘤好发于青壮年，颅骨破坏较少见，淋巴瘤可以多个病灶，它颈部肿大的淋巴结通常无中心坏死，鼻咽癌病灶和转移淋巴结多中心坏死。

(2) 蝶窦恶性肿瘤：肿瘤中心位于蝶窦，向下破坏蝶窦底侵及鼻咽顶部，同时也可以向上侵及海绵窦及垂体窝，鼻咽侧壁黏膜破坏不如鼻咽癌明显。

(3) 脊索瘤：脊索瘤骨质破坏以斜坡为中心，肿瘤内常有钙化斑块，与鼻咽淋巴瘤有较大不同。

第四节　颞下颌关节及翼腭窝病变

一、颞下颌关节功能紊乱

本病是颞下颌关节的常见病之一，好发于青壮年，常发生于一侧，以后可累及两侧，病程较长，常反复发作，但预后较好，一般不发生关节强直。

（一）病因和病理

颌面部神经肌肉兴奋抑制失调，使得颞下颌关节周围肌群失去正常的运动平衡，是发生颞下颌关节功能紊乱的内在因素。咬合不良和关节局部解剖变异，如一侧关节结节位置较高，可使下颌运动长期不协调，从而产生关节功能紊乱。局部暴力冲击、经常咬坚硬食物等，造成关节创伤，也可导致关节功能紊乱；寒冷是颞下颌关节功能紊乱的诱发因素。

颞下颌关节周围肌群运动失调，开口运动过度，造成韧带松弛撕裂，关节盘移位或脱出，从而使关节盘、肌肉、韧带等关节结构紊乱，在下颌运动过程中，关节盘与髁状突之间经常机械性冲击，导致创伤性关节炎。

（二）临床表现

1. 功能失调期

在翼外肌功能亢进时，与张口末期与闭口初期发生清脆的单声弹响，不伴有疼痛和压痛，亦无关节功能障碍。在翼外肌痉挛或颞下颌关节后区损伤时，于张口、咀嚼和侧方运动时发生疼痛，颞颌关节区有压痛。在咀嚼肌群痉挛时，牙关紧闭、开口受限，关节部有压痛。

2. 关节结构紊乱期

关节囊和韧带松弛，开口度增大，可发生半脱位和习惯性脱位。关节盘和髁状突可发生相对移位，在开口初期和闭口末期可产生单声清脆弹响，关节活动时疼痛。在关节盘移位脱出时，张口常可出现交锁和多声摩擦音，张口受限。

3. 关节结构破坏期

关节盘破裂或髁状突处关节软骨和骨质破坏，张闭口时有连续性摩擦音和交锁。

（三）影像学表现

1. 功能失调期

无明显异常表现。

2. 关节结构紊乱期

可见颞下颌关节半脱位或脱位，下颌关节X线摄片张口位显示下颌髁状突位于关节结节的前方，在关节盘髁状突相对移位时，关节间隙前侧增宽，后侧变窄或消失。关节盘移位脱出时，关节间隙变窄或不均。MRI检查可显示关节盘向前移位。

3. 关节结构破坏期

CT扫描矢状位重建图像显示关节间隙变窄不均，髁状突骨质退行性改变，CT冠状位重建图像显示双侧颞下颌关节间隙不对称，患侧下颌髁状突增大、关节面毛糙，部分关节间隙变窄。MRI检查显示关节盘形态异常，髁状突关节软骨磨损变薄，T2WI显示软骨下骨质信号不均，可见点状高信号影。

（四）鉴别诊断

1. 类风湿关节炎

常累及两侧颞下颌关节，且之前曾有四肢远端小关节的类风湿关节炎，实验室检查：血清类风湿因子阳性。

2. 髁状突肥大

患侧髁状突过长，下颌明显偏斜。CT扫描显示双侧下颌髁状突大小明显不对称。

二、颞下颌关节骨折

外伤是导致颞下颌关节骨折的最常见原因。通常包括击打伤、交通伤、坠落伤、火器伤，以及少部分医源性损伤；都是外力直接或间接地作用于颌面部所致。随着机动车的普及，交通事故引起的颌骨骨折比例逐年升高，成为颞下颌骨骨折的主要原因。严重暴力损伤可伴有关节结节骨折，关节盘移位，关节囊出血、积液。

（一）临床表现

颞下颌关节损伤后临床主要表现为关节疼痛、咬合错乱、进食、咀嚼障碍。可因疼痛、骨折段移位、咀嚼肌运动失调和反射性痉挛等原因，使张口受限。单侧或双侧颞下颌关节明显肿胀，可出现皮下瘀血。下颌骨遭受暴力打击时，暴力通过下颌升支的传导，常引起颞下颌关节骨性结构、关节盘、关节囊及邻近结构损伤。下颌骨髁突由于相对于下颌骨升支形态明显细小，结构较为脆弱，且其内侧有翼外肌牵拉，极易发生骨折。骨折断端在翼外肌牵拉下易向前内方移位。髁突骨折分为关节囊内骨折、髁突颈部骨折、髁突下骨折，以髁突颈部骨折最常见。

（二）影像学表现

1. X线表现

常规X线平片操作简单，成像时间短，颞下颌关节张闭口位是骨折快速筛查的首选方法，但由于外伤患者往往张口困难，单纯使用平片很容易出现漏诊，应进行CT进一步检查。

2. CT表现

多排螺旋CT容积扫描，能在原始图像的基础上生成任意方向的断面影像，准确地显示骨折情况；尤其对颞颌关节这一较为复杂的结构，CT能直观地显示很细小骨折线的走行及骨折片的大小与空间位置（图1-7）；CT三维立体重建可以形象地显示下颌骨、颞下颌关节的整体形态和骨折线、骨折断端移位的幅度、方向（图1-8）。

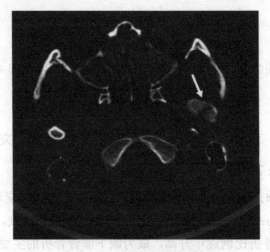

图 1-7 左侧颞下颌关节骨折

CT 扫描见左侧下颌骨髁状突纵形骨折（箭）

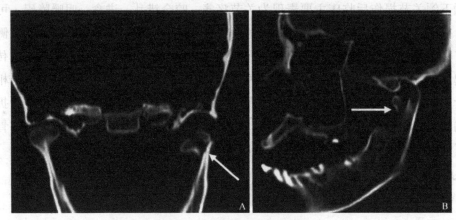

图 1-8 左侧颞下颌关节骨折

CT 扫描冠状面和矢状面重建见左侧下颌骨髁状突骨折，向前、内移位（箭）

3. MRI 表现

与 X 线平片、CT 比较，MRI 对颞下颌关节骨折的显示具有明显优势。MRI 斜矢状位可以很好地显示髁突颈部、髁突下骨折，而囊内骨折、关节结节骨折，以斜冠状位显示较为清楚。下颌骨骨髓水肿是关节损伤的早期表现，在普通 X 线和 CT 扫描都很难发现。MRI 对骨髓水肿非常敏感，T1WI 表现为髓腔内信号减低、T2WI 抑脂像上信号增高。颞下颌关节骨折常伴有关节盘和关节囊的损伤，主要表现为关节盘前移、关节囊积血积液。MRI 检查 FSE 序列 PDWI 对显示关节盘位置与关节囊情况具有其他影像学检查方法难以企及的优势。关于关节盘位置的确定国外学者多倾向于 Drace 标准，即矢状位闭口位 T1WI 上关节盘后带后缘位于髁突定点前后 5° ～ 10° 为正常，超过 10° 即为关节盘前移。关节盘发生前移的主要原因可能为关节盘随骨折的髁突共同发生移位，此外暴力造成髁突直接挤压关节盘，引起关节表面骨性组织和关节盘等软组织损伤，以及关节表面损伤的组织在关节活动中造成关节盘继发损伤。

三、颞下颌关节创伤性关节炎

关节损伤后可发生损伤性滑膜炎、关节腔渗液、出血，关节肿胀等症状，不久后关节囊内粘连，则影响关节功能，如关节骨折涉及关节面，则容易引起软骨磨损、继发关节退行性变。关节周围的肌腱、韧带出血和撕裂后也可发生钙化或骨化。创伤性关节炎多伴发退行性关节炎，X线急性期表现为关节囊肿胀，关节间隙增宽。后期就会变化为关节间隙狭窄、骨端有少量增生，严重者可见关节错位、关节畸形、关节强直等表现，关节内可见游离体，关节周围软组织内可见小片状钙化或骨化。颞颌关节功能性检查，多伴有颞颌关节功能紊乱。

四、颞下颌关节代谢和免疫性疾病

(一) 痛风和假痛风

痛风系人体嘌呤代谢紊乱，尿酸形成过多，肾脏排泄减少，导致高尿酸血症，尿酸盐结晶析出，形成结石，沉积于软骨、滑膜、滑囊和皮下组织，主要发生在足趾小关节，发生于颞下颌关节极为少见，表现为关节炎症状。多数有家族史，很少在40岁前发病，男性多于女性。

假痛风也是一种代谢性疾病，也称关节软骨钙化征，主要是以二羟焦磷酸钙沉着于关节内的纤维软骨和透明软骨所致，临床上有类似痛风的症状和类似通风的影像学表现。它系软骨代谢中的先天缺陷所致。本病发病平均年龄在47～95岁，无明显性别差异。

1. 病因和病理

本病可能是软骨代谢中的先天性缺陷所致，研究发现，无机焦磷酸酶受二价铁、钙、铜的抑制，无机焦磷酸酶活性减低，使得关节滑膜、软骨组织中的二羟焦磷酸钙结晶聚集增多，导致关节滑膜炎与软骨炎。关节纤维软骨钙化肉眼下表现为散在的点状、线状的结晶集合体，呈白色，有反光。透明软骨的钙化主要限于中间带，呈点状或线状沉着，钙质沉积也可见于滑膜、关节囊、肌腱及关节内韧带。滑膜组织呈灶状绒毛或结节状增生，伴有组织细胞浸润或黏液样变。

2. 临床表现

本病多在30岁以后发病，老年人多见。发病无明显性别差异。主要发生于四肢大关节，发生于颞下颌关节的假痛风极其罕见，主要表现为颞下颌关节肿胀疼痛，局部肿块形成；肿块质硬，活动度差，压痛部明显。Resnick将本病的临床表现分为6型。I型：急性周期性关节炎发作，在间隙期完全缓解；II型：持续性急性发作，最少见；III型：慢性进行性关节炎伴有急性发作，最多见；IV型：慢性进行性关节炎不伴有急性发作；V型：只有一次关节疼痛发作；VI型：无明显症状。急性发作以突然发生关节肿痛为特征，从发作开始到疼痛达到顶点需要经过 24～48 小时，发作常持续 1～2 周。发作常无明显诱因。自患者的关节腔、关节囊中抽出的滑液，可呈淡黄色或黄绿色，较黏稠浑浊，类似脓液。显微镜检查显示关节液中含有中大量杆状和菱状晶体，长度 1～20μm，部分晶体位于白细胞内。患者关节液含钙值高于血清钙。急性发作期，血沉加快。

3. 影像学表现

(1) CT 表现：颞下颌关节区软组织肿胀，颞下窝、髁突周围假性肿块形成，肿块内可见大小不等点状高密度影沉积，髁突受压向前向外移位，髁突关节面软骨钙化导致髁突变形、"增大"，轮廓毛糙。颞下颌关节窝骨质吸收，关节窝明显扩大。增强扫描假性肿块基本无强化。

(2) MRI 表现：下颌骨髁突增大，周围软组织肿胀，T1WI 软组织肿块呈等低信号，信号不均，T2WI 肿块呈高低混杂信号，其间可见点状、结节状更低信号，代表沉积于关节软组织内的焦磷酸钙。增强后病突区域呈周边不均匀环形强化。

4. 鉴别诊断

颞颌关节假痛风的影像学表现与痛风相仿，主要根据实验室检查和组织学检查进行鉴别，痛风患者血尿酸明显增高，假痛风患者的血尿酸通常不会增高，组织学检查可以发现关节软骨有二羟焦磷酸钙沉着。

(二) 风湿和类风湿关节炎

1. 病因和病理

风湿和类风湿关节炎病因不明，过去认为本病与链球菌感染关系密切，近来研究认为与支原体感染也有关系，是一种系细胞免疫异常为主的自身免疫性疾病。当前认为，在本病的免疫反应中，免疫球蛋白 G 与免疫因子作用后可形成抗原，产生抗体 (类风湿因子 RF)。之后在关节滑膜和关节液中形成抗原抗体复合物，激活补体系统，产生具有生物活性的物质，吸引嗜中性白细胞进入关节。白细胞吞噬抗原抗体复合物，可形成 RA 细胞，内含免疫球蛋白、RF 和补体成分。中性白细胞释放水解酶，造成组织损害，形成血管翳。滑膜细胞释放的细胞毒素和巨噬细胞移动抑制因子，也参与了对滑膜组织的损害。

病理上，开始为颞下颌关节的滑膜炎性反应，表现为滑膜充血、水肿，血管增多，多核中性粒细胞浸润，继而出现大量淋巴细胞浸润，滑膜增厚，关节渗液，颞颌关节处软组织肿胀。滑膜内可产生呈绒毛样增生的富含血管的肉芽组织，形成血管翳，同时成纤维细胞增多。血管翳开始形成于关节外围，继而沿软骨表面逐渐向内侵入，覆盖整个关节软骨表面，从而影响软骨的正常营养，导致软骨变性和破坏。滑膜血管翳又可从破坏了的软骨处侵入骨内，形成关节面下骨质缺损。本病中期滑膜炎症消退后，颞颌关节处软组织萎缩，可发生关节半脱位。若有广泛的肉芽组织增生和软骨及关节面下骨质破坏，可有大量纤维组织侵入，从而发生颞下颌关节纤维性关节强直。病变后期因纤维组织钙化骨化而发生关节骨性强直。

2. 临床表现

临床上风湿性关节炎，年轻女性发病较多，病变主要发生在小关节。类风湿关节炎则是年轻男性发病较多，多数发生在骶髂关节、脊柱，因此也称为强直性脊柱炎。发生在颞颌关节的风湿和类风湿关节炎很少见，它们隐匿性起病，病变发展缓慢，病程较长。颞颌关节的风湿和类风湿关节炎，临床症状轻重不一，症状时有加重、时有缓解，相互交替，先有疲劳、低热、食欲减退、体重减轻、贫血和肌肉酸痛等症状，白细胞计数正常，血沉加快。患者血清"抗 O"或类风湿因子阳性。类风湿关节炎的患者常常血清 HLB-27呈阳性。少数患者有肝脾肿大，关节滑膜炎症可导致关节肿胀、疼痛，后期出现颞下颌关节张口受限、活动受限。晚期可出现颞下颌关节半脱位。

3. 影像学表现

(1) X 线表现：急性滑膜炎症期 X 线摄片常无阳性发现。

(2) CT 表现：检查可见颞下颌关节周围软组织肿胀密度减低，关节窝及髁状突骨质未见明显异常。

(3) MRI 表现：检查对颞下颌关节滑膜炎性改变的敏感性高于 CT，T1WI 显示关节周围软组织肿胀呈稍低信号，PDWI 显示关节周围软组织呈稍高信号，T2WI 呈高信号，关节腔内可见少量积液。

软骨破坏期：颞下颌关节间隙变窄，髁状突关节面骨质磨损，附近骨质疏松。关节周围肌腱韧带可发生钙化。

4. 鉴别诊断

类风湿颞颌关节炎，下颌髁状突表面骨质溶解，关节头轮廓不清，早期骨质溶解平行于关节头表面，以后波及关节头近中面，晚期出现假性关节间隙增大，关节头可全部溶解，有的形成假关节，或发生颞颌关节纤维强直，此可与变形性骨关节病等其他病变鉴别。

第五节　听区肿瘤及肿瘤样病变

一、胆脂瘤

(一)病因和病理

胆脂瘤分先天性胆脂瘤和获得性胆脂瘤。临床上主要为获得性胆脂瘤，其可分为：

1. 原发性获得性胆脂瘤(后天原发性胆脂瘤)

由于咽鼓管功能障碍导致鼓膜内陷袋的形成，上皮碎屑的堆积，中耳上皮黏膜化生形成胆脂瘤。

2. 继发性获得性胆脂瘤 (后天继发性胆脂瘤)

临床为多见，鼓膜因穿孔，上皮细胞通过鼓膜穿孔边缘移行进入中耳。

(二) 临床表现

多发生于青年人，单侧多见，也可侵犯双耳。常见耳痛、流脓、听力下降、可伴面瘫。

(三) 影像学表现

1. CT 表现

早期胆脂瘤表现为鼓室后的鼓窦或锥隐窝扩大，并使听小骨向外侧推移。有时可见外耳道软组织肿块，局部骨质破坏以鼓室后壁破坏多见，病变可扩展到整个中耳，其角化物和胆脂瘤在 CT 上呈等或略低密度灶，增强后一般无强化改变。早期乳突气房消失，后期乳突、鼓室骨质破坏边缘模糊，可见死骨。胆脂瘤缓慢的膨胀性生长方式使得胆脂瘤低密度圈外的腔壁骨质常有致密的硬化边，即空气间隙骨质硬化带。其软组织肿块和空气间隙骨质硬化带为胆脂瘤的特征性表现 (图 1-9，图 1-10)。

2. MRI 表现

信号较有特征性，T1WI 上信号强度与肌肉相似，T2WI 上信号较高，且不均匀，增强扫描胆脂瘤本身不强化，而周围肉芽组织可强化。

(四) 鉴别诊断

外耳和中耳癌：骨质破坏广泛、不规则，无明显界限，而胆脂瘤有清晰硬化的边缘，MR 增强检查胆脂瘤本身不强化，而周围肉芽组织有环形强化。

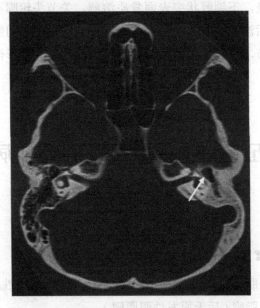

图 1-9　左侧中耳乳突炎伴胆脂瘤形成

耳部 CT 扫描见左侧乳突气房硬化，听小骨破坏、吸收，鼓室壁骨质硬化 (箭)

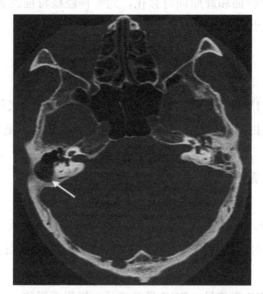

图 1-10 右侧中耳乳突炎、胆脂瘤形成

耳部 CT 扫描见右侧鼓室扩大，乳突窦见等低密度胆脂瘤，与硬化的骨壁见空气间隙（箭）

二、听神经瘤

（一）病因和病理

听神经瘤多发生在第Ⅷ对脑神经的前庭支，少数在蜗支。听神经瘤占桥小脑角肿瘤的 80%。其最初局限于内听道内，以后才由内听道长入桥小脑角池，肿瘤靠内听道一侧伸入内听道使之扩大呈漏斗状。听神经瘤可实质性、可囊变、坏死、出血，实性部分强化明显。肿瘤血供来自小脑前下动脉。肿瘤多为实性，质地较硬，呈圆形或分叶状，有包膜，直径大于 3cm 的听神经瘤较易发生坏死、液化、囊变，大多数有明确的囊壁和实质部分。

（二）临床表现

主要为单侧耳鸣、听力下降、耳聋、面部麻木，部分患者伴有眩晕、走路不稳等。

（三）影像学表现

1. CT 表现

扫描可发现桥小脑池内有肿物，多数呈囊实性表现，增强后可见实性部分明显强化。骨窗观察可见内听道内口扩大。

2. MRI 表现

MRI 表现是肿瘤以内耳道为中心生长，肿瘤通常在 T1WI 上呈等信号或稍低信号，T2WI 上呈等信号。肿瘤发生囊变时，肿块内 T1WI 上呈更低信号，T2WI 上呈更高信号，增强后可见实性部分明显强化。患侧的第Ⅶ、第Ⅷ对脑神经束较对侧明显增粗，呈"鼠尾状与肿瘤相连，增强扫描和肿瘤同时强化，为听神经瘤特征性表现。MRI 能直接显示听神经束，特别是对微小听神经瘤的显示明显优于 CT。

（四）鉴别诊断

1. 脑膜瘤

其特征性表现是 T1WI、T2WI 上均呈等信号，肿块以宽基底与脑膜相贴，其中心不位于内听道外口，增强扫描肿瘤常为均匀性明显强化，其边缘可见"脑膜尾征"。

2. 表皮样囊肿

详见本节"表皮样囊肿"。

3. 三叉神经瘤

肿瘤位于岩骨尖处，常跨中颅后窝生长，肿块形态呈哑铃状，易发生囊变，岩骨尖骨质破坏呈 T1WI 低信号，增强扫描第Ⅶ、第Ⅷ对脑神经束无增粗。

4. 蛛网膜囊肿

T1WI 低信号，T2WI 高信号，DWI 呈低信号，增强无强化。

三、脑膜瘤

（一）病因和病理

脑膜瘤是颅内常见肿瘤，常见于嗅沟、前颅窝底、鞍结节、海绵窦、蝶骨嵴、斜坡等区域，桥小脑角脑膜瘤也常常可以看见。一般质地较硬，多为圆形或半圆形，可有分叶，边界清楚。病理上可分为脑膜上皮型、纤维型、移行型、砂粒型、血管瘤型、透明细胞型等。

（二）临床表现

脑膜瘤好发于中年人，女性多见，病程时间较长，通常没有明显症状，肿瘤长得比较大时，会出现颅内高压和局部脑组织受压体征。

（三）影像学表现

1. CT 表现

桥小脑角脑膜瘤 CT 表现多为边界清楚、略高密度结节影，也可以广基与骨板相贴，肿瘤内可有钙化，可有明显强化。

2. MRI 表现

T1WI 上呈稍低信号，T2WI 上呈等或稍高信号，有明显强化，有时可见"脑膜尾征"。脑膜尾征是脑膜瘤特有的影像学表现，它是由于肿瘤细胞浸润并使之增厚的脑膜所致，所以其强化程度与肿瘤一致。

（四）鉴别诊断

1. 听神经瘤

桥小脑角听神经瘤 CT 骨窗观察可见内听道内口扩大，MR 图像可见听神经增粗且明显强化。脑膜瘤听神经和内听道不会有增粗和扩大改变。

2. 颅内脑池段面神经瘤

表现为脑桥小脑角区肿块和（或）内耳道的增宽，患者常常有同侧面神经麻痹或面瘫症状。

3. 三叉神经瘤

肿瘤位于岩骨尖处，常跨颅中、后窝生长，肿块形态呈哑铃状，易发生囊变，呈T1W 低信号，增强扫描第Ⅶ、第Ⅷ对脑神经束无增粗。

四、面神经瘤

（一）病因和病理

面神经瘤可发生于桥脑小脑角到腮腺面神经走行的任何部位，偶尔双侧发病，也可发生神经纤维瘤病。生长于内耳道内的面神经瘤与听神经瘤不能鉴别，但面神经瘤多见于面神经的前膝及后膝，极少见于内耳道或脑池内。长于颞骨内的肿瘤可使面神经管扩大，并见到软组织影和骨破坏。

（二）临床表现

进行性面神经麻痹（面瘫）是本病较为特征的临床表现，一般起病缓慢，早期常为面神经刺激症状，如面肌痉挛、面肌无力、面部感觉迟钝等，一般在 2～5 年后逐渐发展成面瘫，但偶尔面瘫也可突发或呈波动性，可伴听力下降。

（三）影像学表现

面神经瘤的 CT、MRI 表现与肿瘤发生部位及受累范围密切相关，不同部位影像学表现不同。

(1) 颅内脑池段和（或）内听道段面神经瘤：表现为脑桥小脑角区肿块和（或）内耳道的增宽。CT 及 MRI 表现均类似听神经瘤，但该部肿瘤可沿面神经扩展到面神经的膝状神经窝及水平段面神经管等处，因此常有别于听神经瘤。

(2) 迷路段面神经瘤：正常面神经管迷路段长 3～5mm，宽约 1mm，当面神经瘤发生在迷路段时，以 CT 显示为佳，表现为面神经管迷路段的扩大（＞1mm）。

(3) 膝状神经节面神经瘤：此为面神经鞘瘤最为常见部位，时常出现岩骨前缘中部膝状神经窝区骨质破坏，可分别表现为局部骨质变薄、不连续、膨胀性骨破坏，骨破坏的残端可特征性外翘或呈抱球状改变，也可呈半月形局限光滑的骨缺损。由于病变很靠近颅中窝的硬脑膜，因此可向颅中窝内扩展。CT 平扫肿瘤多为等密度，增强后扫描仅有轻至中度增强，因此一般与正常脑组织对比不甚明显。横断面增强 MRT1WI 上肿瘤多表现为明显均一强化，因此即使是微小面神经瘤也可被清晰显示。

(4) 水平段（鼓室）面神经瘤：典型表现时可见病变沿面神经管水平段分布，影像学上表现为面神经管膨大，由于面神经管常被破坏，肿瘤可生长到鼓室中耳腔内，因肿瘤源于面神经，而面神经水平段位于上鼓室内壁，因此锤、砧骨可受压外移，另外生长在该部的肿瘤还易向前蔓延达膝状神经节，也可经第2膝部向下沿面神经乳突段生长，偶尔可向上引起鼓室天盖破坏，个别严重者还能破坏内耳等结构。

(5) 乳突段面神经瘤：表现为面神经管垂直段扩大，乳突气房内相应的面神经走行区软组织肿块，病变边缘清楚，常向鼓室段及腮腺区蔓延。

(6) 颅外腮腺段面神经瘤：少数情况下，肿瘤可局限于腮腺段内，也可蔓延至或源于面神经垂直段，当肿瘤仅局限在腮腺段内时，常无法与其他腮腺肿瘤鉴别。

(四) 鉴别诊断

面神经瘤主要与桥小脑区的听神经瘤、脑膜瘤，以及中耳的胆脂瘤、中耳癌相鉴别，详见本章相关节段。

五、表皮样囊肿

(一) 病因和病理

表皮样囊肿分先天性和获得性两种，以先天性多见。先天性是在胚胎发育3～5周时，神经沟形成神经管时，外胚层细胞移行异常所致，这些残留的上皮成分成为日后发生表皮样囊肿的病理来源。获得性主要见于反复腰穿及外科手术损伤等情况，使上皮成分进入组织内而形成表皮样囊肿。囊肿通过不断的上皮细胞脱屑转变成角质和胆固醇结晶而逐渐长大。脑内的表皮样囊肿50%以上发生在桥小脑角区。表皮样囊肿主要为囊性，个别也可为实质性。囊肿内主要成分是固态胆固醇结晶与角化蛋白，少数表皮样囊肿含有液态胆固醇以及三酰甘油等纯脂肪成分，有的囊肿内还可有钙盐沉着、新旧不一的出血或有反应性肉芽组织增生。

(二) 临床表现

桥小脑角区的表皮样囊肿无特异性，表现为三叉神经痛、听力下降、耳鸣、耳聋、面部感觉减退等。男女发病率相当，可发生与任何年龄，发病高峰年龄约为40岁。

(三) 影像学表现

侧颅底表皮样囊肿常沿脑池缝隙生长，故形态常不规则，是表皮样囊肿的影像学表现特点之一。表皮样囊肿的密度和信号改变可以多种多样，表皮样囊肿密度和信号具有一定的特点，MRT1WI上大多数为低信号，少数囊肿呈高信号主要与囊肿内高浓度的蛋白质含量有关。T2WI上低信号的产生可能是由于囊内容物的高黏度所致。少数病例T1WI、T2WI上均为高信号，可以认为是由于囊肿内积聚的较多角化物和高蛋白质成分而致囊内较高浓度的蛋白质。表皮样囊肿囊壁可以钙化，但少见。增强多无强化或囊壁轻度强化，少数呈细线状或不规则线样强化。

(四) 鉴别诊断

桥小脑角表皮样囊肿需要与蛛网膜囊肿鉴－别，鉴别的要点是囊肿的形态，表皮样囊肿有沿脑池缝隙生长的特点；而蛛网膜囊肿通常圆滑或形态规则，在 DWI 或 FLAIR 上表皮样囊肿表现为等高信号，而蛛网膜囊肿为低信号。

鉴别诊断还需要与脑膜瘤或其他实质性肿瘤区别，增强扫描无强化需要考虑不典型表皮样囊肿的可能性。桥小脑角表皮样囊肿还需要与大部分囊变的听神经瘤区别。

第六节　耳部炎症

一、中耳乳突炎

中耳炎可简单分为分泌性中耳炎和化脓性中耳炎，亦可根据病程分为急性和慢性中耳炎；乳突炎一般是中耳炎的并发症，通常统称为中耳乳突炎。

（一）病因和病理

分泌性中耳炎主要是因为咽鼓管功能障碍，形成中耳积液，抑或中耳液体生成过多或吸收障碍，造成中耳腔液体潴留。

急性化脓性中耳炎病理过程包括充血期、渗出期、化脓期、融合期、并发症期和吸收期。

慢性化脓性中耳炎初期中耳黏膜充血、肿胀；随炎症进展，患者中耳黏膜内淋巴细胞聚集，纤毛上皮脱落，成纤维细胞和胶原细胞增生，造成中耳鼓室黏膜增厚；末期上皮遭到破坏，中耳局部产生肉芽组织，严重者侵及周围骨壁引起骨质破坏、吸收。

（二）临床表现

急性中耳炎多见于儿童，分泌性中耳炎常表现为儿童听力不良，急性化脓性中耳炎临床症状为耳痛、耳聋、耳漏和发热等，耳痛为早期显著的临床症状，当鼓膜发生穿孔脓液流出后耳痛症状减轻，当炎症影响到内耳迷路时可发生眩晕。

慢性化脓性中耳炎是耳科疾病中最常见的疾病，其主要症状包括长期反复、持续性或间歇性外耳道流脓，并伴听力减退。

（三）影像学表现

1. CT 表现

急性中耳乳突炎的薄层 CT 扫描常见于气化型乳突，其中耳及乳突气房内见积液或鼓室黏膜增厚，乳突气房间隔无明显增厚硬化表现，听小骨无骨质破坏改变。

2. MRI 表现

扫描主要表现为中耳乳突积液和鼓室内肉芽组织增生。中耳乳突积液呈 T1 低信号、T2 高信号，增强后无强化；鼓室肉芽组织呈 T1 低信号、T2 等信号，增强后有轻中度强化。

慢性中耳乳突炎时，随着成纤维细胞和胶原细胞增生，造成中耳鼓室及乳突黏膜增厚，肉芽组织增生，浸及周围骨壁组织，形成硬化型乳突，部分骨质破坏、吸收（图1-11）。

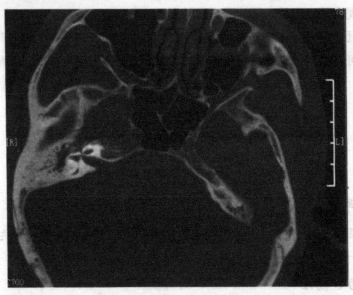

图 1-11　右侧慢性中耳乳突炎

CT 扫描见右侧中耳鼓室、乳突呈硬化性改变，鼓室内见软组织密度影，听小骨吸收变小

（四）鉴别诊断

1. 胆固醇肉芽肿

MRT1WI、T2WI 上呈高信号，增强后可强化。HRCT 则不易鉴别。

2. 中耳癌

多在慢性中耳炎基础上发生，有长期流脓病史；病灶以鼓室为中心向周围侵犯，边缘不规则，"虫蚀样"骨质破坏。

3. 胆脂瘤

影像学上除慢性中耳乳突炎表现外，还可见上鼓室或鼓窦扩大和听小骨骨质破坏，增强后肿块边缘环形强化，而内部无明显强化。

二、岩尖炎

（一）病因和病理

颞骨岩部位于颅底中部，尖端斜指向前内，底部位于后外。岩尖的外界是内耳，内侧为岩枕裂，前方是岩蝶裂及颈内动脉，后方为颅后窝。岩尖的上面是颅中窝、Meckel 腔及颈内动脉，下面是颈静脉球及岩下窦。内听道将岩尖分为含骨髓的较大的前部及衍生自听囊较小的后部。约 60% 的岩尖前部充以骨髓，33% 气化，7% 硬化，而 5%～10% 的岩尖气化不对称。

（二）临床表现

常继发于急性中耳炎，中耳炎症可能蔓延到岩尖。岩尖炎可致 Dorello 管区（展神经行径区）、三叉神经节区及海绵窦区硬膜受累，出现相应的脑神经症状，称为 Gradenigo 综合征，表现为中耳炎、展神经麻痹及三叉神经分布区疼痛三联征，解剖基础在于颞骨岩尖与三叉神经半月神经节及展神经之间仅有一层硬脑膜相隔。

（三）影像学表现

病变早期 CT 表现为岩尖，房密度增高，随后气房骨壁破坏，慢性期则有骨质硬化；CT 增强扫描病灶边缘及脑膜可出现强化。在 MRI 上岩尖炎表现为岩尖内的 T1 低信号、T2 高信号，如有脓肿形成时，在 DWI 上表现为扩散受限，增强扫描可呈环状强化，累及邻近脑膜，使之增厚、强化。炎症继续扩散到邻近硬脑膜后，硬脑膜充血水肿，压迫邻近的三叉神经、展神经以及海绵窦区的脑神经，产生相应的脑神经症状（图 1-12）。

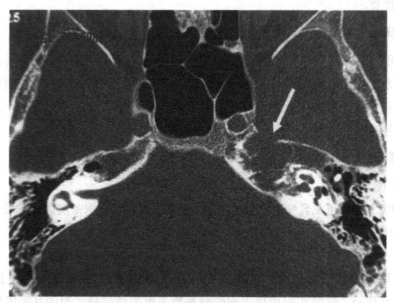

图 1-12　左侧岩尖炎
CT 扫描见左侧岩尖部气房及骨皮质不规则破坏、吸收（箭）

（四）鉴别诊断

岩尖炎应与岩尖胆脂瘤和岩尖骨髓炎相鉴别，岩尖胆脂瘤可见岩尖囊性膨胀，骨壁吸收变薄。岩尖骨髓炎可发生于没有气化的岩尖，它通常由坏死性外耳炎直接向内侵犯或由于沿颈内动脉管静脉丛的血栓性静脉炎逆行感染所致。病程早期外耳道内 CT 可见软组织影，正常颅底下脂肪层消失，病程后期骨质侵蚀、硬化。MRI 示岩尖骨髓被软组织所取代，病变累及邻近软组织或颅内，增强后岩尖及邻近结构有不均匀强化。

三、胆固醇肉芽肿

（一）病因和病理

中耳胆固醇肉芽肿多发生于鼓室、鼓窦或乳突，其发生与许多中耳疾病有关，如分泌性中耳炎、特发性血鼓室、胆脂瘤型中耳炎、慢性化脓性中耳炎等，一般单耳发病。其病因及发病机制尚不明确，目前普遍认为中耳炎症引起的含气腔通气受阻、引流障碍及含气腔出血为主要病因，咽鼓管功能不良，鼓室阻塞或鼓窦入口不通畅，可使中耳、乳突腔系统封闭，气体无法进入而出现负压，长期负压导致无菌炎症，黏膜下出血，铁质沉着，并进一步裂解产生胆固醇，导致异物巨细胞反应而出现胆固醇肉芽肿。

胆固醇肉芽肿多并发于潜在的中耳疾病，常与胆脂瘤共存，原发性中耳胆固醇肉芽肿非常少见。

胆固醇肉芽肿可分为侵袭性及非侵袭性两种类型。侵袭性较为常见，多见于岩尖部，可伴颅内并发症；非侵袭性多见中耳乳突部，无侵犯毗邻结构，不伴疼痛，不侵及耳蜗，可引起传导性聋。

（二）临床表现

临床表现没有特异性，所有患者几乎都有不同程度的听力下降，耳鸣，耳内闷胀感。听力检查多为传导性聋。病史长短不一。耳溢液常为脓性，棕色胶冻样或咖啡样，量不多；鼓膜紧张部正常或轻度内陷，不呈蓝色，无明显穿孔，随着出血量的增多，部分鼓膜逐渐变蓝，松弛部出现针尖样穿孔，以后逐渐扩大并可见肉芽。

（三）影像学表现

1. CT 表现

颞骨 HRCT 检查可见乳突气房、鼓室和（或）鼓窦内软组织密度影，一般无明显骨质破坏；病变严重者可见骨质吸收和破坏，但多较轻微；这些表现均无特异性。

2. MRI 表现

颞骨中耳 MRI 检查示胆固醇肉芽肿 T1WI、T2WI 上均呈高信号灶，在 FLAIR 序列中也表现为高信号，弥散加权成像表观弥散系数表现为低信号，对中耳胆固醇肉芽肿具有较高的诊断价值。

（四）鉴别诊断

主要是与胆脂瘤相鉴别：两者都是慢性中耳炎常见伴发的类型，胆固醇肉芽肿造成骨质破坏多较轻微，破坏边缘模糊。胆脂瘤内成纤维细胞产生胶原酶破坏骨质胶原易造成膨胀性骨质破坏，HRCT 示团块状软组织块影，与骨壁之间可见环行低密度带，周边骨质硬化，胆脂瘤易引起严重并发症。最后确诊依赖病理学检查。

四、耳硬化症

耳硬化症为一种原因不明的青少年慢性进行性听力减退疾病，病理上是由于骨迷路原发性局限性骨质吸收，而代以血管丰富的海绵状骨质增生，故称"硬化"。正常骨迷路壁分为外、中、内三层，耳硬化症常始于骨迷路的中层，为板层状致密骨。发病率约1%，一般认为，迷路骨壳的营养障碍、内分泌的影响及遗传因素可能为本病发生的有关因素。

为常染色体显性遗传，与人种亦有很大关系，白种人发病率高，黑人发病率最低，黄种人介于两者之间。

（一）病因和病理

耳硬化症的病理改变为内耳骨迷路限局性骨质松化，代之以富于血管的海绵状骨。活动期病理为骨小梁疏松紊乱。骨迷路血管增生与骨质吸收，破骨细胞增生较明显，破骨细胞造成局部骨质吸收，此期又称耳海绵化症；后期成骨细胞产生，骨质增生硬化，形成不规则新骨结构。本病分两大类型：前庭窗型（FOto，占85%）及耳蜗型（COto，占15%）。分别沿卵圆窗（圆窗）边缘及耳蜗周围骨迷路分布的活跃性硬化病灶。显微镜下在骨迷路软骨层表现出呈海绵状的、富含血管的、未钙化的、不规则的骨组织生成。

（二）临床表现

本病发病年龄以中青年较多。常于十几岁至二十几岁出现症状，女性更多见。临床上年轻的成人表现出不能解释的双侧进行性混合性耳聋，包括传导性耳聋（CHL）和感音神经性耳聋（SNHL），要怀疑此病，颞骨轴位和冠位CT扫描是诊断最好的方法，MRT1WI增强扫描对识别活动期病灶非常必要。临床表现常伴有耳鸣和眩晕，可于妊娠期和哺乳期加重。耳镜检查于鼓膜后透见淡红色区域，即Schwartze征。Gelle试验阴性示锤骨固定。

（三）影像学表现

典型耳硬化症起源于窗前小裂，沿卵圆窗边缘向圆窗发展，主要表现是卵圆窗前庭边缘（窗前小裂）的毫米级点状钙化灶，可以相互融合，卵圆形斑块最常见，进一步沿中耳内侧壁可累及到任何骨性部分，如波及内耳包囊（耳蜗），可诊断FOto合并COto。晚期，均可见堆积的新骨。

1. X线平片

常规斯氏位可显示耳蜗密度减低（海绵化期）和（或）骨密度增高（硬化期）亦可两者并存，故可初步提示COto诊断，而对FOto较难发现病变。

2. CT表现

典型的CT表现为在轴位及冠状位平扫时，早期及活跃期可见阴影区累及到圆窗和卵圆窗的所有边缘，窗缘脱钙，窗似"扩大"，更严重时，存在多发钙化灶，当波及耳蜗，呈包绕耳蜗的低密度环，称为"双环征"，当受累部位弥散时，骨迷路耳蜗段呈现"晕影"征，随着疾病的进展，骨迷路的任何部位均可受累，包括内耳道外侧壁病变，亦可蔓延到前庭及半规管。慢性期时，FOto见圆窗±卵圆窗可由堆积的斑块造成闭塞，COto可同时显示混合性的低密度（海绵化）高密度灶或仅见高密度灶（堆积的新骨），边缘不整。增强CT对FOto及COto的诊断无明显帮助。

3. MRI表现

本病在T1WI上表现为耳蜗及迷路周围区域的等信号环，T2WI高分辨率薄层扫描不能显示 FOto 及 COto，尤其 fe 度不重时，FOto 斑块大的时候可见但不清楚，即使较大的 COto 病灶也仅显示细微的耳蜗周围高信号，增强扫描时，可显示中耳内侧壁的增强点状硬化灶，以 FOto 及 COto 并存时最明显，长期严重病例，圆窗和卵圆窗边缘可见多发增强硬化灶。

（四）鉴别诊断

主要应与骨迷路炎、Paget 病、骨纤维结构不良相鉴别。骨迷路炎影像学表现为骨迷路破坏性病灶，与本病活跃期表现较易混淆，而临床具有急性耳乳突炎表现，可资鉴别。Paget 病和 COto 相比，影像学常有更弥漫的颅骨受累，骨迷路弥漫性受累，不局限于软骨层，可见弥漫性的骨膨胀，呈"棉花-羊毛"状。与本病相似，骨纤维结构不良亦常见于青少年，影像学累及颞骨各部，耳骨囊相对受累较少且通常呈磨玻璃样改变，均为鉴别要点。此外，FOto 尚需与鼓室硬化症鉴别，后者新骨沉积除圆窗和卵圆窗外，尚可见于中耳、听小骨和乳突等，且明显的慢性中耳乳突炎表现均有助于两者相鉴别。

五、迷路炎

（一）病因和病理

迷路炎为细菌、病毒或其他病原体引起的内耳迷路的感染性病变，是急、慢性化脓性中耳炎的严重并发症之一。临床上多将其分为局限性迷路炎（迷路瘘管）、浆液性迷路炎、化脓性迷路炎及病毒性迷路炎 4 种类型。

局限性迷路炎常由中耳炎所致的充血性骨质疏松、胆脂瘤的侵蚀及微生物破坏骨壁所引起，通常仅局限于局部的骨迷路及骨内膜，而膜迷路本身无炎症。浆液性迷路炎是内耳非化脓性炎症或化学性刺激所引起的炎症反应，病理改变为外淋巴间隙充血、浆液性渗出和淋巴细胞浸润，膜迷路普遍受到刺激，但内淋巴液未受累。化脓性迷路炎多由化脓性中耳炎及细菌性脑膜炎引起，可以分为急性期、纤维期及骨化期。化脓性迷路炎时，神经末梢上皮损坏，导致前庭及听觉功能丧失。化脓开始前一般先有浆液性迷路炎过程，化脓后变化为浆液纤维蛋白渗出、脓细胞浸润、组织坏死和肉芽形成；愈合期则有纤维化和骨化，纤维化约于发病后 2 周开始，骨化于发病后数月出现，耳蜗基底圈首先出现新骨，而后逐渐波及整个内耳。化脓性迷路炎未得到有效控制可造成内耳骨质破坏，形成化脓性坏死性迷路炎，迷路骨质坏死伴有死骨形成，多数情况下死骨体积较小，严重者形成大块死骨。全身病毒感染均可累及和损伤迷路形成迷路炎，血行感染是病毒侵入的主要途径；病理改变为病理损伤内耳中阶及前庭终器，以血管纹、盖膜和 Corti 器最易受累，血管纹的早期改变为中间层细胞肿胀、变性，在中间层及基底层细胞之间遗留空腔。

（二）临床表现

局限性迷路炎的主要症状为暂时性或激发性眩晕，可由摇动头部或耳内操作（如清洗、滴药等）等激发，眩晕发作可持续数分钟、数小时或数天，但功能通常能恢复正常。急性或慢性化脓性中耳炎患者发生眩晕、恶心、呕吐和感音神经性耳聋时需考虑继发迷路炎症。浆液性迷路炎患者通常上述症状较轻，当前庭功能和听觉完全丧失，则提示病情已转变为化脓性迷路炎。急性期患者眩晕严重，伴阵发性剧烈呕吐，听力检查示患耳全聋，急性期后可转化为较轻的前庭功能失调症状和位置性眩晕，随着代偿功能逐渐产生，上述症状逐渐减轻。

（三）影像学表现

1. CT 表现

HRCT 可以较好显示骨迷路迷路炎的异常改变，MRI 对于显示迷路内腔有重要价值，两者在迷路炎的影像学检查与诊断中的作用是互补的。

HRCT 对内耳的检查优势在于能够清晰显示其骨性结构，三维容积数据能够进行任意平面重建，可以得到病灶更为全面的信息。迷路炎在 HRCT 上表现主要包括：

(1) 迷路内腔正常形态存在但密度增高。

(2) 迷路内腔变形、变窄、边缘不规则。

(3) 部分或全部迷路内腔硬化消失。坏死性迷路炎时 HRCT 表现为骨迷路及周围岩骨骨质吸收破坏，轻者骨破坏区可局限于前庭及半规管；严重者可广泛累及前庭、半规管、耳蜗，甚至内听道周围，同时伴有软组织增生及死骨形成，死骨形态可为点状或不规则斑片状，骨迷路形态不能分辨。在读片时，这些改变有时较难辨别，若为单侧病例需与健侧进行对比观察，并应对邻近层面进行连续观察。

2. MRI 表现

在内耳检查中的优势在于可以显示迷路内液体含有炎性软组织成分，可以发现较早期的迷路炎。MRT2WI 及内耳水成像序列可以敏感地显示内耳内液体信号的异常变化。迷路炎在这两种序列上表现为正常迷路的高信号被低信号或无信号取代，其中低信号代表纤维化组织，在 CT 上多显示不出，无信号代表骨的形成，在 CT 上一般均有阳性表现。当 T1 信号增高，T2 信号减低，增强后见耳蜗强化，通常提示内耳纤维化及肉芽形成，此时 HRCT 通常尚未显示内耳骨质改变。而迷路骨化时，T2WI 及内耳水成像表现为迷路腔变细或信号消失。

（四）鉴别诊断

耳迷路炎主要与耳硬化症和中耳乳突炎相鉴别。

六、梅尼埃病

梅尼埃病也称美尼尔综合征，为一突然发作的非炎性迷路病变，具有眩晕、耳聋、耳鸣及时有患侧耳内闷胀感等症状的疾病。

（一）病因和病理

梅尼埃病是以膜迷路（内淋巴囊）积水的一种内耳疾病，发病原因不明，但多数学者认为与变态反应、内分泌障碍、维生素缺乏及精神神经因素等引起的自主神经功能紊乱有关,使之血管神经功能失调,毛细血管渗透性增加,导致膜迷路积水,蜗管及球囊膨大,刺激耳蜗及前庭感受器。目前比较明确的是,内淋巴积水参与梅尼埃病的病理过程。

(二)临床表现

梅尼埃病发病具有突发性、反复发作性。具有眩晕、耳聋、耳鸣及有时有患侧耳内闷胀感等症状的疾病。多为单耳发病,其发病原因不明,男女发病率无明显差异,患者多为青壮年,60岁以上老人发病罕见。此病不经过治疗,症状可缓解,虽可反复发作,发作时间间隔不定,但也有发作一次不再发作者。中老年患者,多次发作还可影响脑血管调节机制及大脑微循环,从而加重脑供血不足,诱发脑梗死。目前梅尼埃病的临床诊断主要依赖于典型症状,以及听力检查、耳蜗电图、前庭诱发肌源性电位、甘油试验和前庭功能检查等辅助检查来推测内淋巴积水的存在。

(三)影像学表现

1.内耳造影技术

目前经鼓室钆注射的内耳造影技术,主要应用于膜迷路积水(梅尼埃病)的影像学诊断。膜迷路内充满着内淋巴液,膜迷路与骨迷路之间充满着外淋巴液,两者之间仅以一层薄膜相隔,钆造影剂进入内耳后会弥散分布于外淋巴液中,它的高信号显示了外淋巴的形态,从而与低信号内淋巴区分开,达到了显示观察内淋巴液情况的目的。目前我们经鼓室钆注射内耳造影技术结合3D-FLAIRMRI成像技术用于膜迷路积水的影像学诊断,根据Nakashima等2009年提出的3级诊断标准,将内淋巴间隙面积占同侧耳前庭总面积(内、外淋巴间隙面积的总和)的比值R,把膜迷路积水的影像学诊断标准分为3级:$R \leqslant 1/3$为正常无积水,$1/3 < R \leqslant 1/2$为轻度积水,$R > 1/2$为重度积水。

2.MRI表现

内耳MRI动态增强3D-FLAIR扫描技术可以观察内耳耳蜗、前庭、半规管的显影情况,可以真实反映造影剂的弥散情况,减少由于病变原因产生的误诊,具有较高的准确性和可靠性。

第七节　侧颅底创伤

一、侧颅底骨折

(一)病因和病理

侧颅底骨折多数由车祸、撞击、坠落、头部挤压等原因而造成,可以表现为几乎没有明确临床症状的单纯线性骨折，也可导致严重脑挫伤、颅内血肿、脑脊液漏、脑神经及重要血管损伤。骨折累及颞骨岩部时，常常会伴有第Ⅶ或第Ⅷ对脑神经损伤。侧颅底骨折伤及脑膜破裂时，脑脊液经中耳由鼓膜裂孔流出形成脑脊液耳漏或脑脊液经咽鼓管流往鼻咽部，进入口、鼻腔，形成脑脊液鼻漏。如骨折累及蝶骨和颞骨内侧可伤及脑垂体和第Ⅱ、第Ⅲ、第Ⅳ、第Ⅴ及第Ⅵ对脑神经，如果伤及颈内动脉海绵窦段可形成颈内动脉海绵窦瘘。

（二）临床表现

临床有明确外伤史，依据骨折累及范围的不同，可有不同的临床表现。表现多为颌面部软组织肿胀，严重者出现耳出血或脑脊液耳漏，患者表现为头痛、头昏、视力模糊、意识淡獏、尿量减少等症状，并可出现相应的脑神经损伤、血管损伤等。若侧颅底骨折合并颈内动脉-海绵窦瘘者，颈内动脉与海绵窦间形成瘘道，动脉血进入海绵窦，由于动脉血压力较大，动脉血返流，进入眼静脉、大脑中静脉、岩静脉等。会出现头痛、搏动性突眼、视力障碍、神经系统功能障碍等症状。当大量的脑脊液外漏时，可导致低颅压，患者表现为意识淡漠、昏迷等症状。

（三）影像学表现

薄层 CT(HRCT) 是目前诊断侧颅底骨折最好的方法。单纯的侧颅底骨折，一般不用特殊处理，但需临床观察，预防可能出现的脑损伤。

传统将颅底骨折分为三类：纵形骨折、横形骨折、混合性骨折。少数情况下，CT 上不能明确显示骨折线，鼓室及乳突气房的实变，是颞骨骨折唯一的间接征象。一些侧颅底骨折可能会累及外耳道、鼓室、面神经管路径、内耳，以及颅底神经孔、颈动脉管、颈静脉孔、视神经孔、眶壁等重要结构，影像学医生要尽量详细、准确地描述影像学表现，给临床医生提供精确的治疗信息。

二、听小骨脱位

（一）病因

听骨链脱位系正常听骨链的结构关系改变，常见类型有锤砧关节脱位、砧镫关节脱位和镫骨脱位。

头颅外伤是听小骨脱位和骨折的主要原因，一是头部受到损伤时的震荡，这种能导致颅骨骨折的震荡使得听骨链瞬间分离和弹性丧失，所涉及的细胞间凝聚力被切断。二是惯性力量会对听骨链造成损伤。三是鼓室内的肌肉在暴力刺激下发生收缩，使得听骨受到不同方向的巨大牵连力。头部外伤有 24%～30% 伤及颞骨内所含的各种结构。其中很容易引起锤砧关节脱位。

（二）临床表现

大约 60% 的患者有感音神经性聋，20% 的患者出现传导性聋，20% 的患者是混合性聋。

双侧听力下降出现率是 20%～30%，传统认为在颞骨的纵性骨折中出现的耳聋以传导性聋为主，横行骨折中的耳聋以感音神经性聋为主。

（三）影像学表现

在颞骨高分辨 CT 中，轴位层面可以显示锤砧关节、砧镫关节和镫骨弓。听小骨骨折或脱位占颞骨骨折 10%，锤砧关节脱位最常见，分为半脱位与完全脱位。垂直于岩骨长轴重建图像显示砧镫关节最为清楚，砧镫关节脱位表现为该关节间隙增宽。锤砧关节以轴位显示清楚，正常锤砧关节间隙隐约可见，若清晰可见为锤砧关节分离。锤砧关节和砧镫关节间隙增宽外，还可见不同程度的砧骨移位。外伤听骨链损伤以砧骨发病率最高，其原因是砧骨位于鼓窦入口，无稳定的附着点。锤砧关节脱位在冠状位为"冰淇淋球离开冰淇淋蛋筒"的征象，又成 Y 字征（图 1-13、图 1-14）。

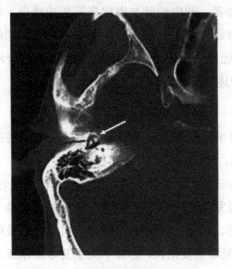

图 1-13　外耳道骨折伴锤砧关节脱位

CT 横断面图像示右侧外耳道底壁横形骨折、鼓室内锤砧关节间隙增宽，出现似"冰淇淋球离开冰淇淋蛋筒"的征象（箭）

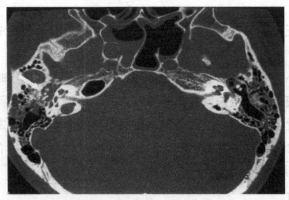

图 1-14　右侧颅底骨折伴听骨链脱位

CT 横断面图像示右侧鼓室内积液，锤砧关节、砧镫关节分离、砧骨移位（箭）

三、照射伤

（一）病因

头颈部肿瘤的放射治疗包括外照射治疗和近距离放射治疗。外照射治疗提供光子、电子或外照射源产生的质子，近距离放射治疗是将辐射源植入到患者体内，由于射线照射对肿瘤组织杀灭外，对周围正常组织也会有较强的杀伤，称为放射性损伤（照射伤）。

随着计算机技术和医学装备质量的提高，以及对照射伤的重视，近些年来照射伤的发生得到了明显减少和改善。调强放射治疗(IMRT)是目前首选的头颈部放疗。它使用计算机控制的能提供高辐射剂量（光子辐射）的直线加速器来对肿瘤进行治疗，精准的计划、精准的定位、精准的照射，甚至采取了亚毫米的定位技术，尽量减少对周围正常组织和重要器官、神经、脊柱和颅底的辐射，提高了照射效果，降低了照射伤的发病率。

重离子 - 质子束辐射治疗使用高能质子，以及精准的定位、精准的照射剂量设定，使得它用于头颈、侧颅底肿瘤（脊索瘤和颅底的软骨肉瘤）和鼻腔鼻窦或鼻咽癌的治疗，在上海已经取得了明显的效果。

对头颈部癌肿的治疗决策是在多学科肿瘤治疗的背景下形成的，并受临床指标、组织学发现、原发性和复发性疾病、黏膜下肿癌的范围、淋巴结转移或远处转移、再次原发肿瘤的影响。

放疗后进行影像学复查是非常必要的，除了发现照射伤外，也要观察头颈部放疗后可能诱发的组织改变和周围组织功能和代谢的变化。

（二）临床表现

当对头颈部恶性肿瘤进行高剂量放疗时，照射野内的正常组织将会受到影响。早期反应往往发生于放疗开始后的第 1～2 周，组织细胞更新加快（上皮细胞和造血干细胞），这些组织为了维持器官的功能往往存在频繁的有丝分裂现象。多数急性反应（黏膜炎和红疹）具有自限性和可逆性。

晚期反应往往发生于放疗完成后的数月或数年，影响有丝分裂活性低的组织，例如神经、脂肪和血管组织、骨和软骨。晚期反应是由于结缔组织细胞和小血管内皮细胞的受损造成的。微血管破坏造成细胞营养匮乏，导致细胞死亡。放疗晚期反应包括水肿，不可逆纤维化，进行性实质破坏及随之而来的器官萎缩。放疗引起的纤维化与炎性细胞因子（转化生长因子 -β) 的表达有关，炎性细胞因子能够刺激成纤维细胞增殖、分化为纤维细胞及胶原的产生。放疗所致的纤维化是一个动态过程，起初为明显不受控制的重塑期，随后其纤维化程度日益严重。

（三）影像学表现

(1) 黏膜炎，皮炎：软组织水肿及纤维化颈部放疗后水肿常见，对比增强 MRI 成像采集，经常显示出皮肤的增厚和强化（皮炎）及与黏膜炎相应的明显黏膜强化。典型影像学表现包括皮下脂肪、咽后脂肪及颈阔肌的增厚；特征性的网格状软组织强化；以及大气道变窄，尤其是喉咽声门上区。

(2) 瘢痕组织：放疗后 6 周至 1 年，照射区可出现纤维化，并在最初被肿瘤累及的黏膜下形成增生性瘢痕。由于具有大量的胶原纤维和基质纤维，瘢痕在 T1WI 和 T2WI 上往往表现为低信号，往往出现相邻组织变形和黏膜收缩表现。

(3) 软组织坏死：迟发的软组织坏死最常发生在放疗后的 2 年内，并且可继发于任何形式的放疗。

(4) 放射性骨硬化、坏死和放射性软骨坏死。

(5) 放射治疗诱导的脑坏死。

(6) 脑神经麻痹。

(四) 鉴别诊断

颈部放疗后局部存在的炎症和感染性病变会导致 PET 显像中出现假阳性结果，而借助 DWI 成像可以解决这一诊断难题。PET-MR 的临床应用和诊断必须建立在临床表现的基础上，尤其在临床怀疑炎症时。尽管 DWI 有助于区分肿瘤坏死与脓腔，超声引导下的细针穿刺活检仍是必要的，尤其是在怀疑肿瘤坏死合并继发感染时。瘤周炎症常常 MRI 表现为 T2 高信号、具有明显强化和高 ADC 值。

四、脑脊液耳漏

脑脊液腔由于外伤等原因，与颅外相通，有脑脊液从耳道漏出者称为脑脊液耳漏。其主要症状表现为颅外伤后耳道或鼻腔流出清液的现象。根据病因可将脑脊液漏分为外伤性和非外伤性。其中以外伤性最为多见，也可由颅底、鼻窦手术引发。根据漏出部位可分为脑脊液耳漏、脑脊液鼻漏及脑脊液皮肤漏。

脑脊液漏是因为颅骨骨折或损伤的同时撕破了硬脑膜和蛛网膜，以致脑脊液由骨折缝裂口经外耳道、鼻腔或开放伤口流出，使颅腔与外界交通，形成瘘孔，空气亦能由此瘘孔逆行逸入颅内造成颅内积气。

脑脊液耳漏常为颅中窝骨折累及鼓室所致，因岩骨位于颅中、后窝交界处，无论岩骨的中窝部分或后窝部分骨折，极易伤及鼓室和中耳腔，此时由于颅底骨折而引起的激烈撞击，鼓膜两边产生明显的压力差，引发鼓膜破裂，脑脊液经鼓室进入外耳道。中耳乳突天盖或咽鼓管骨部骨折造成的脑脊液漏也可经咽鼓管流到鼻咽腔，成为脑脊液耳鼻漏。

(二) 临床表现

外伤时，清液或血性液体自耳部、鼻腔流出，痕迹的中心呈红色而周边清澈，或鼻孔流出的无色液体干燥后成不结痂状，在低头用力，压迫颈静脉等情况下流量增加。脑脊液不断流失会引发头痛。若漏水较少，晨起时会发现枕边潮湿。也有仅表现为反复颅内细菌性感染，鼻漏并不明显。一般发病多在颅脑外伤、脑手术或鼻旁窦手术后，少数患者仅有过轻微颅脑外伤史或喷嚏后发生鼻漏。

（三）影像学表现

脑外伤的患者除了要注意是否有脑挫伤、颅内血肿以外，也要注意是否存在颅底骨折，若有脑脊液耳漏的患者一定要注意是否存在颞骨骨折，薄层 CT(HRCT) 为观察颞骨骨折的最佳检查方法，特别是薄层高分辨骨算法，可清晰显示颞骨细微的骨折，骨折线贯穿颅板，引起硬膜撕裂，可见血性脑积液进入鼓室。

第二章　心胸疾病影像

第一节　肺与纵隔的 X 线诊断

许多胸部病变可借 X 线检查显示其部位、形状及大小，诊断效果好，方法简单，因而应用最广，已成为胸部疾病诊断、早期发现、随访观察及普查等不可缺少的检查方法。

胸部疾病的 X 线表现是胸部病理生理及病理解剖的反映，不能直接反映组织学的改变。在诊断中必需密切结合临床，进行全面分析，才能做出正确诊断。某些较早期和过于细微的病变，X 线检查尚不能显示。气管或支气管内的早期病变，则必需用特殊摄影或造影检查才能发现。

随着 CT 和介入放射学的开展，胸部病变的 CT 检查及对肺内病变在影像监视下行穿刺活检也已用于临床。CT 对发现小的肺肿瘤和肺癌所致的肺门、纵隔淋巴结转移价值较大，对纵隔肿瘤的诊断也有重要作用。

MRI 对纵隔肿瘤的定位和定性诊断价值较大。特别是 MRI 的流空效应，使心血管成像有助于了解纵隔肿瘤与心血管的关系。USG 由于空气对超声的极强反射，而难以应用于肺部病变的诊断，对胸腔积液有一定诊断价值。

一、X 线检查方法

肺与纵隔的 X 线检查方法有透视、摄影、体层摄影及支气管造影等。对某些与血管有关的病变可用血管造影。许多胸部病变可借胸部平片结合透视及体层摄影做出诊断。

（一）透视

胸部透视，方法简单、经济、应用广泛。但缺点是医生和患者所接受的射线量远较摄影时高，不易发现细微病变和无永久性图像记录。因此，现在许多医院用胸部荧光摄影或胸部摄片取代透视检查，只将透视作为必要时的辅助检查。影像增强电视系统的应用以及隔室透视在一定程度上减少了医生、患者所接受的射线量。

透视时应明确检查目的和要求，并参考病史和过去的胸片或透视报告。除去体表影响透视的衣物、膏药及发卡等。一般取立位，根据病情可用半卧位或卧位。应对肺野、肋膈角、肺门、纵隔及心脏大血管等做全面观察。让患者深呼吸，以观察肺野透明度、膈动度及病变形态的改变等。

（二）摄影

常用摄影位置如下：

1. 后前位

后前位是常规胸部摄影位置，取立位，患者胸前壁靠片，X 线自背部射入。应包括全部肺野、胸廓、肋膈角和下颈部。好的胸片应清晰显示两侧肺纹理的细微结构，透过气管能看清第 1～4 胸椎，下部胸椎与心脏重叠，隐约可见。

2. 侧位

患侧胸壁靠片。侧位胸片可帮助确定病变在肺或纵隔内的位置，并能从侧面观察病变的形态。

3. 前后位

适用于不能站立的患者，取仰卧位，X 线自前方射入。

4. 前弓位

用于显示肺尖部及与锁骨、肋骨重迭的病变。

5. 侧卧水平方向后前位

用于观察胸内液体及气体在变换体位时的表现，并可根据液面长度确定空洞或空腔的范围。

（三）特殊检查

1. 体层摄影

体层摄影已广泛用于胸部疾病的诊断，它可使某一选定层面清晰显影，而使非选定层面模糊不清，为疾病诊断和鉴别诊断提供重要的根据。体层摄影可用于：①确定有无空洞，并显示洞壁及引流支气管的情况；②较准确地显示肺内肿块、空洞等病变的形态、结构、部位及毗邻关系；③显示肺部病变与支气管的关系以及支气管本身有无狭窄、扩张、受压、中断及缺损；④显示肺门增大的淋巴结、纵隔内病变及其与大血管的关系。

体层摄影层面及其深度的选择依欲显示的结构及病变所在而不同。对肺内病变应根据透视或正、侧位胸片选层。

支气管肺门可采用正位倾斜体层摄影，能较好的显示肺门、气管、主支气管及上、下叶支气管。

2. 高千伏摄影

由于 X 线穿透力强，可减少胸壁软组织及肋骨等对肺内病变的干扰，并可使肺纹理显示清晰，对比较好，气管及肺门区支气管影显示较清楚，对中心型肺癌、纵隔病变以及尘肺等诊断有帮助。

（四）造影检查

呼吸系统的造影检查主要是支气管造影，这是直接观察支气管病变的检查方法，诊断效果好，但有一定痛苦，应掌握适应证及禁忌证。

适应证包括：①原因不明的咯血或临床拟诊支气管扩张症而平片无阳性发现或只有轻微改变，需明确诊断及病变范围以行手术治疗。如平片已明确为两肺广泛病变，无法手术者，则不必造影。②平片拟诊肺癌，虽经体层摄影仍不能明确诊断。③慢性肺化脓症及慢性肺结核，需明确有无合并支气管扩张。④了解不张肺叶支气管腔的情况，以确定肺不张的原因。

禁忌证包括：①全身情况衰竭，年龄过大，心、肺、肝的功能不良；②肺或支气管急性感染及进展期浸润型肺结核；③ 7 ～ 10 日内发生大咯血；④甲状腺功能亢进或对碘造影剂过敏，不宜用碘油造影，可改用硫酸钡胶浆。

支气管造影所用造影剂有：① 40% 碘化油，较常用。② 50% ～ 60% 硫酸钡胶浆，为硫酸钡加适量西黄蓍胶或羧甲基纤维素制成的混悬液。显影清晰，无过敏反应。

造影应注意以下几点：①向患者说明造影目的、方法以及可能有的痛苦，取得患者的合作；②造影前 4 小时及造影后 2 小时禁食；③术前一日作碘及麻醉剂过敏试验；④痰量多者，术前应做引流。

将导管经鼻插入气管，透视下将导管端置于气管隆突上方 1 ～ 2cm 处，缓缓注入麻醉剂，以麻醉各叶支气管。透视下控制体位注入造影剂，使其充盈至 5 ～ 6 级支气管。造影后拔出导管，做体位引流，以排出造影剂。对于肺癌及其他较局限的病变可将导管插入一侧或一叶一支气管，行选择性造影。

二、正常 X 线表现

正常胸部 X 线影像是胸腔内、外各种组织和器官重迭的总和投影。应熟悉后前位及侧位片上各种影像的正常及变异表现，以免误诊为病变。

(一) 胸廓

胸廓软组织及骨骼在胸片上形成的影像，有时可造成误诊，应当认识。

1. 软组织

(1) 胸锁乳突肌及锁骨上皮肤皱褶

胸锁乳突肌在两肺尖内侧形成外缘锐利、均匀致密的影像。当颈部偏斜时，两侧胸锁乳突肌影可不对称，误认为肺尖部病变。

锁骨上皮肤皱褶为与锁骨上缘平行的 3 ～ 5mm 宽的薄层软组织影，其内侧与胸锁乳突肌影相连。系锁骨上皮肤及皮下组织的投影。

(2) 胸大肌

胸大肌在肌肉发达的男性，于两侧肺野中外带可形成扇形均匀致密影，下缘锐利，呈一斜线与腋前皮肤皱褶连续，一般右侧较明显，不可误为病变。

(3) 女性乳房及乳头

女性乳房可在两肺下野形成下缘清楚、上缘不清且密度逐渐变淡的半圆形致密影，其下缘向外与腋部皮肤连续，误认为肺炎。乳头在两肺下野相当于第 5 前肋间处，有时可形成小圆形致密影，年龄较大的妇女多见，有时亦见于男性。易误认为肺内结节性病灶。两侧对称为其特点，透视下转动患者即可与肺野分开。

2. 骨骼

(1) 肋骨

肋骨起于胸椎两侧，后段呈水平向外走行，前段自外上向内下倾斜走行形成肋弓。肋骨前后端不在同一水平，一般第6肋骨前端相当于第10肋骨后端的高度。前段扁薄，不如后端影像清晰。1～10肋骨前端有肋软骨与胸骨相连，因软骨不显影，故X线片上肋骨前端游离。25岁以后第1对肋软骨首先钙化，随年龄增长，其他肋软骨也自下而上逐条钙化，表现为不规则的斑片状致密影，误认为肺内病变。肋骨及肋间隙常被用作胸部病变的定位标志。

肋骨有多种先天性变异，常见的有：①颈肋，可发生于一侧或两侧，表现为短小较直的小肋骨，自第7颈椎处出发；②叉状肋，为最常见的肋骨变异，肋骨前端呈叉状，有时一支明显，另一支短小，甚至仅为肋骨上的突起，易误认为肺内病变；③肋骨联合，多见于第5、6后肋，表现为相邻的两条肋骨局部呈骨性联合，肋间隙变窄，易误为肺内病变。

(2) 肩胛骨

肩胛骨内缘可与肺野外带重迭，误信为胸膜增高。青春期肩胛骨下角可出现二次骨化中心，易误为骨折。

(3) 锁骨

在后前位片上两侧胸锁关节到中线距离应相等，否则为投照位置不正。锁骨的内下缘有半月凹陷，为菱形韧带附着处，有时边缘不规则，误认为骨破坏。

(4) 胸骨

胸骨在后前位片上与纵隔影重迭，只有胸骨柄两侧外上角可突出于纵隔影之外，误认为纵隔病变。

(5) 胸椎

胸椎的横突可突出于纵隔影之外，误认为增大的淋巴结。

（二）纵隔

纵隔位于胸骨之后，胸椎之前，界于两肺之间。其中有心、大血管、气管、食管、主支气管、淋巴组织、胸腺、神经及脂肪等器官和组织。除气管及主支气管可以分辨外，其余结构间无明显对比，只能观察其与肺部邻接的轮廓。

纵隔的分区在判断纵隔肿块的来源和性质上有着重要意义。纵隔的划区有几种，现介绍九分区法，即在侧位胸片上将纵隔划分为前、中、后及上、中、下共九个区，前纵隔系胸骨之后，心、升主动脉和气管之前的狭长三角区。中纵隔相当于心、主动脉弓、气管及肺门所占据的区域，食管前壁为中、后纵隔的分界线。食管以后和胸椎旁区为后纵隔。自胸骨柄、体交界处至第4胸椎下缘连一水平线，其上为上纵隔，其下至肺门下缘（第8胸椎下缘）的水平线为中纵隔，肺门下缘以下至膈为下纵隔。

正常纵隔于卧位及呼气时，宽而短，立位及吸气时窄而长，尤以小儿为显著。婴幼儿的胸腺可致纵隔向一侧或两侧增宽，呈帆形影。

正常时纵隔居中，一侧胸腔压力增高，如一侧胸腔大量积液或气胸、一侧肺气肿或巨大占位性病变，纵隔可被推向健侧；一侧胸腔压力减低，如肺不张和广泛胸膜增厚，纵隔可被牵向患侧。纵隔可因炎症、肿瘤、增大淋巴结、主动脉瘤、食管极度扩张及椎旁脓肿等而呈普遍或局限性增宽。当支气管发生部分性阻塞时，由于呼吸时两侧胸腔压力不均衡，可在呼吸时发生左右摆动，称纵隔摆动。气体进入纵隔形成纵隔气肿，可在两侧边缘出现透明的气带影。

（三）膈

膈后前位上分左右两叶，呈圆顶状。膈在外侧及前、后方与胸壁相交形成肋膈角，有内侧与心形成心膈角。膈的圆顶偏内前方，因而外、后肋膈角深而锐。右膈顶较左膈顶高 1 ～ 2cm，一般位于第 9 或第 10 后肋水平，相当于第 6 前肋间隙。呼吸时两膈上下对称运动，运动范围为 1 ～ 3cm，深呼吸时可达 3 ～ 6cm。膈的形态、位置及运动，可因膈的发育与胸腹腔病变而出现变化。

膈的局部可发育较薄，向上呈半圆形隆起，称局限性膈膨升，多发生于右侧，中老年多见，为正常变异。有时深吸气时，膈顶可呈波浪状，称波浪膈，系因膈附着于各肋骨前端，在深吸气时受肋骨牵拉所致，易误为胸膜黏连。

胸腔及腹腔压力的改变可影响膈的位置。胸腔压力减低如肺不张、肺纤维性变；腹腔压力增高，如妊娠、腹水、腹部巨大肿块等均可使膈升高。反之胸腔压力升高可使膈降低，如肺气肿、气胸及胸腔积液等。一侧膈发育不良，因膈张力减弱而升高，称膈膨升。膈神经麻痹时，膈也升高。

上述引起膈位置改变的因素及胸、腹腔的炎症均可使膈运动减低。膈膨升及膈神经麻痹时，由于膈的运动功能减弱或丧失，可出现矛盾运动，即吸气时正常侧下降而患侧上升，呼气时反之。

（四）胸膜

胸膜衬于胸壁内面、膈面与纵隔面的壁层胸膜和包绕于肺表面的脏层胸膜，正常时不显影，只有在胸膜反褶处 X 线与胸膜走行方向平行时，才在 X 线片上显示为薄层状或线状致密影，见于肺尖胸膜反褶及叶间裂反褶。

（五）气管、支气管

气管、支气管在胸部平片上观察不满意，但在体层摄影和支气管造影时则可清楚显示。

气管起于环状软骨下缘，长 11 ～ 13cm，宽 1.5 ～ 2cm，在第 5 ～ 6 胸椎平面分为左、右主支气管。气管分叉部下壁形成隆突，分叉角度为 60° ～ 85°，吸气时角度略大。两侧主支气管与气管长轴的角度不同，右侧为 20° ～ 30°；左侧为 30° ～ 45°。两侧主支气管分别分为肺叶支气管，肺叶支气管又分出肺段支气管，经多次分支，最后与肺泡相连。支气管分支的名称见表2-1。

表 2-1　两侧支气管分支名称

右侧		左侧	
上叶	1 尖支	上部支气管	1+2 尖后支
	2 后支		3 前支
	3 前支		4 上舌支
中间支气管	5 下舌支	下部支气管（舌部）	
中叶	4 外支		
	5 内支		
	6 背支		
下叶	7 内基底支	下叶	6 背支
	8 前基底支		7+8 内前基底支
	9 外基底支		9 外基底支
	10 后基底支		10 后基底支

熟悉两侧肺叶及肺段支气管的名称及分支形式，有利于根据正侧位胸片判断肺内病变位于哪一肺叶或肺段。一般用数字表示肺段气管的名称。两侧支气管的分支形式不完全相同，有以下几点差异：①右主支气管分为上、中、下三支肺叶支气管，左主支气管分为上、下两支肺叶支气管。②右上叶支气管直接分为肺段支气管，而左上叶支气管先分为上部及下（舌）部支气管，然后再分别分出肺段支气管。③右上叶支气管分为尖、后、前三支肺段支气管，左上叶支气管分为尖后支及前支两支肺段支气管。④右侧主支气管分出上叶支气管后至中叶支气管开口前的一段称为中间支气管。左侧无中间支气管。⑤右下叶支气管共分为背、内、前、外、后五支肺段支气管，左下叶支气管则分为背、内、前、外、后四支肺段支气管。

（六）肺

肺的各解剖部分的投影在 X 线上表现为肺野、肺门及肺纹理。

1. 肺野

肺野是含有空气的肺在胸片上所显示的透明区域。两侧肺野的透明度相同，深吸气时肺内气量多，透明度高，呼气时则透明度低，以两肺中下野表现明显。肺尖部含气量较少，故较不透明。为便于标明病变位置，人为地将一侧肺野纵行分为三等分，称为内、中、外带，又分别在第 2、4 肋骨前端下缘画一水平线，将肺野分为上、中、下三野。

2. 肺门及肺纹理

肺门影是肺动、静脉，支气管及淋巴组织的总合投影，肺动脉和肺静脉的大分支为其主要组成部分。后前位上，肺门位于两肺中野内带第 2～4 前肋间处，左侧比右侧高

1～2cm。右肺门分上下两部。上部由上肺静脉、上肺动脉及下肺动脉干后回归支组成，其外缘由上肺静脉的下后静脉干形成；下部由右下肺动脉干构成，其内侧因有含气的中间支气管衬托而轮廓清晰，正常成人宽度不超过15mm。上下部相交形成一较钝的夹角，称肺门角。左肺门主要由左肺动脉及上肺静脉的分支构成。上部由左肺动脉弓形成，为边缘光滑的半圆形影，易被误认为肿块；下部由左下肺动脉及其分支构成，由于左心影的掩盖，只能见到一部分。侧位时两侧肺门大部重迭，右肺门略偏前。肺门表现似一尾巴拖长的"逗号"，前缘为上肺静脉干，后上缘为左肺动脉弓，拖长的"逗号"尾巴由两下肺动脉干构成。

多种肺部疾病可引起肺门大小、位置和密度上的改变。肺门增大见于肺门血管的扩张、肺门淋巴结的增大和支气管腔内或腔外的肿瘤等。由于肺门大小的正常差异较大，又无正常标准，因此，除非增大明显，多较难判断。但如内凹的肺门角变成外凸，则多系肺门邻近肿物所致。肺门缩小则见于肺门血管的变细。肺门移位多见于肺叶不张，上叶或下叶肺不张可使肺门上移或下移。肺门密度增高常与肺门增大同时存在。如未见肺门肿块，则多因肺门血管及支气管周围间质内的病变，如炎症或水肿所致。

肺纹理为自肺门向肺野呈放射分布的干树状影。由肺动、静脉及淋巴管组成，主要成分是肺动脉分支。肺纹理自肺门向外围延伸，逐渐变细，正常时肺下野较肺上野粗，特别是右肺下野因无心重迭更为明显，并可见略呈水平走行的肺静脉分支所形成的纹理。

观察肺纹理应注意其多少、粗细、分布、有无扭曲变形等。其正常粗细和多少并无明确标准，但变化明显时则不难确定。肺纹理的改变受多种因素影响，密切结合临床进行分析，对多种心肺疾病的诊断有重要意义。

3.肺叶、肺段和肺小叶

(1) 肺叶：肺叶属解剖学范畴，与肺野的概念不同。正常情况下，除非叶间胸膜显影借以分辨肺叶外，在胸片上并不能显示各肺叶的界限。但结合正、侧位胸片，却可推断各肺叶的大致位置，借以确定病变的所在。

右肺有上、中、下三叶，左肺有上、下两叶。各肺叶由叶间裂分隔。右肺有斜裂与水平裂两个叶间裂。侧位片上或右肺斜裂上起第4胸椎水平，向前下斜行达膈前部距前肋膈角2～3cm处。水平裂起自斜裂的中部，向前稍向下达前胸壁。水平裂上方为上叶，下方为中叶，后下方为左下叶。左肺上叶相当右肺上、中两叶。

肺叶在后前位像上前后重迭，如右肺中叶与下叶完全重迭，中叶在前，下叶在后。右肺上叶与下叶的上部重迭。在确定病变的部位时应结合侧位片，根据叶间裂的位置，辨别病变位于哪个肺叶或肺段。

肺的分叶还可有先天变异，主要的是副叶。其中以下叶内侧的下副叶较多，其叶间裂呈线状致密影，自膈的内侧向上向内斜行达肺门，左侧由于心影遮盖而不易显示。另一副叶为奇叶，系因奇静脉位置异常，奇静脉周围的胸膜反折，呈一倒置的逗点弧形叶间裂，自上纵隔向外上斜行达肺尖。

(2) 肺段：肺叶由 2 ~ 5 个肺段组成，各有其单独的支气管。正常时，X 线片不能显示肺段的界限，只有在病理情况下，单独肺段受累，才能看到肺段的轮廓。肺段的名称与相应的支气管一致。

(3) 肺小叶：每一肺段由许多肺小叶组成，肺小叶的直径约 1cm，有一小叶支气管及伴随的小叶动脉进入。小叶之间有疏松的结缔组织间隔，称小叶间隔，其中有小叶静脉及淋巴管。每支小叶支气管分出 3 ~ 5 支末梢细支气管，每支末梢细支气管所支配的范围称为腺泡 (呼吸小叶)，为肺部病理改变的基本单位，其直径约为 6mm。末梢细支气管继续分出呼吸细支气管，以后再分为肺泡管、肺泡囊，最后为肺泡。

(4) 肺实质与肺间质：肺组织由肺实质与肺间质组成。肺实质为肺部具有气体交换功能的含气间隙及结构，包括肺泡与肺泡壁。肺间质是支气管和血管周围、肺泡间隔及脏层胸膜下由结缔组织所组成的支架和间隙。

三、基本病变 X 线表现

胸部可发生多种疾病。为了掌握各种疾病的 X 线诊断，必需认识各种基本病变的 X 线表现。只有这样，才能综合 X 线所见，再结合临床资料进行分析，从现象到本质对疾病做出诊断。下边从三个方面介绍呼吸系统基本病变及基本 X 线表现。

(一) 支气管阻塞及其后果

支气管阻塞可因腔内肿块、异物、先天性狭窄、分泌物瘀积、水肿、血块及痉挛收缩等原因引起，也可因外在性压迫，如肿瘤、增大淋巴结等所致。部分性阻塞引起阻塞性肺气肿；完全性阻塞引起阻塞性肺不张。

1. 阻塞性肺气肿

肺气肿系肺组织过度充气而膨胀的一种状态。支气管的部分性阻塞产生活塞作用，就是空气能被吸入，而不能完全呼出，致使由该支气管所分布的肺泡过度充气而逐渐膨胀，形成肺气肿。过度膨胀和随之产生的肺泡壁血供障碍或并发感染，可导致肺泡破裂弹性丧失。

末梢细支气管远侧肺组织的肺气肿，为小叶性肺气肿或泡性肺气肿。肺泡壁破裂气体进入肺间质，为间质性肺气肿。多个肺泡壁破裂，可合并形成较大的含气空腔，为肺大泡。

阻塞性肺气肿可分为慢性弥漫性及局限性两种。弥漫性者可继发于多种慢性肺疾病，以慢性支气管炎、支气管哮喘和尘肺时多见。其阻塞部位多在细支气管。局限性者可为叶段肺气肿，阻塞发生在较大支气管，见于支气管异物、肿瘤及慢性炎性狭窄等。

轻度阻塞性肺气肿，X 线诊断有一定限度。较严重的慢性弥漫性阻塞性肺气肿，X 线表现比较明显，有以下特点：

两侧肺野透明度增加，呼气与吸气时肺野透明度改变不大，肺内可见肺大泡；肺纹理稀疏、变细、变直；胸廓呈桶状，前后径增加，肋间隙变宽；膈位置低，动度明显减弱，侧位片见胸骨后间隙增宽；心表现为狭长的垂位心型。

局限性阻塞性肺气肿的 X 线表现为肺局部透明度增加，范围取决于支气管阻塞的部位。范围较小时，可无胸廓及膈的改变。支气管异物引起者常伴有纵隔摆动。局限性肺气肿可为早期支气管肿瘤的表现，发现后应作体层摄影或支气管造影以确定病因。

2. 阻塞性肺不张

肺不张系多种原因所致肺内气体减少和肺体积缩小的改变。分先天性与获得性，后者可由支气管完全阻塞、肺外压迫及肺内瘢痕组织收缩引起，以支气管阻塞最为多见，可以是支气管腔内阻塞或是腔外压迫。

支气管完全阻塞后，肺内气体多在 18 ～ 24 小时内被循环的血液所吸收，肺叶萎陷，肺泡内可产生一定量的渗液。无气的肺缩小，密度增高，可并发肺炎或支气管扩张。

阻塞性肺不张的 X 线表现与阻塞的部位和不张的肺内有无已经存在的病变或并发感染有关。阻塞可以在主支气管、叶或段支气管、细支气管，而导致一侧性、肺叶、肺段和小叶的肺不张。肺不张的范围不同，其 X 线表现也不同。

(1) 一侧性肺不张：X 线现为患侧肺野均匀致密，纵隔向患侧移位，肋间隙变窄（图 2-1）。健侧肺可有代偿性肺气肿。

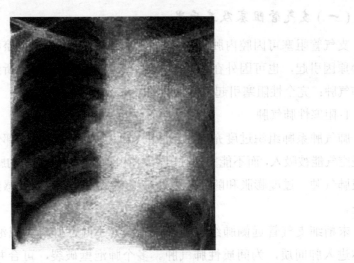

图 2-1　一侧性肺不张

左侧支气管阻塞引起左侧全肺不张，显示左侧肺野均匀致密，

纵隔向患侧移位，肋间隙变窄，膈升高

(2) 肺叶不张：不同肺叶不张的 X 线表现不同，但其共同特点是肺叶缩小，密度均匀增高，叶间裂呈向心性移位。纵隔及肺门可有不同程度的向患部移位。邻近肺叶可出现代偿性肺气肿。

1) 右肺上叶不张：后前位表现为右肺上叶缩小呈扇形，密度增高，水平裂外侧上移。上叶轻度收缩时，水平裂呈凹面向下的弧形，明显收缩时，上叶可表现为纵隔旁三角形致密影。肺门上提，甚至上半部肺门消失。中下叶肺纹理上移而疏散，并可有代偿性肺气肿。气管可右移。

2) 右肺中叶不张：较为常见，后前位表现为右肺下野内侧靠心右缘现上界清楚下界模糊的片状致密影，心右缘不能分辨。侧位上表现为自肺门向前下方倾斜的带状或尖端指向肺门的三角形致密影。上、下叶可有代偿性肺气肿。

3) 左肺上叶（包括舌段）不张：左肺上叶上部较厚，下部较薄。肺不张时，后前位表现为左肺上、中肺野片状模糊影，上部密度较高，下部密度较淡，边界不清，气管左移，心左缘不清，侧位上可见整个斜裂向前移位，不张的肺叶密度高、缩小。下叶呈代偿性肺气肿，而下叶尖部向上膨胀达第 2 胸椎水平。

4) 下叶不张：两侧肺下叶不张均表现为肺下野内侧尖端在上，基底在下的三角形致密影，肺门下移，有时肺门下部消失。上、中叶有代偿性肺气肿。右肺下叶不张较左侧显示清楚，因左侧有心影重迭，但在斜位或过度曝光片上可以显示。侧位时，下叶不张表现斜裂向后下方移位，下叶密度高。

(3) 肺段不张：肺段不张较少见，单纯肺段不张，后前位一般呈三角形致密影，基底向外，尖端指向肺门，肺段缩小。

(4) 小叶性不张：小叶性不张多见于支气管哮喘及支气管肺炎，由于多数末梢细支气管被黏液阻塞所致。X 线表现为多数小斑片状影，其周围可有透明的气肿带。

（二）肺部病变

肺部病变的 X 线表现是大体病理改变在 X 线上的反映，从以下几方面讨论：

1. 渗出与实变

机体的急性炎症反应主要表现是渗出。渗出性病变的范围不同，在 X 线上表现为密度不太高的较为均匀的云絮状影，边缘模糊，与正常肺间无清楚界限。肺部急性炎症进展至某一阶段，肺泡内气体即被由血管渗出的液体、蛋白及细胞所代替，形成渗出性实变。渗出是产生实变常见原因之一。实变在大体病理上为肺泡内的空气被病理性液体或组织所代替。这些病理液体可以是炎性渗出液、血液及水肿液。见于肺炎、渗出性结核、肺出血及肺水肿等。由于病理性液体可以通过肺泡孔向邻近肺泡蔓延。因而病变区与正常肺组织间无截然分界。实变可大可小，多数连续的肺泡发生实变，则形成单一的片状致密影，边缘模糊，密度较均匀。多处不连续的实变，隔以含气的肺组织，则形成多数小片状致密影，边界模糊。小范围的实变随病变的进展可成为大片实变。如实变占据整个肺叶，其边界至叶间胸膜，则形成边缘锐利以叶间胸膜为界的全叶性实变。实变中心区密度较高，边缘区较淡。以浆液渗出或水肿为主的实变密度较低；以脓性渗出为主的实变密度较高；以纤维素渗出为主的实变密度最高。当实变扩展至肺门附近，则较大的含气支气管与实变的肺组织常形成对比，而在实变的影像中可见到含气支气管分支影，称支气管气像。

2. 增殖

肺的慢性炎症在肺组织内形成肉芽组织，为增殖性病变。由于增殖的成分多为细胞和纤维，故病变与周围正常肺组织分界清楚。常见于肺结核和各种慢性肺炎。

增殖性病变在 X 线片上一般不大。多局限于腺泡（呼吸小叶）范围内，呈结节状，称为腺泡结节样病变。其密度较高，边缘较清楚，呈梅花瓣样，没有明显的融合趋势，甚至多数病灶聚集在一起时，各个病灶的界限也较清楚。

3. 纤维化

肺的纤维化可分为局限性和弥漫性两类。局限性纤维化多为肺急性或慢性炎症的后果和愈合表现。见于吸收不全的肺炎、肺脓肿和肺结核等。肺组织破坏后，代之以纤维结缔组织，但病变较局限，对肺功能影响不大。反复发作且范围广泛的肺结核，也可发生较广泛的纤维化。

弥漫性纤维化常广泛累及肺间质，对肺功能影响较大。多见于弥漫性间质肺炎、尘肺、特发性肺间质纤维化、放射性肺炎、组织细胞增大症及结缔组织病等。

范围较小的纤维化，X 线表现为局限性索条状影，密度高，僵直，与正常肺纹理不同，多见于肺结核及慢性炎症。

病变较大被纤维组织代替后，收缩形成密度高、边缘清楚的块状影。病变累及 1～2 个肺叶，可使部分肺组织发生瘢痕性膨胀不全，形成大片致密影，密度不均，其中可见密度更高的索条状影，有时可见由支气管扩张形成的低密度影。周围器官可被牵拉移位，如气管、纵隔向患侧移位，上肺野大量纤维化可拉肺门上提，使下肺野的纹理伸直呈垂柳状，多见于慢性肺结核及尘肺。

弥漫性纤维化依病变程度不同可表现为紊乱的索条状、网状或蜂窝状，自肺门区向外伸展，直至肺野外带，同正常纹理不同。在网状影像的背景上也可有多数弥散的颗粒状或小结节状影，称网状结节病变，多见于尘肺及慢性间质性肺炎。

4. 钙化

钙化一般发生于退行性变或坏死组织内，多见于肺或淋巴结干酪样结核灶的愈合。某些肿瘤组织内或囊肿壁也可钙化，如肺错构瘤、肺包虫病等。尘肺时肺门淋巴结、肺胞浆菌病及肺内转移性骨肉瘤也可发生钙化。

钙化 X 线表现为高密度影，边缘锐利，形状不一。可为斑点状、块状或球形，呈局限或弥散分布。肺内愈合的结核灶多位于两肺上野，形状不定，常伴有不规则的肺门淋巴结钙化。肺错构瘤内可以发生"爆玉米花"样钙化。尘肺时肺门淋巴结的钙化常为蛋壳样。

5. 肿块

肺肿瘤以形成肿块为特征。肺良性肿瘤多有包膜，呈边缘锐利光滑的球形肿块，生长慢，一般不发生坏死。肺含液囊肿的 X 线表现与良性肿瘤不易区分，但含液囊肿可随深呼吸运动而有形态的改变。恶性肿瘤多无包膜，呈浸润性生长，故边缘多不锐利，并可有短细毛刺伸出。由于生长不均衡，其轮廓常呈分叶状或有脐样切迹。生长快，可发生中心坏死。

6. 空洞与空腔

空洞为肺内病变组织发生坏死，坏死组织经引流支气管排出而形成。X 线表现为大小与形状不同的透明区。见于肺结核的干酪样坏死病变、肺脓肿、肺癌及某些真菌病。空洞壁可由坏死组织、肺脓肿、肺癌及某些真菌病。空洞壁可由坏死组织、肉芽组织、纤维组织、肿瘤组织或洞壁周围的薄层肺不张所形成。依病理变化可分为三种：

(1) 虫蚀样空洞：又称无壁空洞，是大片坏死组织内的空洞，较小，形状不一，常多发，洞壁为坏死组织。X 线表现为实变肺野内多发小的透明区。轮廓不规则，如虫蚀状。见于干酪性肺炎。

(2) 薄壁空洞：洞壁薄，壁厚在 3mm 以下，由薄层纤维组织及肉芽组织形成。X 线表现为境界清晰、内壁光滑的圆形透明区。一般空洞内无液面，周围很少有实变影。常见于肺结核。

(3) 厚壁空洞：洞壁厚度超过 3mm。X 线上，空洞呈形状不规则的透明影，周围有密度高的实变区。内壁凹凸不平或光滑整齐。多为新形成的空洞。见于肺脓肿、肺结核及肺癌。结核性空洞常无或仅有少量液体，而肺脓肿的空洞内多有明显的液面。癌瘤内形成的空洞其内壁多不规则，呈结节状。

空腔是肺内腔隙的病理性扩大，如肺大泡、含气肺囊肿及肺气囊等。空腔的 X 线表现与薄壁空洞相似，但较空洞壁薄，一般腔内无液面，周围无实变。囊状支气管扩张亦属空腔，但其中可见液面，周围可见炎性实变。

7. 肺间质病变

肺间质病变是发生在肺间质的弥漫性病变，主要分布于支气管、血管周围、小叶间隔及肺泡间隔，而肺泡内没有或仅有少许病变。

许多肺部疾病和某些全身性疾病可发生肺间质病变。如感染(包括细菌、病毒和霉菌)、沿淋巴管播散的癌瘤、早期粟粒性肺结核、寄生虫病、组织细胞病 X、尘肺、结缔组织病、特发性间质纤维化、热带嗜伊红细胞增多症以及间质性肺水肿等。

肺间质病变的 X 线表现与肺实质病变不同，多表现为索条状、网状、蜂窝状及广泛小结节状影。有时网状影与小结节状影同时存在。诊断应结合临床病史及其他检查。

(三) 胸膜病变

1. 胸腔积液

多种疾病可累及胸膜产生胸腔积液，病因不同，液体的性质也不同。胸膜炎可产生渗出液；化脓性炎症则为脓液；心肾疾病、充血性心力衰竭或血浆蛋白过低，可产生漏出液；胸部外伤及胸膜恶性肿瘤可为血性积液；颈胸部手术伤及淋巴引流通道、恶性肿瘤侵及胸导管及左锁骨下静脉，均可产生乳糜性积液。X 线检查能明确积液的存在，但难以区别液体的性质。胸腔积液因液量的多少和所在部位的不同，而有不同的 X 线表现。

(1) 游离性胸腔积液：依积液量而表现不同。

少量积液：液体首先聚积于后肋膈角，故站立后前位检查难以发现，需使患者向一侧倾斜达 60° 或取患侧在下的水平投照，才能发现液体沿胸壁内缘形成窄带状均匀致密影。液体量在 300mL 以上时，侧肋膈角变平、变钝。透视下液体可随呼吸体位改变而移动，借以同轻微的胸膜肥厚、黏连鉴别。

中量积液：液体量较多时，由于液体的重力作用而积聚于胸腔下部的肺四周，表现为下肺野均匀致密，肋膈角完全消失，膈影不清。由液体形成的致密影的上缘呈外高内低的斜形弧线。此弧线的形成是由于胸腔内的负压状态、液体的重力、肺组织的弹性、液体的表面张力等作用所致。实际上液体的上缘是等高，但液体的厚度是上薄下厚，液体包绕肺的周围，当摄影时，胸腔外侧处于切线位，该部液体厚度最大，因而形成外侧和下部密度高，内侧和上部密度低。

大量积液：患侧肺野均匀致密，有时仅肺尖部透明。纵隔常向健侧移位，肋间隙增宽。

(2) 局限性胸腔积液

包裹性积液：胸膜炎时，脏、壁层胸膜发生黏连，使积液局限于胸腔的某一部位，为包裹性积液。好发在侧后胸壁，偶发于前胸壁及肺尖，也可发生于纵隔旁，发生于侧后胸壁者，切线位片表现为自胸壁向肺野突出的半圆形或梭形致密影，密度均匀，边缘光滑锐利，其上、下缘与胸壁的夹角常为钝角 (图 2-2)。发生于纵隔旁，积液可局限于上或下部。少量呈位于纵隔旁的三角形致密影，基底在下。液体量较多时，外缘呈弧形突出，侧位表现纵隔密度增高，但无清楚边界。

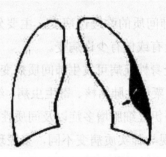

图 2-2　包裹性积液

叶间积液：叶间积液发生在水平裂或斜裂。后者可局限于斜裂的上部或下部。后前位上 X 线诊断较难，侧位则易于识别。少量叶间积液侧位表现为叶间裂部位的梭形致密影，密度均匀，梭形影的两尖端与叶间裂相连。液体量多时，可呈球形。游离性积液进入斜裂时，常在斜裂下部，表现为尖端向上的三角形致密影。

肺下积液：聚积在肺底与膈之间的积液为肺下积液。多为单侧，以右侧多见。因液体将肺下缘向上推移，故 X 线表现为肺下野密度增高，膈影不见。而上缘呈上突的圆顶状，易误为膈升高。但肺下积液有以下特点："膈圆顶"最高点偏外侧 1/3，肋膈角变深、变锐；透视下见肝下界位置正常；向患倾斜 60° 时，可见游离积液的征象；仰卧位透视，由于液体流至胸腔背部，表现为侧肺野密度均匀增高，同时可见患侧膈位置正常，并未升高。少数肺底胸膜黏连，而液体不能流动。可作 USG 以确定诊断。

2.气胸及液气胸

(1) 气胸：空气进入胸腔则形成气胸。进入胸腔的气体改变了胸腔的负压状态，肺可部分或完全被压缩。

空气进入胸腔的途径有二。①壁层胸膜破裂：主要由胸壁穿通伤、胸部手术及胸腔穿刺引起。为治疗或诊断目的，将气体注入胸腔形成的气胸称人工气胸。②脏层胸膜破裂：肺部病变引起脏层胸膜破裂，由于突然用力，剧烈咳嗽使胸内压突然升高，而致胸膜破裂使空气进入胸腔形成气胸。这样的气胸称自发性气胸。常见于严重的肺气肿、胸膜下肺大泡、表浅的结核性空洞及肺脓肿等。如胸膜裂口呈活瓣作用，气体只进不出或进多出少，则形成张力性气胸，使纵隔明显移向健侧。

气胸的 X 线表现是由于胸腔内气体将肺压缩，使被压缩肺与胸壁间出现透明的含气区，其中不见肺纹理。肺被压缩的程度与胸腔内气体多少成正比。气体首先自外围将肺向肺门方向压缩，被压缩肺的边缘，呈纤细的线状致密影，呼吸时清楚。大量气胸可将肺完全压缩，肺门区出现密度均匀的软组织影。纵隔可向健侧移位，患侧膈下降，肋间隙增宽。张力性气胸时，可发生纵隔疝。健侧肺可有代偿性肺气肿。发生胸膜黏连，可见条状黏连带影。多处黏连，可将气胸分隔为多房局限性气胸。

(2) 液气胸：胸腔内液体与气体并存，为液气胸。可因胸腔积液并发支气管胸膜瘘、外伤、手术后以及胸腔穿刺时漏进气体而引起，也可先有气胸而后出现液体或气体与液体同时出现，明显的液气胸立位检查时可表现为横贯胸腔的液面，液面上方为空气及压缩的肺。气体较少时，则只见液面而不易看到气体。如有胸膜黏连，可形成多房性液气胸。

3.胸膜肥厚、黏连、钙化

由于胸膜发生炎症引起纤维素沉着、肉芽组织增生或外伤出血机化，均可导致胸膜肥厚、黏连和钙化。胸膜肥厚与黏连常同时存在。轻度胸膜肥厚、黏连多见于肋膈角处，X 线表现为肋膈角变浅、变平，呼吸时膈运动受限，膈顶变平直而不呈圆顶状。膈胸膜的黏连有时表现为膈上缘的幕状突起。广泛胸膜肥厚时，可显示为肺野密度增高，沿胸廓内缘出现带状致密影，肋间隙变窄，甚至引起纵隔向患侧移位。正常叶间胸膜有时可显影，呈发丝状，但如厚度超过 1mm，则应考虑有胸膜肥厚。

胸膜钙化多见于结核性胸膜炎、脓胸及出血机化，也见于尘肺。X 线表现为片状、不规则点状或条状高密度影。有时包绕于肺表面呈壳状，与骨性胸壁间有一透明隙相隔。

广泛的壁层胸膜肥厚可使肋间隙变窄、胸廓塌陷并影响呼吸功能。

四、肺与纵隔疾病 X 线表现与诊断

(一) 支气管扩张症

支气管扩张症是常见的慢性支气管疾病，多继发于支气管、肺的化脓性炎症、肺不张及肺纤维化。多见于儿童及青壮年。主要症状是咳嗽、咯血和咳大量脓血痰。痰多带臭味。常有呼吸道感染及反复发热。可有杵状指。

支气管扩张症的主要病因是：①慢性感染引起支气管壁组织的破坏；②支气管内分泌物淤积及长期剧烈咳嗽，引起支气管内压增高；③肺不张及肺纤维化对支气管产生的外在性牵引。这三个因素可互为因果，促成并加剧支气管扩张。支气管扩张多见于左下叶，其次为右中叶和下叶。

X线检查可以确定支气管扩张的存在、类型和范围。应首先作平片检查而后根据情况选用支气管造影。

早期轻度支气管扩张在平片上可无异常发现。对较明显的支气管扩张，则多能发现支气管扩张的某些直接和(或)间接征象。分述如下：①肺纹理的改变：支气管及肺间质的慢性炎症引起管壁增厚及纤维增生，表现为肺纹理增多、紊乱或呈网状。扩张而含气的支气管可表现为粗细不规则的管状透明影。扩张而含有分泌物的支气管则表现为不规则的杵状致密影。囊状扩张的支气管则可表现为多个薄壁空腔，其中可有液面。②肺内炎症：在增多、紊乱的肺纹理中可伴有小斑片状模糊影。③肺不张：病变区可有肺叶或肺段不张，表现为密度不均的三角形致密影，多见于中叶及下叶。肺膨胀不全可使肺纹理聚拢，失去其正常走行与分布。④慢性肺源性心脏病表现：见于病变广泛而严重的病例。

支气管造影可以确定支气管扩张的部位、范围及类型，为手术治疗提供重要资料。支气管扩张的造影所见分为柱状、囊状及混合型。柱状扩张，造影表现为支气管腔粗细不匀，失去正常时由粗渐细的移行状态，有时远侧反较近侧为粗。并发肺不张时，扩张的支气管可有聚拢现象；囊状扩张，造影表现为支气管末端呈多个扩张的囊，状如葡萄串，造影剂常部分充盈囊腔，在囊内形成液面；混合型扩张，表现为柱状和囊状扩张混合存在，病变多较广泛。

囊状支气管扩张应同先天性囊肿鉴别，后者壁薄，周围无炎性浸润而造影剂不能进入囊腔中。

(二) 气管、支气管异物

气管、支气管异物80%～90%见于5岁以下的儿童，偶见于成人。较大异物多停留在喉或气管内。较小异物多进入支气管内。下叶较上叶多见，右侧较左侧多见，因为右侧主支气管同气管连接较直，管腔也大于左侧，所以气流大，异物易被吸入。异物可以是不透X线的钉针、钱币及发卡等。也可以是可透X线的果核、花生米、豆粒等。

异物进入气管、支气管后，依异物大小、形状和是否固定，而可引起不同程度的阻塞及局部黏膜炎等病理改变。

部分性阻塞可以是呼气活瓣性阻塞或吸气活瓣性阻塞，前者异物固定，吸气时管腔略扩张，空气可以进入，但呼气时管腔变窄，空气排出困难而导致阻塞性肺气肿。吸气活瓣性阻塞，异物多可活动，随吸气下移，致使吸气时阻塞，使患肺含气量较健肺少。异物完全阻塞支气管，导致肺不张。异物本身对局部黏膜的刺激、损伤可引起充血、水肿、溃疡、肉芽组织增生及纤维组织增生。

X 线表现是不透 X 线异物可在透视或摄影时直接显示其大小、形状及部位。可透 X 线异物则应在透视下注意观察呼吸道的梗阻情况，根据肺气肿、肺不张的位置与范围以及纵隔在不同呼吸时相的移动情况，间接推断异物的位置。必要时可于呼气及吸气相分别摄影。

气管内不透 X 线扁形异物如钱币由于需经过较窄的声门进入气管，故异物的窄面常与声门裂方向一致，在后前位上显示为纵形条状影，侧位则显示异物宽面。这一特点可与食管异物鉴别。食管为前后径小，横径宽的管腔，扁形异物进入后，后前位可显示异物宽面，而侧位时显示其窄面，恰与气管异物相反。

气管内异物多表现为呼气活瓣性阻塞，透视下两肺透明度高，呼气时密度改变不大。而且心影在呼气时反比吸气时小。此种反常现象对气管内非金属异物的诊断有重要意义。

支气管异物如为不透 X 线异物可直接显示，根据正侧位片，可以判断异物位于哪一支气管。

可透 X 线异物与不透 X 线异物均可因其阻塞程度的不同，是否合并感染，而引起不同的间接 X 线征象。这些间接征象对于推断可透 X 线异物的位置有重要意义。间接征象包括：①纵隔摆动：正常呼吸时，纵隔无左右摆动现象。支气管异物时，一侧支气管发生部分性阻塞，呼、吸气时两侧胸腔压力失去平衡，使纵隔发生两侧摆动。如为吸气性活瓣性阻塞，深吸气时纵隔向患侧移动；如为呼气活瓣性阻塞，则呼气时纵隔向健侧移动。②阻塞性肺气肿：常与纵隔摆动同时存在。表现为相应部位肺透明度增高，肺纹理稀少，呼气时表现明显。一侧性肺气肿说明异物位于患侧主支气管或其分叉处。如为肺叶性肺气肿，可根据气肿范围确定异物位置。③肺不张：为异物完全阻塞支气管所致，表现为一侧肺或某个肺叶、肺段的密度增高及体积缩小。④肺部感染：异物存留时间较久，相应肺叶可发生肺炎，表现为密度不均匀的片絮状模糊影像，甚至发生肺脓肿，出现含有液面的的空洞。

（三）肺炎

肺炎为常见肺疾病，X 线检查对病变的发现、部位、性质以及动态变化，可提供重要的诊断资料。按病变的解剖分布可分为大叶性肺炎、支气管肺炎（小叶性肺炎）及间质性肺炎。按病原菌的肺炎分类法对 X 线诊断无实用价值。

1. 大叶性肺炎

大叶性肺炎多为肺炎双球菌致病。好发于冬春季，多见于青壮年。起病急，以突然高热、恶寒、胸痛、咳嗽、咳铁锈色痰为临床特征。血白细胞总数及中性粒细胞明显增高。

大叶性肺炎可累及肺叶的一部，也可从肺段开始扩展至肺叶的大部或全部，偶可侵及数叶。X 线征象较临床出现晚 3 ～ 12 小时。其基本 X 线表现为不同形态及范围的渗出与实变。自应用抗生素以来，典型的大叶性实变已不多见，病变多呈局限性表现。

大叶性肺炎的早期，即充血期，X 线检查可无阳性发现，或只表现为病变区肺纹理增多，透明度略低或呈密度稍高的模糊影。病变进展至实变期（包括红肝样变期及灰肝样变期），X 线表现为密度均匀的致密影，如病变仅累及肺叶的一部分则边缘模糊。由于实变的肺组织与含气的支气管相衬托，有时在实变区中，可见透明的支气管影，即支气管气像。炎症累及肺段表现为片状或三角形致密影，如累及肺叶的轮廓一致。不同肺叶的大叶性实变形状各不相同。消散期的表现为实变区的密度逐渐减低，先从边缘开始。由于病变的消散是不均匀的，病变多表现为散在、大小不等和分布不规则的斑片状致密影。此时易被误认为肺结核，应予注意。炎症进一步吸收可只遗留少量索条状影或完全消散。临床上，症状的减轻常较肺内病变吸收为早，病变多在两周内吸收。少数患者可延迟吸收达 1 ～ 2 个月，偶可机化而演变为机化性肺炎。

2. 支气管肺炎

支气管肺炎又称小叶性肺炎，常见致病菌为链球菌、葡萄球菌和肺炎双球菌等。多见于婴幼儿、老年及极度衰弱的患者或为手术后的并发症。

支气管肺炎可由支气管炎和细支气管炎发展而来，病理变化为小支气管壁充血、水肿，肺间质内炎性浸润以及肺小叶渗出和实变的混合病变。病变范围常是小叶性的，但可融合成大片。如果细支气管有不同程度的阻塞，则可出现肺气肿或小叶性肺不胀。临床表现较重，多有高热、咳嗽、咳泡沫黏液脓性痰，并伴有呼吸困难、发绀及胸痛等。发生于极度衰弱的老年时，因机体反应力低，体温可不升高，血白细胞数也可不增多。

X 线表现是病变多发生在两肺中、下野的内、中带。支气管及周围间质的炎变表现为肺纹理增多、增粗和模糊。小叶性渗出与实变则表现为沿肺纹理分布的斑片状模糊致密影，密度不均。密集的病变可融合成较大的片状。病变广泛可累及多个肺叶。小儿患者常见肺门影增大、模糊并常伴有局限性肺气肿。

3. 肺炎支原体肺炎

肺炎支原体肺炎系由肺炎支原体引起。肺炎支原体较一般细菌小，较病毒大，大小为 125 ～ 150nm。本病由呼吸道传染，多发于冬春及夏秋之交。一般为散发性，有时可为流行性。症状常轻微，可有疲劳、胸闷、轻咳，多不发热或仅有低热。少数可发热，剧烈干咳。多数患者冷凝集试验阳性。

肺炎支原体侵入肺部后，首先引起小支气管及肺间质的充血、水肿及炎性细胞浸润，继而发生肺泡的渗出与实变。

病变初期 X 线表现主要为肺纹理增多、模糊，可呈网状改变，继而出现局限性炎性实变，多在肺门区或其下方，形成密度稍高的片状影，边缘部分密度更淡。病变多局限于肺段内，一般不超过肺叶。发生于上叶的局限性实变应注意与浸润型肺结核鉴别。短期复查，本病多在 1 ～ 2 周内吸收，而肺结核在 1 ～ 2 个月内仍难以完全吸收。

4. 间质性肺炎

间质性肺炎系肺间质的炎症，可由细菌或病毒感染所致。多见于小儿，常继发于麻疹、百日咳或流行性感冒等急性传染病。临床上除原发急性传染病的症状外，常同时出现气急、发绀、咳嗽、鼻翼扇动等，但体征较少。

病变主要侵及小支气管壁及肺间质，引起炎性细胞浸润。炎症沿淋巴管扩展并引起淋巴管炎及淋巴结炎。小支气管黏膜的炎症、充血及水肿可造成部分性或完全性阻塞，以致引起肺气肿或肺不张。肺泡也可有轻度炎性浸润。慢性者，除炎性浸润外多伴有不同程度的纤维结缔组织增生。

间质性肺炎的 X 线表现与以肺泡渗出为主的肺炎不同。病变较广泛，常同时累及两肺，以肺门区及中下肺野显著，但也可局限于一侧。表现为肺纹理增粗、模糊，可交织成网状，并伴有小点状影。由于肺门周围间质内炎性浸润，而使肺门轮廓模糊、密度增高、结构不清并有轻度增大。发生于婴幼儿的急性间质性肺炎，由于细支气管炎引起部分阻塞，则以弥漫性肺气肿为主要表现。可见肺野透明度增加，膈下降且动度减小，呼气与吸气相肺野透明度差别不大。

5. 化脓性肺炎

化脓性肺炎主要由溶血性金黄色葡萄球菌引起，多见于小儿及老年。感染途径分为原发或吸入性及继发或血源性。吸入性者常为流行性感冒及麻疹的并发症，血源性者系身体其他部位的金黄色葡萄球菌感染，如疔痈、蜂窝织炎、骨髓炎所引起的脓毒血症在肺内发生多发性腐败性肺梗死所致。

临床表现为发病急，高热、寒战、咳嗽、咳脓血痰、气急和胸痛。症状严重，病情变化快。暴发型者可在短期内出现外周循环衰竭，死亡率高。部分患者呈慢性迁延过程，病变经数月至半年仍不能完全治愈。

化脓性肺炎的病理改变与肺炎双球菌性肺炎相似，但化脓、坏死的倾向较大，引起肺实质与肺间质的化脓性改变。实质病灶中易有脓肿形成，常为多发。肺间质的化脓性坏死常与支气管相通，加上支气管壁的炎症水肿以及支气管的反射性痉挛，易发生活瓣性阻塞而形成气肿或肺气囊。继发血源性感染常引起肺的多发性脓肿。病变易侵犯胸膜。

X 线表现是原发吸入性化脓性肺炎起病后短期内即可在肺内出现炎性浸润，呈密度高、边缘模糊的云絮状影。病变范围可以是小叶、肺段或大叶，并可在一日内扩展为两肺广泛的炎性浸润。在病变区无一般肺炎所能见到的支气管气像。病变发展，可在炎性浸润中出现脓肿，表现为含有液面的空洞。同时也可在不同部位出现大小不等的类圆形薄壁空腔，即肺气囊。一般肺气囊内无液面，但也可有少量液体。肺气囊变化快，一日内可变大或变小，一般随炎症的吸收而消散，偶可迟至数月后消失。本病易发生胸腔积液及脓胸，近胸膜的肺气囊穿破后可形成脓气胸。

继发血源性化脓性肺炎，由细菌栓子形成的腐败性肺梗死多分布在两肺的外围部分，

X线表现为大小不一的球形病变，小者直径为数毫米，大者可为 1～4cm，边缘较清楚。也可呈大小不一的片状致密影。病变中心可出现空洞及液面。

6.过敏性肺炎

过敏性肺炎系机体对某种物质的过敏反应所引起的肺部病变。亦称 Löffler 综合征。以肺游走性影像及外周血内嗜酸粒细胞增多为特征。多认为过敏源为寄生虫毒素、某些药物或花粉等。症状轻微，可有轻咳、全身不适、少数可有哮喘、低热。有时患者仅感觉呼吸有时有特殊气味。不经治疗可自行消退，且激素治疗有明显效果。

过敏性肺炎的病理变化主要为肺内嗜酸粒细胞浸润及局限性神经血管性水肿。

肺部 X 线表现多种多样，可在肺内任何部位出现边缘模糊。密度稍高的云雾状影，影中仍可见肺纹理。病变改变迅速，呈游走性，数日内可以吸收而在其他肺野又出现新的病变。

（四）肺脓肿

肺脓肿系由化脓性细菌引起的肺坏死性炎性疾病。早期为化脓性炎变，继之发生坏死液化形成脓肿。分急性与慢性两种。感染途径可为：①吸入性：为最常见的感染途径，如从口腔、鼻腔吸入含菌的分泌物、坏死组织或异物等。也可继发于大叶性肺炎、支气管肺炎或肺不张。②血源性：继发于金色葡萄球菌引起的脓毒血症，病变为多发性。③附近器官感染直接蔓延：如由胸壁感染、膈下脓肿或肝或肝脓肿直接蔓延累及肺部。

临床发病急剧，有高热、寒战，体温呈弛张型。开始咳嗽较轻伴有胸痛，而后咳嗽加剧，痰量剧增，可达数百毫升，为脓性，有腥臭味，放置后可分三层，有时痰中带血。慢性期，呈慢性消耗状态，有间歇性发热及持续性咳嗽、咳痰。可出现杵状指。

X 线表现依病理发展阶段及有无胸膜并发症而不同。在急性化脓性炎症阶段，肺内出现大片致密影，边缘模糊，密度较均匀，可侵及一个肺段或一叶的大部。当病变中心肺组织发生坏死液化后，则在致密的实变区中出现含有液面的空洞，内壁略不规整。引流支气管呈活瓣性阻塞时，空洞可迅速增大。

慢性肺脓肿，周围炎性浸润部分吸收，而纤维结缔组织增生，X 线表现为密度不均、排列紊乱的索条状及斑片状影，伴有圆形、椭圆形或不规则形的空洞。洞壁厚，内外壁边缘清楚，有或无液面。多房性空洞则显示为多个大小不等的透明区，体层摄影时尤为清楚。慢性肺脓肿附近的支气管多发生支气管扩张，造影时可显示支气管扩张、阻塞、偶尔造影剂可进入脓腔。可见多房相连，多支相通，多叶受侵的表现。并发脓胸及胸膜肥厚时，则肋膈角消失，肋间隙变窄，并可有肋骨骨膜增生。

血源性肺脓肿表现为两肺多发、散在、大小不等的圆形、椭圆形或片状致密影，以外围较多，部分病灶中可有小空洞形成，也可有液面。

由膈下脓肿或肝脓肿扩展引起的肺脓肿，可表现患侧膈升高、运动明显受限，沿膈面的肺野内有大片致密影，其中可见含液面的空洞，多伴有胸膜肥厚。

(五)肺结核

肺结核是由人型或牛型结核杆菌引起的肺部慢性传染病。新中国成立前流行广泛，新中国成立后人民生活普遍提高，防治工作成绩卓著。现在肺结核的患病率与死亡率较新中国成立初期均有明显下降。但目前仍不少见。X线检查对肺结核的防治有着重要作用。

肺结核的病理变化比较复杂。机体的免疫力和细菌的致病力都直接影响着病变的性质、病程和转归，所以肺结核的X线表现也是多样的。

结核杆菌侵入肺组织后所引起的基本病变是渗出与增殖。前者以结核性肺泡炎，后者以结核性结节肉芽肿为特征。在机体免疫力的影响下，未被吸收的渗出性病变可发生增殖性改变，增殖性病变周围也可出现渗出性病变。两者大多混合存在。

在机体抵抗力低下或未适当治疗时，结核病变可以恶化，发生以下几种改变：①干酪样坏死，为结核病变坏死的特征性改变，病变在渗出的基础上呈凝固性坏死，变为灰黄色似奶酪，故称干酪样坏死；②液化及空洞，病变发生干酪样坏死后，继而发生液化，坏死物经支气管排出后即形成空洞；③播散，结核病变中的结核杆菌可以通过淋巴管经胸导管进入血流，经右心、肺动脉造成肺内血行播散；直接进入肺静脉造成全身性血行播散；通过支气管播散到其他肺部；病变局部浸润至邻近肺组织。

机体抵抗力强和经适当治疗时，结核病变可通过以下几种方式愈合：①吸收，急性渗出性病变可被完全吸收而不留痕迹，轻微的干酪样变或增殖性病变也可大部吸收，仅残留少量纤维瘢痕；②纤维化，病变在吸收过程中伴有纤维组织增生，特别是增殖性病变，主要经纤维化而愈合，非液化的干酪样病可以被纤维组织包绕而形成结核球；③钙化，局限性干酪样病灶，在机体抵抗力增强的情况下，可脱水干燥而钙化；④空洞瘢痕性愈合，新形成的薄壁空洞，经有效治疗，洞内干酪样坏死物排出后，引流支气管闭塞，空洞内压下降，洞壁萎陷，肉芽组织及纤维组织增生而愈合；⑤空洞净化，为空洞临床愈合的一种形式。慢性纤维空洞难以闭合，经长期抗结核治疗，洞内细菌被消灭，支气管上皮可长入，痰内一直查不到结核杆菌，称为净化空洞。

肺结核的临床分类，对肺结核的防治很重要。但因肺结核具有复杂的临床、病理及X线表现，所以较难制订一个满意的分类。1978年全国结核病防治会议制订了我国新的结核病分类法。将肺结核分为五个类型：①原发型(Ⅰ型)；②血行播散型(Ⅱ型)；③浸润型(Ⅲ型)；④慢性纤维空洞型(Ⅳ型)；⑤胸膜炎型(Ⅴ型)。并将活动性及转归分为三期：

进展期：凡具备下述一项者属进展：新发现活动性病变；病变较前恶化、增多；新出现空洞或空洞增大；痰内结核杆菌阳性。

好转期：凡具备下述一项者属好转：病变较前吸收好转；空洞闭合或缩小；痰内结核杆菌为阴性(连续3个月，每月至少查痰一次)。

稳定期：病变无活动、空洞闭合、痰内结核杆菌连续阴性（每月至少查痰一次）达 6 个月以上。如空洞仍然存在，则痰内结核杆菌须连续阴性 1 年以上。稳定期为非活动性肺结核，属临床治愈；再经观察 2 年，如病变仍无活动性，痰内结核杆菌仍持续为阴性，则作为临床痊愈，可认为"肺部健康"，如有空洞，需观察 3 年以上，才能作为临床痊愈。

如因缺乏对比资料而不能确定活动性时，可记"活动性未定"，一般应按活动性肺结核处理。

现按 1978 年制订的我国肺结核病分类方法，介绍各型肺结核的 X 线表现。

1. 原发型肺结核（Ⅰ型）

原发型肺结核为初次感染所发生的结核，多见于儿童，也见于青年。初期症状不明显，可有低热、轻咳、食欲减退、盗汗、无力及精神不振。有时婴幼儿发病较急，体温可达 39～40℃，以后转为低热。一般无阳性体征，当病变范围较大或有增大的淋巴结压迫支气管致肺不张时，可有呼吸音减弱等体征。

原发型肺结核 X 线表现可为原发综合征及胸内淋巴结结核。

(1) 原发综合征：结核杆菌侵入肺部后，多在肺的中部近胸膜处发生急性渗出性病变，为原发灶。其周围可以发生不同程度的病灶周围炎。结核杆菌沿原发病灶周围的淋巴管侵入相应的肺门或纵隔淋巴结，引起淋巴管炎和淋巴结炎。原发病灶，淋巴管炎及淋巴结炎三者组成原发型肺结核的典型变化，为原发综合征。

原发病灶及病灶周围炎 X 线表现为边界模糊的云絮状影，可大可小，大者可占据数个肺段甚至一个肺叶，婴幼儿以大叶型及肺段型多见。自原发病灶引向肺门的淋巴管炎可表现为数条索条状致密影，当病灶周围炎范围较大时则淋巴管炎及淋巴结炎可被掩盖而不能显示。肺门与纵隔增大的淋巴结表现为肿块影。原发病灶周围炎范围较小时，可以出现原发病灶-淋巴管炎-淋巴结炎三者组成的哑铃状双极现象。但此种典型征象并不多见。原发病灶周围炎范围较大时可误为大叶性肺炎，结合临床症状及肺门淋巴结增大可以鉴别。

(2) 胸内淋巴结结核：原发病灶易于吸收消散，病灶较小时也常被掩盖。但淋巴结炎常伴不同程度的干酪样坏死，愈合较慢，当原发病灶已被吸收或被掩盖而不能发现时，则原发型肺结核即表现为肺门或纵隔淋巴结增大，为胸内淋巴结结核。

肺门及纵隔增大的淋巴结可分为结节型（肿瘤型）与炎症型。结节型者 X 线表现为圆形或椭圆形结节状影，常为数个淋巴结增大，其内缘与纵隔相连，外缘呈半圆形或分叶状突出，边界清楚（图 2-3）。多出现于右侧气管旁及气管支气管淋巴群。气管隆突下淋巴结增大时，后前位片常不能显示，侧位片可显示增大的淋巴结位于气管隆突下方。

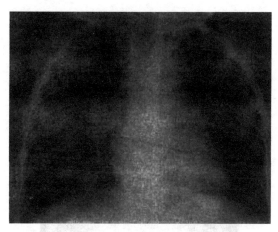

图 2-3　胸内淋巴结结核

右侧肺门淋巴结增大，边缘清楚，内侧与纵隔影相续，肺门角不能看到

　　炎症型者主要为增大的淋巴结同时伴有淋巴周围炎，X 线表现为肺门影增大，边缘模糊，无清楚边界。

　　婴幼儿支气管壁较软，可被增大的淋巴结压迫而引起肺不张，多见于右上、中叶。

　　原发型肺结核预后多较好，原发灶可以完全吸收或经纤维化、钙化而愈合。淋巴结内的干酪样病灶难以完全吸收，须逐渐通过纤维化、钙化而愈合。有时只部分愈合，成为体内潜伏的病灶。少数患者抵抗力低下，原发病灶可干酪样化、液化而形成空洞。原发灶及淋巴结内的干酪样坏死物可通过支气管播散到其他部位，形成干酪性肺炎，也可通过淋巴、血流而引起血行播散。

　　2. 血行播散型肺结核（Ⅱ型）

　　根据结核杆菌进入血循环的途径、数量、次数以及机体的反应，可分为急性粟粒型肺结核及慢性血行播散型肺结核。

　　(1) 急性粟粒型肺结核：系大量结核杆菌一次或短期内数次进入血流，播散至肺部所致。发病急，可有高热、寒战、呼吸困难、咳嗽、头痛、昏睡以及脑膜刺激等症状。体检可无阳性体征，红细胞沉降率多增快，但结核菌素试验可为阴性。

　　粟粒型肺结核病灶小，透视常难以辨认，故拟诊急性粟型肺结核时应摄片检查。病变早期整个肺野可呈毛玻璃样密度增高。约 10 日后可出现均匀分布的 1.5 ~ 2mm 大小、密度相同的粟粒状病灶，正常肺纹理常不能显示（图 2-4）。经过适当治疗后，病灶可在数月内逐渐吸收，偶尔以纤维硬结或钙化而愈合。病变恶化时，可以发生病灶融合，表现为病灶增大，边缘模糊，甚至形成小片状或大片状影，并可干酪样化而形成空洞。

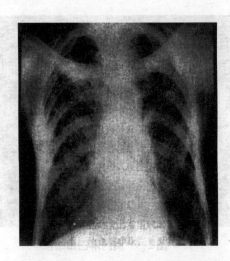

图 2-4 急性粟粒型肺结核

两肺野布满粟粒状病灶，分布均匀，肺门大

(2) 亚急性或慢性血行播散型肺结核：系少量结核杆菌在较长时间内多次进入血流播散至肺部所致。患者抵抗力较强，病灶多以增殖为主，临床症状可不明显或有反复的发热、畏寒或轻度结核中毒症状如低热、盗汗、无力、消瘦等。

由于病灶系多次血行播散所形成，故 X 线表现为大小不一、密度不同、分布不均的多种性质的病灶。小者如粟粒，大者可为较大的结节状，主要分布于两肺上、中野，下野较少。早期播散的病灶可能已经钙化，而近期播散的病灶仍为增殖性或渗出性。本型结核发展较慢，经治疗新鲜病灶可以吸收，陈旧病灶多以纤维钙化而愈合。恶化时病灶可融合并形成空洞或逐渐转为慢性纤维空洞型肺结核。

3. 浸润型肺结核（Ⅲ型）

浸润型肺结核系继发性肺结核，为成年结核中最常见的类型，小儿极少。多为已静止的原发病灶的重新活动，偶为外源性再感染。因为机体已产生特异性免疫力，病变趋向局限于肺的一部，多在肺尖、锁骨下区及下叶背段。由于病变性质不同，多少不一，临床症状可相差悬殊，轻者无任何症状，可在查体时偶然发现。一般多有低热、乏力、咳嗽、盗汗等症状。严重者可有咯血、胸痛、消瘦。痰结核杆菌阳性率高，红细胞沉降率增快。

X 线表现可多种多样，一般为陈旧性病灶周围炎，多在锁骨上、下区，表现为中心密度较高而边缘模糊的致密影。也可为锁骨下区出现新的渗出性病灶，表现为小片云絮状影，范围较大时可呈肺段或肺叶性浸润，病变的发展过程较为复杂，早期渗出性病变可以完全吸收，但一般多呈时好时坏的慢性过程，故可有渗出、增殖、播散、纤维和空洞等多种性质的病灶同时存在。

浸润型肺结核还包括结核球及干酪性肺炎两种物殊类型的病变。

(1) 结核球：结核球为纤维组织包绕干酪样结核病变而成。系因空洞引流支气管阻塞，空洞被干酪样物质充填所致。可呈圆、椭圆及分叶状。多为直径 2～3cm 的单发球形病变，也可多发。多见于锁骨下区，但可发生于任何部位。一般密度均匀，轮廓光滑，但中心可有小空洞存在。结核球内可以出现层状、环状或斑点状钙化影。结核球附近常有散在纤维增殖性病灶，常称为卫星灶。

(2) 干酪性肺炎：干酪性肺炎见于机体抵抗力极差，对结核杆菌高度过敏的患者。分大叶性及小叶性两种。大叶性干酪性肺炎为大片渗出性结核性炎变发生干酪样坏死而形成，范围较大，小叶性干酪性肺炎系由干酪空洞或干酪样化的淋巴结破溃经支气管播散而形成。临床症状急剧严重，有明显中毒症状如高热、恶寒、咳嗽、咳痰、胸痛、呼吸困难和痰中带血等。

大叶性干酪性肺炎 X 线表现为一个肺段或肺叶的大部呈致密性实变，轮廓与大叶性肺炎相似，但密度较大叶性肺炎为高。在高电压摄影或体层摄影时，可见大片实变中有多处密度低的虫蚀样空洞影。小叶性干酪性肺炎常表现为两肺内分散的小叶性致密影，有时与大叶性干酪性肺炎同时存在。

4. 慢性纤维空洞型肺结核（Ⅳ型）

慢性纤维空洞型肺结核为肺结核的晚期类型。多由其他类型肺结核的恶化、好转与稳定交替发展而来。由纤维厚壁空洞、广泛的纤维性变及支气管播散病灶组成病变的主体。此外，广泛的纤维组织增生可引起代偿性肺气肿、支气管扩张及慢性肺源性心脏病等。患者有反复的低热、咳嗽、咳痰、咯血、胸痛、盗汗、气短及食欲不振等症状。有些患者代偿功能好，可无明显症状，但痰内结核杆菌阳性，成为肺结核的重要传染源。本型结核预后不良，多数患者最后死心于心肺功能衰竭。极少数患者病情可好转，空洞消失或净化，纤维组织广泛增生成为以纤维化为主的稳定状态。

5. 胸膜炎型（Ⅴ型）

结核性胸膜炎多见于儿童与青少年。胸膜炎可与肺部结核同时出现，也可单独发生而肺内未见病灶。前者多系邻近胸膜的肺内结核病灶直接蔓延所致；后者多系淋巴结中的结核杆菌经淋巴管逆流至胸膜所致。临床上分为干性及渗出性结核性胸膜炎。

(1) 结核性干性胸膜炎：系指不产生明显渗液或仅有少量纤维素渗出的胸膜炎。临床以发热，胸部剧烈针刺样疼痛，呼吸及咳嗽时加剧为特点。听诊可有胸膜摩擦音。部分患者可自行愈合或遗留轻微胸膜黏连。多数患者继续发展而出现胸腔积液。X 线检查可无异常发现或仅出现患侧膈运动受限。

(2) 结核性渗出性胸膜炎：多发于初次感染的后期。此时机体对结核杆菌敏感性高，易产生渗液。其他类型结核也可发生。多为单侧，液体一般为浆液性，偶为血性。临床可有发热、恶寒、胸痛等症状。液量较多时可出现气急，甚至发绀。经治疗后液体可完全吸收。病程较长，有大量纤维素沉着，则引起胸膜肥厚、黏连甚至钙化。

渗出性胸膜炎的 X 线表现已在基本病变的 X 线表现中叙述。单纯 X 线检查不能确定胸腔积液的性质及原因，需结合临床资料确诊。

(六)胸部外伤

急性胸部外伤，常为骨折、胸部异物、气胸、液(血)气胸及肺挫伤等。X线检查目的是了解胸部外伤情况。如病情危急则应先行抢救，待病情允许时再行X线检查。

1. 骨折

(1) 肋骨骨折：多见于第4～10肋骨。不全骨折或膈下肋骨骨折，易遗漏。须对肋骨逐条仔细观察。还须注意并发胸内损伤，如气胸、血胸、血气胸和气管支气管断裂等。

(2) 胸骨骨折：发生于直接暴力击伤，如汽车互撞，驾驶盘撞击司机的胸骨等，常为胸骨体横行或斜行骨折。移位或分离较少见，侧位片较易发现骨折。

2. 胸部异物

胸部火器伤常伴有异物存留。非金属异物，X线检查不易发现。金属异物如弹片、弹头一般透视即可查出。检查时应注意异物的部位和形状以及胸部有无其他改变。

(1) 胸壁异物：透视时嘱患者作深呼吸，胸壁皮下异物，异物移动方向与肋骨上下移动方向一致。转动患者至切线位，可见异物在胸壁内。推动胸壁软组织，则可见异物随之移动。

(2) 胸内或肺内异物：深呼吸时，胸内或肺内异物的运动方向与肋骨上下移动方向相反。转动患者可见异物不能与肺分离。

(3) 心脏异物：心脏异物患者常立即死亡，偶可见异物嵌于心肌或心包内，转动患者可见异物与心影不能分离，并随心脏搏动而移动。

3. 气胸及液(血)胸

胸壁外伤使胸腔与外界相通，造成开放性气胸。某种挤压伤可引起肺泡及脏层胸膜破裂，也可造成气胸。开放性气胸时胸腔内压力等于大气压力，患侧肺完全萎缩，吸气时纵隔移向健侧，呼气时纵隔返回原位，甚至移向患侧，引起纵隔摆动。气胸如在胸膜破裂处形成活瓣性阻塞，则气体进入胸腔内且只进不出，或进多出少，胸腔内气体逐渐增多，压力增加，形成张力性气胸，此时心与纵隔严重向健侧移位。如肺撕裂或肋间血管破裂，可形成液(血)气胸。

4. 肺挫伤

各种原因的胸部撞击或爆炸气浪对胸部冲击，胸廓可无损伤而伤及肺。撞击伤常伤及直接暴力的一侧，而爆炸伤和气浪冲击伤则多为两侧。常有胸痛及咯血。肺挫伤的病理改变为渗出液及血液渗入肺泡及肺间质。

X线表现为不规则的片状实变至大片实变，形状可不按肺叶或肺段分布。肺纹理增粗而模糊。

肺挫伤吸收较快，伤后24～48小时开始吸收，至1～2周可完全吸收而不留痕迹。

5. 肺撕裂伤及肺血肿

严重的胸部闭合伤如汽车撞伤，可发生肺组织撕裂。肺外围胸膜下出现含气或含液

（血）的薄壁囊肿。受伤初期常为肺挫伤影像所遮盖而不能发现，数小时至数日后肺挫伤逐渐吸收才能显示。X线表现为一个或多个单房或多房圆形或椭圆形的薄壁囊腔，囊内可有液面。有时囊腔完全为血液所填塞，很像肺肿瘤。外伤史及病变发展过程可帮助鉴别。血肿通常在数周至数月内逐渐缩小，约半年至1年可完全吸收，留下少许线条状瘢痕。

6. 气管及支气管裂伤

气管、支气管裂伤比较少见，可发生在胸部闭合伤及穿通伤，往往伴纵隔其他脏器的破裂，病情比较严重。成年人常并发第1～3肋骨前段骨折，儿童胸部弹性较好，可无骨折。气管裂伤常发生在近隆突处，而支气管裂伤大多在主支气管距隆突1～2cm处。症状有发绀、胸痛、咯血、咳嗽、休克等。常并有颈部及上胸部皮下气肿。

常见的X线表现为气胸，多为张力性。气体逸入纵隔可引起纵隔气肿及皮下气肿。张力性气胸并发纵隔气肿而无胸腔积液为气管支气管裂伤的重要征象。少量气体可从支气管断端逸出而停留在其附近的结缔组织内，X线上可见支气管外周有透明的气体影。断端移位，表现为透明的支气管腔有成角变形，状如上刺刀的步枪。亦可引起支气管阻塞及肺不张，但出现较晚。

气管支气管裂伤也可无X线征象。有时数年后才做出诊断。因此在发现第1～3肋骨前段骨折或胸骨骨折，临床疑有气管支气管裂伤时，应仔细观察，必要时增加曝光条件摄影或行体层摄影，以期尽早做出诊断，并行手术修补。

7. 纵隔气肿及血肿

外伤性纵隔气肿发生于胸部闭合伤。由于突然增高压力，使肺泡破裂，气体进入肺间质内，形成肺间质气肿。气体再经肺门而进入纵隔，发生纵隔气肿。常并发气管、食管裂伤。临床症状为突然胸骨后疼痛，并放射到双肩及两臂，疼痛随呼吸、吞咽动作而加重，还可有咳嗽、呕吐、憋气等。纵隔气体可进入颈部及胸壁而出现皮下气肿。X线表现为纵隔两旁有平行于纵隔的气带影，在心影两旁特别明显。纵隔胸膜被推向外，呈线条状影。侧位片见气体位于胸骨后，将纵隔胸膜推移向后，呈线条状影。

纵隔血肿见于胸部挤压伤，少量出血可无异常X线表现。大量出血，X线表现为均匀对称性纵隔增宽。局限性纵隔血肿则表现为局部均匀软组织肿块，向肺野突出。

（七）肺肿瘤

肺肿瘤分原发性与转移性两类。原发性肿瘤又分良性及恶性。良性肺肿瘤少见。恶性肺肿瘤中98%为原发性支气管肺癌，少数为肺肉瘤。

1. 原发性支气管肺癌

癌起源于支气管的上皮、腺体或细支气管及肺泡上皮。组织学上可分为鳞癌、未分化癌、腺癌及细支气管肺泡癌。

鳞癌为最常见的组织类型，约占肺癌的45%～50%，多发生在肺段支气管以上较大的支气管。90% 发生于男性。肿瘤中心易发生坏死。生长慢，转移晚。

未分化癌占肺癌的 40%，男性多见。发病年龄较轻，可在 40 岁以下。生长快，转移早。

腺癌占肺癌的 10%，男女发病率接近。多发生在外围小支气管。早期可发生淋巴、血行及胸膜转移。

细支气管肺泡癌少见，占肺癌的 2% ～ 5%，女性略多。肿瘤发展速度相差悬殊，某些病例发展迅速，可在数月内死亡，某些病例病程可长达数年。

按照肺癌发生的部位可以分为三型：①中心型，系指发生于主支气管、肺叶支气管及肺段支气管的肺癌；②外围型，系指发生于肺段以下支气管直到细支气以上的肺癌；③细支气管肺泡癌，系指发生于细支气管或肺泡上皮的肺癌。这种以起源部位的分型尚不统一，有人主张将发生于肺段支气管的肺癌划归外围型，有人则主张将其分出，称为肺段型或中间型。

不同部位的肺癌可有以下几种生长方式：①管内型：癌瘤自支气管黏膜表面向管腔内生长，形成息肉或菜花样肿块，逐渐引起支气管阻塞。②管壁型：癌瘤沿支气管壁浸润生长。有时侵犯管壁较浅，使管壁轻度增厚，管腔轻微狭窄。也可侵及管壁全层，使管壁增厚呈结节状，管腔明显狭窄或阻塞。③管外型：癌瘤穿透支气管壁向外生长，主要在肺内形成肿块，支气管穿行于肿块中。以上三型多为中心型肺癌的生长方式。④肺段以下较小支气管的肺癌，由于管壁结构薄弱，很易侵入肺内或通过局部淋巴管的播散在肺小叶内生长，形成肿块。肿块可为结节分叶状或为边缘清楚或毛糙的球形肿块。⑤细支气管或肺泡上皮的肺癌，初期癌瘤可沿肺泡壁生长，形成孤立结节状肿块。晚期癌瘤可经支气管及淋巴管播散，而形成弥漫性肺炎样或粟粒状癌灶。

肺癌的临床表现取决于组织类型、发生部位及发展情况。早期可无症状或体征。有时是在查体中偶然被发现。病变发展可出现咳嗽、咯血、胸痛、咳痰、呼吸困难等症状。

中心型肺癌常引起支气管阻塞症状，并发感染后则有发热及咳脓痰等症状。如果转移至纵隔淋巴结，则可发生上腔静脉梗阻综合征，表现为气短和颈胸部静脉怒张。也可引起喉返神经和膈神经麻痹，常见于未分化癌。肿瘤蔓延至胸膜时，可发生胸痛和血性胸腔积液。肺泡癌弥散发展，常咳大量泡沫痰。发生于肺尖部位的肺癌称肺尖癌，可以侵蚀邻近椎体或肋骨，并可压迫臂丛神经而引起同侧臂痛，压迫颈部交感神经而引起 Horner 综合征即同侧眼睑下垂、瞳孔缩小和眼球下陷。还可以发生肺外症状，如杵状指和肺性肥大性骨关节病（以鳞癌及腺癌多见）及内分泌症状如 Cushing 综合征（小细胞未分化癌多见）、甲状旁腺功能亢进等症状。内分泌症状的产生是由于不同类型的肺癌细胞分泌不同类激素的物质而引起的。

X 线表现因肿瘤发生部位而不同：

(1) 中心型肺癌：肺癌早期局限于黏膜内，可无异常发现。病变发展，使管腔狭窄先引起肺叶或一侧肺的阻塞性肺气肿，但在实际工作中难于发现。不少患者由于支气管狭窄，引流不畅而发生阻塞性肺炎，表现为相应部位反复发作、吸收缓慢的炎性实变。继而肿瘤可将支气管完全阻塞而引起肺不张 (图 2-5)。肺不张的范围取决于肿瘤的部位。如肿瘤同时向腔外生长或 (和) 伴有肺门淋巴结转移时，则可在肺门形成肿块。发生于右上叶支气管的肺癌，肺门部的肿块和右肺上叶不张连在一起可形成横行"S"状的下缘。有时肺癌发展迅速、较大，其中心可发生坏死而形成空洞，多见于鳞癌，表现为内壁不规则的偏心性空洞。

(2) 外围型肺癌：早期较小，直径多在 2cm 以下。表现为密度较高、轮廓模糊的结节状或球形病灶，有时表现为肺炎样小片状浸润，密度可不均匀。癌瘤逐渐发展，结节状癌灶由于生长速度不均衡以及局部淋巴播散灶的融合，可形成分叶状肿块；球形病灶如生长均衡，则可形成边缘较光滑的肿块；如呈浸润性生长则边缘毛糙常有短细毛刺 (图 2-6)。毛刺的形成与肿瘤浸润及癌性淋巴管炎有关。生长快而较大的肿块，边缘可锐利光滑，但中心可以坏死而发生空洞。

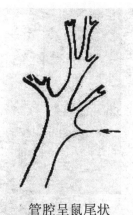

管腔呈鼠尾状

管腔呈锥状

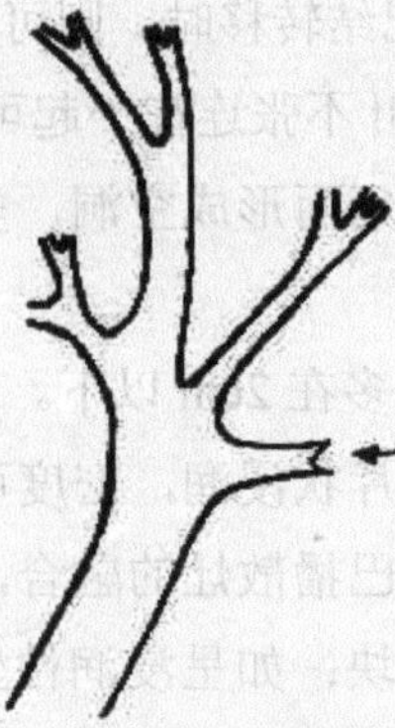

管腔呈杯口状截断

图2-5　中心型肺癌支气管狭窄、阻塞的支气管造影或体层摄影表

图2-6　　左肺外围型肺癌

体层摄影，左肺野可见圆形病灶，边缘毛糙，有毛刺

(3) 细支气管肺泡癌：早期可表现为孤立的结节状或肺炎样浸润影，其中可见含气的支气管或小的透明区，透明区系由于部分肺泡尚含有空气所致。晚期可表现为弥漫性病变，在一肺或两肺出现大小不等、境界不清的结节状或斑片状影，为腺泡结节状占位病变（图1-7）。进一步发展，这些病灶可以融合成大片絮状影，形成癌性实变。

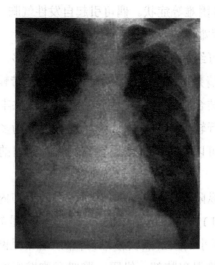

图 2-7　　肺泡癌

两肺出现大小不等多发小结节影，

右中下肺野病灶融合成一片致密影，肋膈角及膈均不见，指明有胸腔积液

(4) 肺癌转移：多数肺癌首先转移至肺门和纵隔淋巴结，表现为肺门增大及纵隔旁肿块。中心型肺癌，有时原发癌与肺门转移淋巴结混在一起形成较大的肿块，易误为纵隔肿瘤。纵隔淋巴转移也可间接表现为气管、支气管的移位、食管受压、膈升高及予盾运动等。胸膜转移表现为胸腔积液。当大量积液与肺不张同时存在时，表现为一侧肺野密度增高，但无纵隔向健侧移位，也无肋间隙增宽，因为肺不张的牵引力与大量积液的推力相抵消。肺癌也可发生肺的转移，于肺野出现多发圆形致密影。沿淋巴管转移时，肺内可出现网状结节影。肺癌转移或直接蔓延至骨性胸廓，可发生胸骨、肋骨、锁骨及胸椎的破坏或病理骨折。还可通过血行转移至其他脏器。

肺癌的生长速度：在动态观察中常以肿瘤的倍增时间即肿瘤体积增长一倍所需的时间说明肿瘤生长的速度，对判断肿瘤良恶性有一定帮助。倍增时间少于 30 天者多为非癌性病变。肺癌的倍增进间平均为 78 ～ 88 天。若没有转移。当倍增时间大于 60 天时，预后较佳。如大于 100 天则手术后 5 年生存率较高，手术切除率较大，反之，少于 60 天，则预后较差。

2. 转移性肿瘤

人体许多部位的恶性肿瘤可以经血行、淋巴或由邻近器官直接蔓延等途径转移至肺部。所以在恶性肿瘤的诊断与治疗中，肺部 X 线检查被列为常规。发生在肺部转移的肿瘤依次为绒癌、乳癌、肝癌、胃癌、骨肉瘤、甲状腺癌、肾癌、前列腺癌、睾丸癌及肾胚胎瘤等。肺转移瘤的临床表现不一，多数患者因原发瘤已发展至晚期而以原发瘤的表现为主。常伴恶病质。某些患者可毫无呼吸道症状而在常规检查时发现。也有时原发瘤尚未被发现而已有肺部转移。有时原发瘤手术切除后数年又发生肺转移。肺转移瘤可引起咳嗽、胸痛、咯血和呼吸困难等症状。偶可引起自发性气胸。绒癌转移最易引起咯血，淋巴转移常有明显的呼吸困难。

血行转移：肿瘤细胞可经静脉回流至右心而发生肺转移。多表现为多发球形病变，密度均匀、大小不一、轮廓清楚似棉球状。以两肺中、下野外带较多，也可局限于一侧肺野。少数可为单发球形灶，应结合临床同原发性肺癌鉴别。血供丰富的原发瘤可以发生粟粒状转移，表现为中、下肺野较多的粟粒状病灶，也可表现为多数小片状浸润，类似支气管肺炎。某些肺转移瘤中可以发生薄壁或厚壁空洞。骨肉瘤的转移瘤中可以出现钙化或骨化。

淋巴转移：系肺门及纵隔淋巴结的转移瘤逆行播散至肺内淋巴管，多发生于胃癌和乳癌。表现为两肺门或（和）纵隔淋巴结增大。自肺门向外呈放射状分布的索条状影，沿索条状影可见微细的串珠状小的致密点状影。肺外带纹理常呈网状。也可与血行转移并存。

邻近器官恶性肿瘤直接侵犯肺部：纵隔、胸膜和胸壁组织的恶性肿瘤，可直接蔓延至肺部，出现大小不等的转移灶。

（八）纵隔原发肿瘤

纵隔原发肿瘤的种类繁多。据国内报道发病率居前六位的有：①神经源性肿瘤；②恶性淋巴瘤；③胸腺瘤；④畸胎瘤；⑤胸内甲状腺肿；⑥支气管囊肿。

纵隔肿瘤在早期无明显症状，或仅有胸骨后不适感及隐痛。肿瘤逐渐长大，压迫或侵及邻近器官、组织时，可出现压迫症状，上腔静脉受压时可出现颈静脉增粗，严重者头、颈、面部及上胸部出现水肿及青紫；气管受压时可出现刺激性干咳、呼吸急促；喉返神经受压时可出现声音嘶哑；交感神经受压时可出现 Horner 综合征；迷走神经受压，可出现心率慢、恶心、呕吐等；膈神经受压可出现呃逆及膈麻痹；食管受压，可出现吞咽困难，皮样囊肿或畸胎瘤破裂与支气管相通时，可咳毛发或豆渣状皮脂物。10%～20%胸腺瘤患者伴有重症肌无力，有时患者因重症肌无力而就诊。15%～20%重症肌无力患者可有胸腺瘤。少数胸骨后甲状腺肿患者可有甲状腺功能亢进的症状。

纵隔原发肿瘤在 X 线诊断中应注意以下几点：①肿瘤的部位：起于纵隔某种组织的肿瘤，有其好发部位。所以根据肿瘤部位常可推测肿瘤的类别，如胸腺瘤、畸胎瘤和胸内甲状腺肿多发生在前纵隔；恶性淋巴瘤和支气管囊肿多发生在中纵隔；神经源性肿瘤多发生在后纵隔。②肿瘤的形态与密度：分叶状及边缘不规则常为恶性的表现，例如淋巴肉瘤多呈分叶状且向两侧突出。支气管囊肿则为边缘十分锐利、光滑、密度均匀的圆形成椭圆形块影。畸胎性肿瘤的密度可不均匀，内含骨骼或牙。③肿瘤的活动：起源于甲状腺的肿瘤可随吞咽动作而上下移动；支气管囊肿则随呼吸运动而与气管活动一致。

1. 前纵隔肿瘤

常见者有胸腺瘤、畸胎瘤及胸内甲状腺肿。

(1) 胸腺瘤：胸腺瘤为前纵隔肿瘤中较常见的一种，有良性与恶性之分。良性者可有不同程度的囊性变，有完整的包膜；恶性者在生长过程中可突破包膜，侵犯邻近组织或发生转移。

X线表现是肿瘤多位于前纵隔的中部偏上，少数可发生于上部或下部，发生于下部者多较大。可呈圆形、椭圆形或梭形，有时呈薄片状，恶性者多呈分叶状。肿瘤常向一侧肺野突出。肿瘤的密度高而均匀，有时可有斑片状钙化，囊性变时可有蛋壳样钙化。良性者边缘多光滑锐利；恶性者当穿破包膜侵入邻近组织时，边缘可毛糙不整，并可产生胸膜反应。

(2) 畸胎瘤：畸胎瘤系先天性肿瘤，来自原始胚胎组织的残留物，在胚胎发育过程中，随心、大血管下降而入纵隔，以后逐渐演变而成。可分为囊性（皮样囊肿）和实质性两种。前者主要含有外胚层衍生物如毛发及皮脂物，伴少量中胚层衍生物，多为良性；后者则含有内、中、外三个胚层的衍生物如脂肪、毛发、牙、骨骼、腺体、呼吸道及胃肠道的组织等。可为良性或恶性。

X线表现是肿瘤多位于前纵隔中部、心与主动脉联接区，偶可发生于后纵隔。由于含有多种组织，故密度不均，有时其中可见透明间隙，并可有牙及骨骼影。皮样囊肿壁可发生蛋壳样钙化。良性者多为单侧突出的圆形或卵圆形肿块，边缘光滑。恶性者多呈分叶状。发生黏连，则边缘不规则。

(3) 胸内甲状腺肿：胸内甲状腺肿包括先天性异位及胸骨后甲状腺肿。前者少见，完全位于胸内。胸骨后甲状腺肿为颈部甲状腺沿胸骨后延伸进入上纵隔，多位于气管旁及其前方，也可伸入气管后方，多与颈部肿大的甲状腺相连。肿块可以是甲状腺肿、囊肿或腺瘤，恶性者少见。

X线表现是肿块位于前纵隔上部，多数连向颈部，为卵圆形或梭形。外缘清楚锐利，但其上缘因与颈部肿块相连常表现边缘不清。气管受肿块推挤，多向对侧和向后方移位。但伸入气管后方之肿块可使气管前移。肿块可随吞咽而上下移动，如发生黏连也可不移动。肿块内可有斑片状钙化。

2. 中纵隔肿瘤

以恶性淋巴瘤及支管囊肿最常见。

(1) 恶性淋巴瘤：恶性淋巴瘤是发生在淋巴结的全身性恶性肿瘤。病理上包括淋巴肉瘤、何杰金病及网状细胞肉瘤。纵隔内病变多与颈部及全身淋巴结病变同时发生，也可先在纵隔发生，而后发展至其他淋巴结。淋巴瘤对放射治疗敏感，经小剂量照射（20～30Gy）即可明显缩小，但不能完全治愈。

因为病变多同时侵及纵隔内多个淋巴结，故常呈分叶状，块影由纵隔向两侧突出，有时一侧明显，但很少为单侧。后前位上块影多在上、中纵隔，侧位上多在中纵隔气管与肺门附近。生长较大时可由中纵隔侵及前纵隔。气管常受压变窄。肿瘤可经肺门沿肺间质向肺内浸润，也可侵及胸膜及心包而产生胸腔积液和心包积液。

(2) 支气管囊肿：支气管囊肿是胚胎期原始前肠的气管芽突脱落的胚胎组织演变而成。多位于气管旁或气管分叉附近。壁薄，其中含有液体，内壁与支气管黏膜相似。一般与支气管不通，属良性，发展慢，症状不明显。

X 线表现是囊肿多位于纵隔上部，侧位上囊肿在中纵隔气管周围，可在气管之前方或后方，多附于气管壁上。囊肿多为卵圆形，边缘锐利、光滑，无分叶现象。密度均匀，无钙化。由于囊肿较柔软，深呼吸时其形态可以改变，呼吸时可随气管活动。

3. 后纵隔肿瘤

神经源性肿瘤为后纵隔肿瘤中最常见者。有良、恶之分，多为良性。良性者包括神经纤维瘤、神经鞘瘤、节细胞神经瘤；恶性者有神经纤维肉瘤及神经母细胞瘤。绝大多数神经源性肿瘤位于后纵隔脊柱旁沟内，但偶可发生于前、中纵隔。有时神经源性肿瘤发生于椎间孔，呈哑铃状，一端在椎管内，另一端在纵隔内，可以产生神经压迫症状。

肿瘤好发于后上纵隔，X 线表现为向一侧突出的肿块影，侧位上与脊柱重叠。肿块多为圆形或椭圆形，边缘清楚锐利。发生于椎间孔者，可压迫椎间孔使之扩大，并可压迫肋骨头及脊椎，产生边缘光滑的压迹。恶性者可呈分叶状，侵蚀邻近骨骼而发生破坏。神经母细胞瘤内可发生钙化。节细胞神经瘤常呈三角形。

纵隔肿瘤的共性 X 线表现是纵隔肿块引起的纵隔增宽，为了诊断准确应注意掌握每种肿瘤的特点，并做好鉴别诊断。在诊断中应注意以下几种病变的鉴别。

纵隔肿瘤与靠近纵隔的肺部肿瘤的鉴别：发生于肺野内带与纵隔邻近的肺部肿瘤，可被误认为纵隔肿瘤，应注意结合病史、转动透视及体层摄影进行鉴别。其鉴别要点如下：①肺内肿块，一般可随呼吸而上下移动，纵隔肿瘤一般则无上下移动。②肺内肿块当旋转至某一位置时，有时可见肿块与纵隔边界之间有密度减低的的间隔带，或见密度高的线条影，代表肺部肿块与纵隔胸膜互相重叠的边界线。③肺内肿瘤贴近纵隔的基底部，长度常小于肿块的最大径，且肿块边缘与纵隔边缘间的夹角为锐角。但当纵隔肿瘤生长巨大时也可出现这一征象。④气管及食管移位显著时，肿块位于纵隔内的可能性大。

纵隔肿瘤与非肿瘤性纵隔增宽的鉴别：①胸椎结核形成的椎旁脓肿，自脊椎旁向两侧突出可误为纵隔肿瘤。注意两侧较对称的梭形肿胀及在侧位片上见到相应部位脊椎的骨质破坏，则不难鉴别。②食管贲门失弛缓症，食管明显扩张，可向一侧突出，而被误认为纵隔肿瘤。在增宽的食管影中有时可见到食管内的液面，结合病史，行食管钡剂透视则可确诊。

纵隔肿瘤与纵隔淋巴结结核的鉴别：纵隔内增大的淋巴结，可误为中纵隔肿瘤或囊肿。纵隔淋巴结结核多发生在右上纵隔气管旁，80% 为单侧，其外缘锐利，有时呈分叶状，多为儿童或青年。鉴别困难时作 1:10000 结核菌素试验，结核为强阳性。

纵隔肿瘤与主动脉瘤的鉴别：主动脉瘤在各个位置透视或照片上均表现为肿块与主

动脉壁不能分开，且有一连续性弧线。主动脉瘤透视可见主动性搏动。但有时因血栓形成，搏动也可不明显。当纵隔肿块贴近主动脉壁时，透视下常难以区分其搏动为主动性或传导性。主动脉瘤患者年龄多较大，一般在 45 岁以上，可有梅毒、高血压、外伤、突然胸痛等史。体检可有高血压或主动脉瓣区杂音。梅毒性者梅毒血清反应阳性。主动脉瘤有时并发左心室增大。发生于降主动脉的动脉瘤，搏动作用于邻近椎体前缘，可形成弧形压迹。鉴别困难时，可行主动脉造影确诊。

第二节 心、大血管的 X 线诊断

心、大血管的 X 线诊断，具有非常重要的价值：①心脏 X 线平片以发现 USG 难以发现的异常，如主动脉瘤，主动脉缩窄，主动脉夹层和心、大血管旁肿块；②肺血管纹理的异常、增多和减少，有助于分析肺内血液动力学的异常；③在肺源性心脏病，可观察、分析肺内病变的情况；④能发现胸部其他异常，如心包、胸膜的渗出、气胸、纵隔气肿、巨食管症、血管壁及瓣膜的钙化以及胸部骨骼的异常。因此，在临床工作中，目前仍为首选的检查方法。

一、X 线检查方法

（一）普通检查

透视和摄影是最基本的方法，简单易行，应首先采用。

1. 透视

透视的优点是可以从不同角度观察心、大血管的形状、搏动及其与周围结构的关系，还便于选择最适当的角度进行斜位摄影。

常采取站立后前位进行观察，注意心和大血管的大小、形状、位置和搏动。然后从不同的方向观察心各个房室和大血管的相应表现以及肺部血管的改变。

吞钡检查可观察食管与心、大血管的邻接关系，对确定左心房有无增大和增大的程度有重要价值。透视影像清晰度较差，时间也短促，需与摄影结合进行诊断。

2. 摄影

摄影有后前位、右前斜位、左前斜位和左侧位四种。后前位是基本的位置，一般取立位，根据病情需要，再选择斜位或左侧位。

后前位：患者直立，靶片距离为 2m，以减少心影放大率 (不超过 5%)，有利于心径线测量和追踪对比观察。

右前斜位：患者从后前位向左旋转 45° ～ 60°，同时服钡观察食管，以确定左心房有无增大，还可观察肺动脉段突出与右心室漏斗部的增大。

左前斜位：患者从后前位向左旋转约 60°，有利于观察心各个房室的增大和主动脉弓的全貌。

侧位：常取左侧位，可观察左心房和左心室的增大。

(二) 造影检查

心血管造影是将造影剂快速注入心腔和大血管内，借以显示心和大血管内腔的形态及血液动力学的改变，为诊断心、大血管疾病并为手术治疗提供有价值的资料。

1. 造影剂和造影设备

(1) 造影剂：用于心血管造影的造影剂必须浓度高、毒性小和黏稠度低。目前常用的造影剂为 60% 或 70% 泛影葡胺，用量按体重计算，每公斤体重为 1mL，超过 50kg 仍以 50kg 计算，儿童用量可略大，每公斤体重 1～1.5mL。造影剂量应在允许范围内，以得到满意显影效果的最小剂量为好。如需再次注射，则两次注射的间隔时间至少应在 30～40 分钟以上，并透视肾和膀胱，须有大量造影剂排出后才能再次注射。总量一般不应超过每公斤体重 2mL。高危患者可选用非离子型造影剂。

(2) 压力注射器：为了得到满意的影像，必须在短时间内注入足量的造影剂，使心腔和大血管内有大量高浓度的造影剂，以产生良好的对比。一般要求每秒注入 15～25mL，所用的压力为 $(8～10)×10^5Pa$。注射造影剂的速度同注射压力、注射器的阻力、心导管的管径和长度以及造影剂的黏稠度等有关。电力推动的压力注射器，装有复杂的反馈装置或计算机，以根据心导管的管径、长度、接头的阻力、造影剂的黏稠度等，监测和计算机造影剂射出的速度。

(3) 快速连续摄影设备：所用的 X 线机需要有大的容量，能在短时间内输出大量的 X 线，使曝光时间缩短。

目前采用三种快速连续摄影法：①双向快速摄影法；②电影摄影法；③磁带录像法。其各有优缺点。快速摄影法有直接摄影和荧光摄影两种方式，直接摄影用普通大小的 X 线片，其可显示影像的细微结构，每秒最多 6 张。荧光摄影以 100mm 片为合适，每秒可摄 6 张。电影摄影法，速度快，每秒可摄 25～150 幅图像，能见到造影过程中出现的病理现象，如细小的反流和分流。磁带录像法将荧光影像增强器上的影像记录下来，可立即并反复在电视屏幕上播放。因此，快速摄影法适用于显示心腔和血管腔形态变化，而电影摄影和磁带录像法则适于观察血液循环过程的变化。

2. 造影方法

根据造影目的，造影剂注入的方式和部位不同，现介绍几种造影方法：

(1) 右心造影：先行右心插管，再经右心导管注射造影剂，显示右侧心腔和肺血管。主要适用于右心及肺血管的异常及伴有发绀的先天性心脏病。

(2) 左心造影：导管自周围动脉插入，导管尖送到左心侧心腔选定的部位。适用于二尖瓣关闭不全、主动脉瓣口狭窄、心室间隔缺损、永存房室共道及左心室病变。

(3) 主动脉造影：导管经周围动脉插入，一般导管尖放于主动脉瓣上 3～5cm 处，能使升主动脉、主动脉弓和降主动脉上部显影，造影剂逆行到主动脉瓣处，可显示主动脉瓣的功能状态。适用于显示主动脉本身病变，主动脉瓣关闭不全，主动脉与肺动脉或主动脉与右心之间的异常沟通，如动脉导管未闭，主－肺动脉隔缺损，主动脉窦动脉瘤穿破入右心等。

(4) 冠状动脉造影：用特制塑形导管，从周围动脉插入主动脉，使其进入冠状动脉内，行选择性血管造影。用于冠状动脉硬化性心脏病的检查，是冠状动脉搭桥术或血管成形术前必须的检查步骤。

心血管造影是一种比较复杂而有一定痛苦和危险的检查方法，不要轻易进行。造影前应做好充分准备，包括必要的安全抢救措施。当全身情况极度衰竭，严重肝、肾功能损害，造影剂过敏试验阳性或过敏体质，心导管检查的禁忌证，如急性或亚急性细菌性心内膜炎及心肌炎，心力衰竭和严重冠状动脉病变，则不应进行这种检查。

二、正常 X 线表现

（一）心、大血管的正常投影

心分右房、右心室、左心房和左心室四个心腔。右心偏前，左心偏后，心房位于心室的后方，X 线上，都投影在一个平面上。两心室之间有室间沟，心房和心室的交界有房室沟。这些标志，仅在透视下才能识别。心表面有脏层和壁层心包膜覆盖，两层之间为一潜在的腔隙，为心包腔，但均缺乏对比。

心和大血管在透视或平片上的投影，彼此重叠，仅能显示各房室和大血管的轮廓，不能见到其内部结构和分界。因此，必须用不同的位置投照，才能使各个房室和大血管的边缘显示出来（图 2-8）。心、大血管的后前位、右前斜位、左前斜位和左侧位的摄影，分述如下：

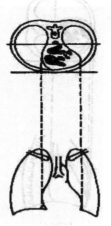

后前位

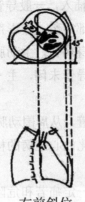

右前斜位

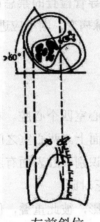

左前斜位

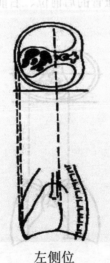

左侧位

图 2-8　不同体位心、大血管结构投影示意图

1. 后前位

正常心影一般是 2/3 位于胸骨中线左侧，1/3 位于右侧，心尖指向左下，心底部朝向右后上方，形成斜的纵轴。心、大血管有左右两个边缘。

心右缘分为两段，其间有一明显的切迹。上段为升主动脉与上腔静脉的总合影，在幼年和青年主要为上腔静脉，其边缘平直，向上延伸至锁骨平面，升主动脉被上腔静脉遮盖。在老年，由于主动脉延长迂曲，升主动脉突出于上腔静脉边缘之外，呈弧形。心右缘下段为右心房所构成，弧度较大，膈位置较低时，心右缘最下部可能为右心室构成，密度亦较高。心缘与膈顶相交成一锐角称为心膈角，有时在心膈角内可见一向外下方倾斜的三角形影，为下腔静脉或肝静脉影，深吸气时明显。

心左缘分为三段：上段为主动脉球，由主动脉弓组成，呈弧形突出，在老年明显，儿童主动脉弓多与脊柱重叠，主动脉球可以不明显；中段为肺动脉主干，但偶尔可为左肺动脉构成，称为心腰，又称肺动脉段，此段较低平或稍突出，儿童肺动脉可较突出，不是病理性扩张；下段由左心室构成，为一最大的弧，明显向左突出，左心室在下方形成心尖，如心尖伸入膈下则不易定位。左心室与肺动脉之间，有长约 1.0cm 的一小段，由左心耳构成，正常时，不能与左心室区分。左心室与肺动脉段的搏动方向相反，两者的交点称为相反搏动点，是衡量左右心室增大的一个重要标志，需透视才能确定，该点上下两侧心缘呈"翘翘板"样运动。肥胖人，左心膈角常有脂肪垫充填，为密度较低的软组织影。

降主动脉在一般曝光条件的胸片上不易显示，但老年则可沿脊柱向左侧弯曲而显影。肺动脉主干的分支在越出纵隔影以后，分别成为两肺门的主要组成部分。

2. 右前斜位（第一斜位）

右前斜位，心位于胸骨与脊柱之间。

心前缘，自上而下由主动脉弓及升主动脉、肺动脉、右心室漏斗部、右心室前壁和左心室下端构成。升主动脉前缘平直，弓部则在上方弯向后行。肺动脉段和漏斗部稍为隆起。心尖以上大部分为右心室构成。心前缘与胸壁之间有三角形透明区，尖向下，称为心前间隙或胸骨后区。心后缘上段为左心房，下段为右心房，两者无清楚分界。心后缘与脊柱之间较透明，称为心后间隙或心后区。食管在心后间隙通过，钡剂充盈时显影。

3. 左前斜位（第二斜位）

左前斜位，心、大血管影位于脊柱的右侧。

人体旋转约 60° 角投照时，室间隔与中心 X 线接近平行。因此，两个心室大致是对称的分为左右两半，右前方一半为右心室，左后方一半为左心室。

心前缘上段为右心房，下段为右心室，右心房段主要由右心耳构成，房室分界不清。60° 斜位投照时，心前缘主要由右心室构成，旋转 45° 角时，则整个心前缘可由右心房构成。右心房影以上为升主动脉，两者相交成钝角。心后缘可分为上下两段，上段由左心房，下段则由左心室构成。左心室段的弧度较左心房大，两个不同弧度的交接点，可作为两者的分界，深吸气时，在左心室段的下端常见一浅切迹，为室间沟，需在透视下确定。心后下缘与膈形成的心膈角内，可见下腔静脉进入心影内。正常时，心影膈面的宽度不等，膈位置低时，膈面短。在此斜位，还可显示胸主动脉和主动脉窗。通过主动脉窗可见气管分叉，主支气管和肺动脉。左肺动脉跨越左主支气管，并向后延伸。左主支气管下方为左心房影。

4. 左侧位

侧位上，可见心影从后上向前下倾斜，心前缘下段为右心室前壁，上段则由右心室漏斗部与肺动脉主干构成。下段与前胸壁紧密相邻，上段心缘逐渐离开胸壁呈一浅弧，向上向后倾斜。再往上为升主动脉前壁，直向上走行。这些结构与前胸壁之间的三角形透亮区，称为胸骨后区。心后缘上中段由左心房构成，下段则由左心室构成，并转向前与膈成锐角相交，下腔静脉常在此角内显影。心后下缘、食管与膈之间的三角形间隙，为心后食管前间隙。

（二）心、大血管的搏动

心左缘的搏动主要代表左心室的搏动。收缩期急剧内收，舒张期逐渐向外扩张。搏动幅度的大小与左心室每次搏动的输出量有关，输出量小则幅度小，输出量大则幅度大。左心室以上，可见主动脉和肺动脉的搏动，方向与左心室的搏动相反。当左心室收缩时，主动脉迅速向外扩张；舒张时，则缓慢内收。主动脉球搏动的幅度与脉压大小有关，脉压大，搏动幅度亦大。肺动脉的搏动与主动脉类似，但较弱。

心右缘的搏动代表右心房的搏动。右心室增大时，其强而有力的心室搏动可以传导至心右缘。右心房以上，如果主要是升主动脉组成，则可见到主动脉搏动。

（三）影响心、大血管形态的生理因素

正常心、大血管的形状和大小主要受体型、年龄、呼吸和体位的影响。

1. 体型

正常心可分横位心、斜位心和垂位心三种类型 (图 2-9).

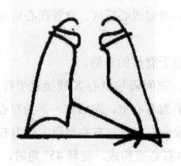

横位心

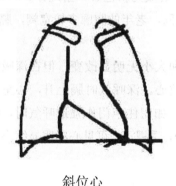

斜位心

垂直心

图2-9　三种不同体型正常心形态

(1) 横位心：矮胖体格，胸廓宽而短，膈位置高，心纵轴与水平面的夹角小（小于45°），心与膈的接触面大，心胸比率常大于0.5。主动脉球明显，心腰凹陷。左前斜位室间沟位于膈面水平，心后缘可稍与脊柱重叠。

(2) 斜位心：体格适中（健壮型），胸廓形态介于其他两型之间，心呈斜位，心纵轴与水平面的夹角约45°，心与膈接触面适中，心胸比率约0.5，心腰平直。右前斜位肺动脉段和右心室漏斗部平直或稍凸起。左前斜位心膈面适中。此型最常见，绝大多数青壮年为斜位心。

(3) 垂位心：体格瘦长（无力型），胸廓狭长，膈位置低，心影较小而狭长，呈垂位，心纵轴与水平面的夹角大于45°，心与膈接触面小，心胸比率小于0.5，肺动脉段较长、稍突。右前斜位肺动脉段和右心室漏斗部可膨隆，吞钡食管于心后无明显压迹。左前斜位，室间沟位于膈上，主动脉窗较小。

2. 年龄

婴幼儿心接近球形，横径较大，左右两侧大致对称，主要是由于膈位置高和右心相对较大所致。由于胸腺与心血管影重叠，使心腰分界不清，并使心底纵隔影增宽。年龄增长，膈位置下降，胸腔长度增加，心成为斜位心。据统计3周以内婴儿心胸比率为0.55，7～12岁为0.5，与成人接近或相同，老年的胸廓多较宽阔，膈位置高，心趋向横位心。

3. 呼吸

平静呼吸时，心影形状和大小无明显改变。但在深吸气时，膈下降，心与膈面接触面减少，心影伸长，趋向垂位心。深呼气时膈上升，心呈横位心。呼吸运动还可改变胸腔内的压力和各心腔血容量，如闭住声门作强迫呼气时，胸腔内压力明显增高，静脉回流减少，胸腔内血容量亦减少，透视下，可见心影明显缩小，吸气时则血液向心回流增多。心大小立即恢复原状。

4. 体位

平卧时膈升高，心上移，呈横位心。由于体静脉回流增多，上腔静脉影增宽，心影增大。立位时，膈下降，心影伸长。右侧卧位，心影响右侧偏移，右心房弧度加深。左侧卧位，心向左偏移，右心房弧度变浅，下腔静脉可清楚显示。这些改变，均与重力和膈位置有关。

（四）正常心血管造影

心血管造影可显示心、大血管内腔的解剖结构，并可动态观察其功能情况。应分别观察腔静脉与右心房、右心室与肺动脉、肺静脉与左心房、左心室与主动脉和冠状动脉。

腔静脉与右心房：上腔静脉位于上纵隔右侧，侧位则位于气管之前方，向下与右心房相连，二者无清楚分界。下腔静脉短，过膈后即汇入右心房。右心房呈椭圆形，居脊柱右缘，其大小与形状在收缩期和舒张期有明显差别。

右心室与肺动脉：右心室于前后位上呈圆锥状，下缘为流入道，左缘为室间隔面，右缘为三尖瓣口。顶端为流出道，呈锥状。侧位，右心室位于心影前下方，与右心房有部分重迭。肺动脉干与右心室流出道相续，向上行分为左右肺动脉。Vasalva窦呈袋状膨隆。肺动脉干向后上斜行。

肺静脉与左心房：两侧肺静脉分支于肺门汇洽成上、下肺静脉两支同左心房相连。左心房在前后位呈横置椭圆形，居中偏左，侧位呈纵置椭圆形，前下方与左心室相续（图2-10）。

左心室及主动脉：左心室在前后位呈斜置椭圆形，侧位略呈三角形。流出道呈筒状，边缘光滑，其上端为主动脉瓣。主动脉瓣叶上方主动脉壁有三个袋状膨隆，为Valsalva窦。侧位，可观察胸主动脉全程。自主动脉弓发出无名动脉、左颈总动脉和锁骨下动脉。

冠状动脉：左冠状动脉起自左冠状窦外壁，分为前降支和回旋支，主要向左心供血。右冠状动脉起自右冠状窦侧壁，主干长，分为右圆锥支、心室支及右降支等。冠状动脉及分支在造影上走行自然，边缘光滑，逐渐变细。

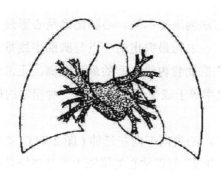

前后位

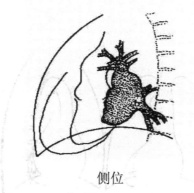

侧位

图 2-10　正常肺静脉、左心房造影示意图

三、基本病变 X 线表现

心、大血管疾病变通 X 线检查，多不能直接显示病变本身。诊断是根据心轮廓的改变，借以推测某些房室和大血管的增大或变小、搏动增强或减弱以及肺循环的改变。因此在分析 X 线表现时必须注意心、大血管的形态与肺循环的改变。为此，必须掌握各个房室和大血管的正常表现以及判断大小、形状等变化的标准，才有可能确立诊断。

（一）心及各房室增大

心增大是心脏病的重要征象，它包括心壁肥厚和心腔扩张，两者常并存。心壁肥厚可单独存在，主要是由于肺循环或体循环的阻力增加。单纯肥厚，心横径无明显增加。心腔扩张是容量增加引起的，主要来自分流，如间隔缺损或回流，如瓣膜关闭不全，一般较快地引起心腔普遍扩张。常是负担过重的或最早受损害的心腔首先扩张，而不是所有心腔都同时扩张，这有利于病变的诊断。心房与心室不同，房壁薄弱，在阻力增加或容量增加时，常以房腔扩张为主，一般无单纯代偿性肥厚。此外，心肌本身的损害如中毒性心肌炎、甲状腺功能亢进、黏液水肿等疾病，也可使心增大。对增大的心，很难从 X 线上将肥厚和扩张区别开来。因此，就 X 线表现而言，常统称之为增大，而不区别是肥厚或者是扩张。

确定心增大最简单的方法为胸比率法。心胸比率是心影最大横径与胸廓最大的横径之比。心最大横径取心影左、右缘最突出的一点与胸廓中线垂直距离之和，胸廓最大横径是在右膈顶平面取两侧胸廓肋骨内缘之间的最大距离。正常成人心影横径一般不超过胸廓横径的一半，即心胸比率等于或少于 0.5。这是一种粗略的估计方法。

1. 左心室增大

后前位，左心室段延长，心尖向下向左延伸（图 2-11）。心尖居膈下显示在胃泡内，同时变钝、左移，越出锁骨中线。而正常心尖居膈水平且在锁骨中线以内。左心室段圆隆，心腰下陷。由于左心室段延长，致使相反搏动点上移。增大显著时，可推压右心室使心右缘下段右移和膨隆，也可推压左心房使其向后上方移位。同时心可向右旋转，使心腰凹陷更加明显。

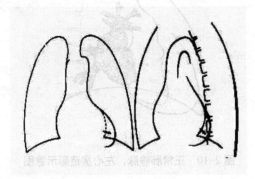

图 2-11　左心室增大

左前斜位，左心室段向后向下突出，与脊柱重叠，即使旋转 60° 时，仍不能分离，室间沟向前下移位。

侧位，食管和左心室段之间的正常三角形间隙可以消失，心后间隙变窄。

左心室增大常见的原因为高血压病、主动脉瓣关闭不全或狭窄、二尖瓣关闭不全及部分先天性心脏病如动脉导管未闭等。

左心室增大的 X 线表现如下：①心尖向下、向左延伸；②相反搏动点上移；③左心室段延长、圆隆并向左扩展；④左前斜位旋转 60° 时，左心室仍与脊柱重叠，室间沟向前下移位；⑤左侧位，心后间隙变窄甚至消失，心后下缘的食管前间隙消失。

2. 右心室增大

后前位，可见心腰平直或隆起，肺动脉段延长，因而相反搏动点下移。心横径增大，主要向左扩展。左心室受压推移，心尖可由右心室构成，呈钝圆形，严重时可向上翘。右心室向右扩展，可将右心房推向右上方。增大显著时，心向左旋转，这与前方胸骨阻力、左心相对游离和右心较为固定等因素有关。旋转后，心腰更加突出，心室段可完全由右心室前壁组成，主动脉球则不明显（图 2-12）。

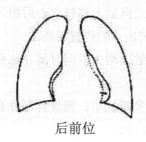

后前位

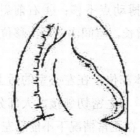

右前斜位

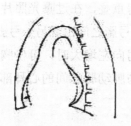

左前斜位

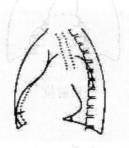

侧位

图 2-12 右心室增大

右前斜位，右心室段前缘呈弧形前突，心前间隙变窄甚至闭塞。肺动脉段和漏斗部隆起。

左前斜位，心膈面延长，心前缘下段向前膨隆，心前间隙变窄。左心室可被增大的右心室推向左后方，室间沟则随之向后上移位。心后缘可与脊柱重叠，它与左心室本身增大不同之处是右心室增大时最突出点的位置较高。

侧位，心前缘与前胸壁的接触面增大。同时漏斗部和肺动脉段凸起，此为右心室增大的一个重要征象。

右心室增大常见的原因为二尖瓣狭窄、慢性肺源性心脏病、肺动脉狭窄、肺动脉高压、心内间隔缺损和 Follot 四联症等。

右心室增大的表现如下：①右心室主要向前、向左、向后增大，心呈二尖瓣型；②心腰变为丰满或膨隆；③相反搏动点下移；④右前斜位，心前缘下段膨隆，心前间隙变窄；⑤左前斜位，心室膈段增长，室间沟向后上移位。

3. 左心房增大

左心房由体部和耳部组成。体部位于在左心室的后上方，在气管分叉之下，与左主支气管关系较密切，在食管之前，与之密切邻接，大部分心后缘由体部构成，心耳部是从体部左上方伸向前内的突起物，在正常情况下不能与左心室段区别。

左心房增大主要发生在体部，可向后、右、左及上四个方向增大。

后前位，左心房早期向后增大时，心轮廓不发生改变，但在心底部出现圆形或椭圆形密度增高影，常略偏右与右心房重叠，在过曝光照片上，容易显示，形成双心房影。如自心缘向右突出，则心右缘两个弓影之间出现另一弓影，即左心房的右缘，弧度较大，但从不向下伸延至膈平面。左心房向左增大时，可使胸主动脉下段向左移位。右心房增大较显著时，可使位于左心室段与肺动脉之间的心耳部增大，通常称第三弓，因之心左缘出现四个弓 (图 2-13)。

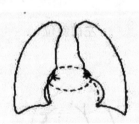

后前位

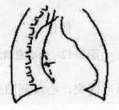

右前斜位

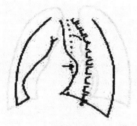

左前斜位

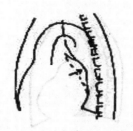

左侧位

图 2-13 左心房增大

右前斜位，左心房向后或右后增大时，食管中段受压移位，压迹的上下缘很清楚。轻度增大时，食管仅前壁受压；中度增大，食管前后壁均有受压移位；显著者，食管明显后移。

左前斜位，左心房向上增大显著时，可压迫支气管，使气管分叉角度增大，心后上缘隆起，左主支气管受压抬高，甚至成水平位。

心房增大的主要原因为二尖瓣病变、左心室衰竭和一些先天性心脏病，如动脉导管未闭、心室间隔缺损等。

左心房增大的表现如下：①食管中段受压向后移位；②心右缘出现增大的左心房右缘形成的弓影，心底部双心房影；③心左缘可见左心耳突出，即第三弓影；④左主支气管受压抬高。

4. 右心房增大

右心房亦分为体部和耳部，体部在心的右侧偏后，耳部则在其前上方偏左。

后前位，右心房增大，心右缘下段向右扩展、膨隆。但是其他心腔，特别是右心室增大时，可以压迫右心房而使其向右移位，故此为非特征性改变。显著增大时，弧度加长，最突出点位置较高，常有上腔静脉增宽（图 2-14）。

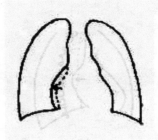

后前位

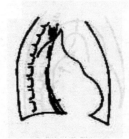

右前斜位

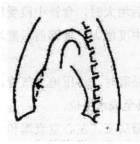

左前斜位

图 2-14　右心房增大

右前斜位，右心房增大，心后缘下段向后突出。左前斜位，则见心前缘上段膨隆延长，超过心前缘长度一半，为右心房耳部的增大。右心房增大可首先发生在心耳部。

右心房增大可见于右心衰竭、房间隔缺损、三尖瓣病变、肺静脉异位引流和心房黏液瘤等。

右心房增大的 X 线表现如下：①左前斜位，右心房段延长超过心前缘长度一半以上，膨隆，并与心室段成角；②后前位，心右缘下段向右扩展、膨隆，最突出点位置较高。

5.心普遍增大

后前位，心影响两侧增大，心横径显著增宽。右前斜位和侧位，心前间隙和心后间隙均缩小，食管普遍受压后移。左前斜位，支气管分叉角度增大，气管后移，多见于儿童心脏增大。增大的原因不一，常见的瓣膜疾病中，初始只有负担最大的一个心腔增大，最后，由于整个心肌代偿功能不全，心脏普遍增大。但增大的程度并不均等对称，经过分析，仍能对疾病的诊断做出估计。另一种情况是心肌本身损害或某些全身疾病影响心脏，心肌软弱无力，则心脏均等对称增大，如中毒性心肌炎、严重贫血等。

（二）心形状的改变

心各房室增大时，心形状亦发生改变，在后前位上可见三种心型：

1. 二尖瓣型

后前位，呈梨形，心腰丰满或弧形突出，左心缘下段圆钝，心右缘下段较膨隆，主动脉球较小，常见于二尖瓣病变、慢性肺源性心脏病、心间隔缺损和肺动脉狭窄等。

2. 主动脉型

后前位，呈靴形，心腰凹陷，心左缘下段向左扩展，主动脉球突出，常见于高血压病和主动脉瓣病变。

3. 普遍增大型

心向两侧均匀增大，较对称，以心肌炎和全心衰竭最多见。心包积液时，心影可普遍增大，但非心脏本身增大。

（三）主动脉形状及密度的改变

1. 形状改变

年龄大，血管弹力减低，血管壁损害亦使弹力减低或消失，如动脉粥样硬化或梅毒性主动脉炎。在血管弹力减低时，主动脉内压力增高或左心输出量增加，动脉即可扩张和延长。初期为动力性，久之则形成固定的迂曲、延长。增高的动脉内压力均匀地作用于整个主动脉，使血管普遍扩张和延长，如高血压病。但在某些情况，其影响仅限于主动脉局部，如较长期的主动脉瓣关闭不全，可仅见升主动脉扩张。

后前位，主动脉扩张或延长时，升主动脉和降主动脉向两侧分离，升主动脉外缘可越过心右缘下段，升主动脉与右心房的分界点下移，心更倾向于横位，降主动脉位于肺动脉主干之外，向左肺野膨出，主动脉球上移，可达到或超出锁骨水平。左前斜位，升主动脉向前弯曲，弓部向上突出，降主动脉向后弯曲移位，主动脉窗显示清楚，主动脉球在食管的压迹加深和上移。右前斜位，食管受降主动脉牵引而向背侧弯曲。

2. 密度改变

主动脉密度增高有两种原因，一是管腔扩张，血容量增加，二是管壁增厚或钙化，两个因素常同时存在。长期高血压，弹力纤维和肌纤维均可肥厚，钙化可发生于主动脉的任何部分，多见于弓部，常呈线形或镰刀状。左前斜位和侧位，钙化的范围更容易显示。

（四）心、大血管搏动的改变

当心或大血管需要克服阻力和负担过重而仍有代偿功能时，则心搏动增强，幅度增大，频率不变；心力衰竭，则搏动减弱，幅度减小，频率加快；心搏动完全消失，一般为心包积液的表现；主动脉瓣关闭不全时，心和主动脉搏动显著增强；在某些高动力性循环的疾病如甲状腺功能亢进和贫血时，则心和主动脉搏动也均有增强。

（五）肺循环的改变

肺循环由肺动脉、肺毛细血管和肺静脉组成。通过肺循环沟通左右心腔。肺动脉和肺静脉是正常肺纹理的主要组成部分。

1.肺充血

肺充血是指肺动脉内血流量增多。后前位表现为肺动脉段膨隆，两侧肺门影增大，系肺动脉的扩张，边缘清楚，透视下，可见肺动脉段和两侧肺门血管搏动增强，即所谓"肺门舞蹈"。肺野内的肺动脉分支向外周伸展，成比例地增粗，边缘清楚、锐利。长期肺充血，可促使肺小动脉痉挛、收缩，从而产生血管内膜增生，管腔变窄，最后引起肺动脉高压。肺充血常见于左向右分流的先天性心脏病，如房或室间隔缺损、动脉导管未闭等，亦见于循环血量增加，如甲状腺功能亢进和贫血等疾病。

2.肺瘀血

肺瘀血是指肺静脉回流受阻，血液淤滞于肺内。长期肺静脉压升高，肺小动脉发生痉挛、收缩和狭窄，久之，肺动脉压亦升高，右心室负担加重，引起肥厚和扩张。后前位，主要表现为肺静脉普遍扩张，呈模糊条纹状影，一般以中、下肺野显著，有时可呈网状或圆点状，肺野透明度显著减低，两肺门影增大，肺门血管边缘模糊，结构不清，在出现反射性血管痉挛时，下肺静脉收缩变细，上肺静脉扩张增粗。透视时，肺门影无搏动。肺瘀血严重时，在肋膈角附近可见到与外侧胸壁垂直的间隔线（Kerley B 线），长约 2～3cm，宽约 1mm，为肺静脉压升高引起渗出液存留在小叶间隔内所致。肺瘀血常见原因为二尖瓣狭窄和左心衰竭等。

3.肺血减少

肺血减少是指肺血流量的减少，由于右心排血受阻所引起。X 线上肺门血管细，肺门影缩小，右下肺动脉变细，肺纹理普遍细小、稀疏。肺野透明、清晰。正常肺动脉分支和其伴行支气管横断面基本相等，但在肺血减少时，肺动脉分支管径可明显小于支气管管径。严重的肺血减少，可由支气管动脉建立侧支循环，在肺野内显示为很多细小、扭曲而紊乱的网状血管影。肺血减少主要见于肺动脉狭窄、三尖瓣狭窄和其他右心排血受阻的先天性心脏病。

4.肺水肿

肺水肿是由于毛细血管内液体大量渗入肺间质和肺泡所致。主要原因为毛细血管压和血浆渗透压之间失去平衡；毛细血管通透性发生改变。例如，毛细血管压增高或毛细血管壁通透性增加，液体就可从毛细血管渗入肺组织。毛细血管压增高常见于肺静脉回流受阻。低血氧、贫血、低蛋白血症、菌血症的毒素和药物过敏反应，均可成为损害毛细血管壁的因素。肺水肿可分为间质性和肺泡性两种。

(1) 间质性肺水肿：多为慢性，是左心衰竭引起肺静脉和毛细血管高压所致，也是肺瘀血进一步的发展。常无特殊症状。X 线表现肺门模糊、增大，肺纹理模糊，中下肺野有网状影，肺野透明度减低。肋膈角区常见 Kerley B 线。还可有一种较少见的间隔线，即 Kerley A 线，表现为细长的线条影，多出现于肺野中央区，斜向肺门。常有少量胸腔积液。经过治疗，肺瘀血和肺水肿可于短期内消退。

(2) 肺泡性肺水肿：常与间质性肺水肿并存。渗出液主要储集于肺泡内。急性可表现呼吸困难和有大量泡沫痰；慢性症状不明显。X 线表现为一侧或两侧肺野有片状模糊影，以内、中带为多见。典型表现肺野呈蝶翼状，见于尿毒症和心脏病伴有左心衰竭患者。

5. 肺栓塞及肺梗死

大多是周围静脉血栓或右心附壁血栓脱落进入肺动脉引起。肺动脉大分支栓塞，危及患者生命。临床上表现呼吸困难、心动过速、休克，甚至很快死亡。肺栓塞多涉及肺段动脉，可多发，好发生在下肺和肺底部。常见症状为胸痛、少量咯血和低热。一般需要 2 ～ 4 天才能形成典型的出血性坏死实变。典型 X 线表现为肺野外围出现密度均匀增高的楔形或三角形影，长 3 ～ 5cm，底边朝向胸膜，尖指向肺门。但多不典型，可呈团块状或片状。大片梗死可长达 10cm。有时病变边缘模糊，似炎症，并常出现少量胸腔积液。肺组织缺血性坏死后可继发感染形成空洞。患侧膈可升高，运动受限。病变机化后，残留索条状瘢痕影。一般病变吸收缓慢，平均需要 3 周左右。

6. 肺循环高压

由于肺血流量增加或肺循环阻力增高引起。肺充血，肺血流量增加引起者称为高流量性肺动脉高压。肺小血管和毛细血管痉挛、狭窄所致肺循环阻力增高而引起者称为阻塞性肺动脉高压。这两类肺动脉高压均属于毛细血管前肺循环高压。肺静脉回流受阻而引起的肺静脉压力升高，属于毛细血管后肺循环高压即肺静脉高压。肺静脉高压后期，可继发肺动脉高压。

(1) 肺动脉高压：正常肺动脉主干收缩压为 2 ～ 4kPa(15 ～ 30mmHg)，平均压在 2.7kPa(20mmHg) 以下。收缩压超过 4kPa(30mmHg)，平均压超过 2.7kPa(20mmHg) 即为肺动脉高压。X 线表现为：①肺动脉段突出。②肺门肺动脉及其大分支扩张，而肺野中、外带分支收缩变细，与肺动脉大分支之间有一突然分界，常称为肺门截断现象，见于阻塞性肺动脉高压。而高流量性肺动脉高压。从肺门至肺野外带，肺动脉各级分支均有增粗，但保持大小比例。③肺门肺动脉搏动增强。④右心室增大，肺动脉压愈高，增大愈显著。

(2) 肺静脉高压：肺静脉压超过 1.3kPa(10mmHg) 即为肺静脉高压，一般超过 3.3kPa(25mmHg) 时则毛细血管内液体外渗而引起肺水肿。

（六）心血管造影的异常所见

观察心血管造影时，应注意各心腔、大血管和各瓣膜的形态、大小、位置和相互间的关系，包括心室流出道、心房与心室间隔等。注意有无狭窄、缺损和瓣口狭窄。对于大血管要观察其根部、行程、管腔大小和分支情况。例如，主动脉瘤可见动脉梭形扩张，主动脉缩窄可见局限性狭窄。对冠状动脉主要观察有无血管狭窄与闭塞以及受累分支和狭窄的范围与程度。

造影时还要分析心腔与大血管显影的顺序。因为心腔大血管结构异常时，可出现造影剂充盈顺序与时间上的异常：①不应显影的解剖部位显影，例如主动脉造影时，肺动脉显影。②提早显影，例如右心造影时，主动脉提早与肺动脉同期显影。③重复显影，例如某房、室或大血管显影后再次显影。这些表现代表两侧心房、心室间或主肺动脉间有沟通。④排空延迟，代表前进通道上有狭窄、梗阻，例如在肺动脉狭窄时，右心室排空延迟，表现为右心室显影时间延长。⑤反向充盈，代表瓣膜关闭不全，例如左心室造影时，左心房逆行充盈，说明二尖瓣有关闭不全，不能阻止血液反流。

四、心、大血管疾病 X 线表现与诊断

（一）风湿性心脏病

风湿性心脏病可分为急性或亚急性风湿性心脏病及慢性风湿性瓣膜病两大类。前者是风湿热的主要组成部分。X 线检查对其病原诊断帮助不大，后者则是风湿性瓣膜炎的后遗损害，为常见心脏病之一。多发生于 20 ~ 40 岁，女性略多。各个瓣膜均可损害，但以二尖瓣为常见，其次为主动脉瓣及三尖瓣，而肺动脉瓣少见。

1. 二尖瓣狭窄

三尖瓣狭窄的主要病理改变为瓣环瘢痕收缩，瓣叶增厚融合，瓣膜表面粗糙硬化，有小赘生物以及腱索缩短和黏连。二尖瓣狭窄时，左心房的血液进入左心室发生障碍，左心房内压力升高，左心房扩张和肥厚，并出现肺瘀血现象。长期的二尖瓣狭窄，使左心室内血流量减少，左心室及主动脉均可萎缩。

临床上轻度二尖瓣狭窄，症状不明显或主要为劳累后心悸。重度狭窄则可出现咯血、端坐呼吸、肝大、下肢水肿等。主要体征为心尖区舒张期隆隆样杂音，肺动脉瓣区第二音亢进。心电图有二尖瓣 P 波，常有心房颤动。超声心动图可显示二尖瓣前叶曲线在舒张期喷射下降速度减慢，二尖瓣前后叶的同向运动，左心房和右心室扩张，左心室不扩张但后壁运动幅度减低等表现，对诊断二尖瓣狭窄有重要的参考价值。

单纯二尖瓣狭窄 X 线表现为：①心脏增大，左心房和右心房增大，左心耳常明显增大；②主动脉球缩小，主要原因是左心室血液排出量减少，主动脉发育障碍或心和大血管向左旋转时，主动脉弓折叠；③左心室缩小，心尖位置上移，心左缘下段较平直；④二尖瓣瓣膜钙化，系直接征象；⑤肺瘀血和间质性水肿。上肺静脉扩张，下肺

静脉变细。有时还可见肺野内出现直径 $1 \sim 2mm$ 大小的颗粒状影，为含铁血黄素沉着。

二尖瓣狭窄只有在诊断困难，要考虑手术或介入治疗，需明确病变程度时，才进行造影检查。以左心房造影为宜。造影可见左心房腔扩大，心室舒张期二尖瓣呈圆顶状凸出，左心室腔呈部分充盈。造影剂通过狭窄的二尖瓣口呈窄带状影。

2. 二尖瓣关闭不全

二尖瓣病变中，约有一半是二尖瓣狭窄伴有二尖瓣关闭不全，而单纯二尖瓣关闭不全少见。

二尖瓣关闭不全，左心室收缩时，部分血液反流至左心房，使左心房血量增加而扩张。如左心房代偿功能不足，则肺瘀血很显著。左心房因为接受由肺循环回流的血液和由左心室反流的血液，负担加重而肥厚，严重时可发生左心衰竭。

轻度二尖瓣关闭不全患者可无症状，中度以上乏力和心悸，劳动时有呼吸困难，也可有咯血等。听诊心尖区有收缩期吹风样杂音，且可传导至腋中线。

X 线表现：二尖瓣回流较轻，心代偿功能良好时，心大小和形状无明显改变，仅见左心房和左心室轻度增大，当二尖瓣回流在中度以上，心肌代偿功能较差时，则左心房明显增大，在心室也增大，透视下可见左心室收缩时因瓣膜关闭不全而左心房有强烈的搏动。肺有瘀血，右心室亦可增大。主动脉球正常或略小。

左心室造影可见造影剂逆流入左心房。根据造影剂进入左心房的多少和左心房腔的大小可以估计关闭不全的程度。

（二）慢性肺源性心脏病

慢性肺源性心脏病是由于长期肺实质和肺血管的原发病变或严重的胸廓畸形所引起的心脏病。肺的原发疾病以慢性支气管炎为常见。有肺动脉高压或右心功能不全等表现，一般认为肺动脉高压的发生是由于肺部长期慢性病变引起广泛纤维化及肺气肿，肺血管床逐渐闭塞，使肺循环阻力增加所致。但是近年来则认为，缺氧所引起的肺小动脉痉挛较血管床的器质性闭塞和减少更为重要。肺动脉压力升高，使右心室肥厚和扩张或右心衰竭。

临床上有长期咳嗽、咳痰、咯血、哮喘和劳动时心悸、气喘等。体检有肺气肿和支气管炎体征，如轻度发绀，杵状指和干、湿性啰音，常有桶状胸，肺动脉区第二心音亢进，心电图示右心室肥厚和心肌劳损等改变。

X 线表现（图 2-15）为肺动脉高压和肺部慢性病变的改变：①肺动脉高压，常出现于心形态改变前之前。②右心室增大，心呈二尖瓣型，心胸比率大于正常者不多，部分病例心比正常为小，与肺气肿、膈低位等因素有关。左心室如增大则常为心力衰竭所致。右心房增大少见，常由于右心室压力增高，右心房排血困难所致，右心房不增大。③肺部慢性病变，有慢性支气管炎，广泛肺组织纤维化及肺气肿等表现。

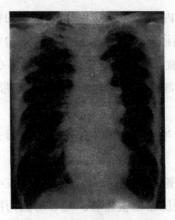

图 2-15　慢性肺源性心脏病

心呈二尖瓣型，右心室增大，肺动脉突出，但无左心耳增大。

肺动脉扩张，尤以右下肺动脉为明显，有肺门截断现象，说明有肺动脉高压。

肺纹理增强，肺透明度增加，膈平而低，说明有慢性支气管炎和肺气肿

（三）心包炎

心包炎是心包膜脏层和壁层的炎性病变，以结核性、风湿性、化脓性及病毒性为常见，尤以结核性最为常见。心包炎可分为干性和湿性两种。前者是心包脏、壁层出现以纤维蛋白为主的渗出物，使心表面粗糙而呈绒毛状，但 X 线无异常发现，后者则伴有积液。

1. 心包积液

心包积液的液体可为浆液性、浆液血性、血性、化脓性及乳糜性等。心包积液时，心包腔内压力升高，当达到一定程度时，便可压迫心脏，使心房和腔静脉压力升高，以至静脉回流受阻，同时，心室舒张及血液充盈亦受阻，心脏收缩期排血量减少，因而出现心包填塞症状。

临床上有发热、疲乏、心前区疼痛和心包填塞症状，如面色苍白、发绀、腹胀、水肿和端坐呼吸等。心界向两侧扩大、心音遥远、颈静脉怒张、静脉压升高、血压和脉压均降低。心电图示 T 波变低、平坦或倒置和低电压。超声心动图能做出诊断，且能测出积液的多少。

X 线表现，不论积液的性质和病原如何，都可以显示其共同特点：①心包积液在300mL 以下者，心影大小和形状可无明显改变，X 线难以发现。中等量积液，液体从心包囊最下部分向心两侧扩展，后前位可见心影两侧普遍增大，心缘正常弧度消失，心形状呈烧瓶状，如积液缓慢增多，则呈球形。②心包积液可使体静脉血液回流至右心房受阻，致使上腔静脉增宽。③由于心包在心底部的附着处高于心与大血管的交界下，增大的心影可以超过心、大血管交界处，增大的心影可以超过心、大血管交界以上，故使主动脉影缩短。④心缘搏动减弱或消失，而主动脉搏动则表现正常。⑤体静脉血液回流到右心房受阻，右心室排血量减少，因而肺纹理减少或不显。如合并左心衰竭，则有肺瘀血现象。

心包积液如吸收不彻底，可引起心包肥厚、黏连，并可逐渐发展成缩窄性心包炎。当诊断困难，考虑外科治疗时，可行造影检查。行腔静脉或右心房插管，造影应包括心腔充盈的全过程。造影表现为各心腔无扩张，但心腔周围组织影像普遍明显增厚。心内循环时间延长。腔静脉扩张。

2. 缩窄性心包炎

缩窄性包炎为心包脏、壁两层之间发生黏连，并形成坚实的纤维结缔组织，明显限制心的收缩和舒张活动。大多是由于急性心包炎未能及时有效治疗发展而来。增厚的心包如同盔甲，包裹在心脏上，厚度可达 1cm 以上，一般以心室面，包括膈面增厚、黏连为著，而心房和大血管根部较轻。

右心室受压，舒张受限，静脉回流到右心房被阻，引起静脉压升高、颈静脉与上腔静脉扩张、肝大、腹水和水肿等。左心室受压，舒张受限，在舒张期进入左心室的血量减少，导致左心房和肺静脉压升高。心排血量亦随之减少，造成脉压下降。当二尖瓣口部位被心包纤维瘢痕包绕时，可引起肺循环淤滞，左心房亦可增大。

临床症状主要为心悸、呼吸困难、颈静脉怒张、腹胀、肝大、腹水、面部和下肢水肿、血压偏低、脉压变小和静脉压升高。体征为心音减低，心界不大或稍增大。心电图示肢体导联 QRS 波群低电压，T 波变平或倒置和双峰 P 波。

X 线表现为：①心影大小正常或轻度增大，也可中度增大，增大的原因为心包增厚、心包腔内少量积液或心室舒张障碍，使右心房压力升高而出现右心房增大。②心包增厚黏连使两侧或一侧心缘变直，各弓影分界不清，心外形常呈三角形或近似三角形，亦可呈球或其他形状，有时由于右心房增大，使心右缘呈一个大弧，而心左缘则平直。③心搏动一般明显减弱或消失，但在心包增厚不显著的部位，心可局部膨大，搏动明显增强。④心包钙化是缩窄性心包炎的特征性表现，国内资料占缩窄性心包炎的 1.23% ～ 1.56%。钙化可呈蛋壳状、带状、斑片状或结节状等。钙化多分布于房室沟、右心房室的周围、右心室的胸骨面及膈面等处。其次为左心室除心尖以外的部位。一般，钙化不易在后前位上发现，切线位用高千伏摄影最有效，可选择侧位或斜位投照。⑤由于静脉压升高，而使上腔静脉扩张。⑥左心房压力增高时，出现肺瘀血现象。⑦胸膜增厚、黏连。缩窄性心包炎无需心血管造影检查。

（四）心肌病

侵犯心肌的病变统称为心肌病，病因有多种。可分为两大类：

(1) 原发性心肌病，病因不明，可分为三型，即扩张型、肥厚型和限制型（闭塞型）。扩张型最常见，病变主要侵犯心室，尤其是左心室，以心腔扩张为主；肥厚型，病变主要累及室间隔肌部及乳头肌，肥厚的肌部间隔可向两侧心室突出，使心室流出道变窄；限制型主要为心内膜增厚和心内膜下肌纤维化，侵犯心室流入道和心尖，心室壁明显增厚，心腔填塞。

(2) 继发性心肌病，为已知病因或合并其他疾病的心肌损害，是全身性疾病的一部分，包括各种感染所致的心肌炎、中毒、营养缺乏、代谢障碍、内分泌性疾病、结缔组织病、神经肌肉性疾病等，同时累及心脏。

临床上常有心悸、气促、胸痛、眩晕、心律失常及心力衰竭等症状。超声心动图可显示左心室流出道无狭窄以及室间隔和左心室后壁有无增厚，对诊断原发性肥厚型心肌病提供可靠的征象。

X 线表现 (图 2-16)，早期心大小和形状可以正常，以后心中度至高度增大，一般为双心室增大，但以左心室增大为显著，呈主动脉型；心搏动普遍减弱；肺血管纹理正常或增多，心力衰竭时，出现肺瘀血及间质性肺水肿；主动脉球一般不增大，有时因心排血量减少而缩小。继发性心肌病，病变好转后，心影恢复正常。

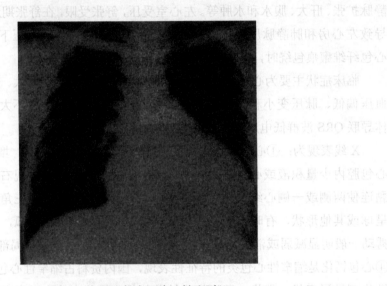

图 2-16 原发性心肌病（扩张型）

心明显增大，以向左侧增大明显，主动脉球较小，肺纹理正常

心血管造影对肥厚型心肌病有诊断价值，可明确心肌肥厚的部位、范围及程度，对治疗计划的制订与预后估计有较大帮助。应行左心室造影。造影可见由于肌部间隔肥厚所致左心室腔的倒圆锥状狭窄，心室腔变形，轮廓不整。

（五）先天性心脏病

先天性心脏病按其血液动力学改变，可分为左向右分流，右向左分流和无分流三类。临床上一般将其分为有发绀和无发绀两大类。X 线上则可根据肺血管表现分为肺血管纹理增多、肺血管纹理减少和肺血管纹理无明显改变三类。X 线检查是诊断先天性心脏病的一种重要方法，对于常见的先天性心脏病，普通 X 线检查，紧密联系临床资料，可做出较为正确的诊断。但普通 X 线检查，对于复杂的畸形毕竟有一定的限度，还须进一步作心导管检查和心血管造影，才能了解心内解剖结构及血液动力学改变。现以房间隔缺损和 Fallot 四联症为例，说明普通 X 线检查的诊断问题。

1. 房间隔缺损

房间隔缺损是成人最常见的先天性心脏病，女性多于男性。

根据缺损的部位，可分为第一孔（原发孔）型、第二孔（继发孔）型和其他类型。第二孔型多见，缺损多在卵圆孔，大小为 1～4cm。当有心房间隔缺损时，左心房的血液分流入右心房，因此右心房除接受体循环来的静脉血外，还接受左心房分流的动脉血，右心房、右心室及肺动脉内的血流量明显增加，引起右心房及右心室负担过重而肥厚、扩张。久之可出现肺动脉高压和右心衰竭，右心房内压力可接近或超过左心房的压力，出现双向分流甚至右向左的分流。第一孔型少见，缺损是由于心内膜垫发育障碍所引起，缺损位于房间隔下部，常伴有二尖瓣或三尖瓣裂缺，而产生瓣膜关闭不全。

临床上常有劳累后心悸、气促，易患呼吸道感染，无发绀，儿童症状不明显，多数在青年期才出现症状，心力衰竭常出现于 30 岁以后。体检在胸骨左缘第 2～3 肋间可听到收缩期吹风样杂音，无震颤，肺动脉瓣区第二音亢进、分裂。心电图显示右心室和右心房肥厚及右束支传导阻滞。

X 线表现，当缺损小，分流量少时，心大小和形状正常或改变不明显。缺损较大即有以下改变：①心呈二尖瓣型，常有中度增大；②右心房及右心室增大，尤以右心房显著增大为心房间隔缺损的主要特征性改变；③肺动脉段突出，搏动增强，肺门血管扩张，常有"肺门舞蹈"现象；④左心房一般不增大，第二孔型左心室和主动脉球变小，而第一孔型左心室增大；⑤肺充血，后期可出现肺动脉高压。

房间隔缺损只有在诊断困难，怀疑有心内膜垫缺损或并发其他畸形时，才行心血管造影。

2. Fallot 四联症

Fallot 四联症是发绀型先天性心脏病中最常见的一种，占 50% 以上，包括四肿畸形：肺动脉狭窄、室间隔缺损、主动脉骑跨和右心室肥厚，其中以肺动脉狭窄及室间隔缺损为主要畸形。系由于原始动脉干分为不均等的粗大主动脉和细小的肺动脉及心球发育障碍所致。肺动脉狭窄以右心室漏斗部狭窄为常见，其次为漏斗部及瓣膜部均狭窄。漏斗部狭窄多为肌肉肥厚呈管状或环状狭窄。室间隔缺损绝大多数在膜部，一般直径为 1～2.5cm。主动脉多数向前、向右方移位，骑跨于两心室之上，管径较粗大，为细小肺动脉的 3～4 倍。右心室肥厚继发于肺动脉狭窄。

临床上，患者发育一般迟缓，发绀出现早，大多数在 1 岁以内，有气促，喜蹲踞，杵状指趾和晕厥史。于胸骨左缘第 2～4 肋间可闻到较响亮的收缩期杂音，且可扪及震颤。肺动脉第二音减弱或消失，心电图显示右心室肥厚。

四联症分为三型，X 线表现如下：

(1) 常见型（图 2-17）：肺动脉狭窄较重，室间隔缺损较大，发绀明显。X 线表现为①心一般无明显增大，心尖圆钝、上翘呈羊鼻状，心腰凹陷，如有第三心室形成，则心腰平直或轻度隆起；②右心室增大；③左心室因血流量减少而缩小，左心房一般无改变，右心房由于回心血流增多及右心心室压力增高而有轻度到中度增大；④肺门缩小，肺野血管纹理纤细；⑤主动脉增宽，并向前、向右移位。

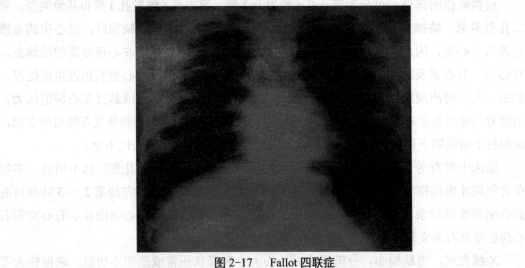

图 2-17　Fallot 四联症

心增大，心尖圆钝上翘，心腰平直，右心室增大，肺门缩小，肺纹理纤细，稀少

(2) 重型：肺动脉高度狭窄或闭锁，室间隔缺损较大，全部为右向左分流，出生后即出现发绀，与常见型相似，但更严重。心脏大多数有中度以上增大，右心室增大显著，肺门显著缩小甚至无明显肺动脉主干影，肺野有支气管动脉形成的网状侧支循环影。有时可见左上腔静脉或右位主动脉弓。

(3) 轻型 (无发绀型)：室间隔缺损较小，肺动脉狭窄较明显时，其 X 线表现与单纯肺动脉狭窄相似；室间隔缺损较大，肺动脉狭窄不明显时，X 线表现则与室间隔缺损相似。

心血管造影可明确四联症畸形及其程度，为手术治疗提供重要参考资料。以选择性右心室造影为宜。造影可见在右心室及肺动脉充盈显影的同期或稍后有左心室及主动脉的提早显影，代表心室水平的右向左分流和主动脉骑跨。室间隔缺损于侧位上显示，居主动脉瓣下方，常较大，升主动脉扩张。漏斗部狭窄多较长，呈管状，肺动脉瓣狭窄在心室收缩期呈鱼口状突向肺动脉。肺动脉干及左右分支常有不同程度的细小。右心室肥厚。右心房与腔静脉扩张。

第三节　超声心动图诊断

超声心动图是近年来发展起来的新型诊断技术。它利用雷达扫描技术和声波反射的特性,在荧光屏上显示超声波通过心各层结构时发生的反射,形成灰阶图像,借以观察心、大血管的形态结构和搏动状态,了解房室收缩、舒张与瓣膜的关闭和开放活动的规律,为临床提供具有重要价值的参考资料。由于对某些心脏病诊断的准确性高、重复性强、方法简单且无损伤和痛苦,而受到临床的欢迎和重视。

一、检查方法

超声心动图有以下三种检查方法:

二维超声心动图:能显示心、大血管的断面轮廓和各种结构空间关系的断面形态,大小、联结关系与活动状态,为断面灰阶图像。

脉冲多普勒超声心动图:观察血流的运动规律,确定血流紊乱的部位和方向。对于心间隔缺损、瓣膜的狭窄与关闭不全等具有较大的诊断价值。

造影超声波心动图:将超声检查用造影剂(锭氰蓝绿、双氧水、二氧化碳、碳酸氢钠+维生素C)经静脉或导管注射。由于造影剂在血液内产生微小气泡,致使超声波产生强烈的反射,形成云雾状影像,能观察各种心脏病的血液动力学改变,对临床诊断具有重大价值。

二、临床应用

超声心动图对下述心脏病有诊断价值:①心脏瓣膜病;二尖瓣狭窄和(或)关闭不全、二尖瓣脱垂;三尖瓣和主动脉瓣狭窄和(或)关闭不全。②心肌病变:心肌梗死特别是室壁瘤的发现;特发性心肌病,以心腔扩张为主的扩张型心肌病,以心壁增厚为主要表现的肥厚型心肌病。③先天性心脏病:能观察到房室间隔缺损、大血管转位和血液分流的情况。④其他:心包的增厚和积液,心脏内和心旁的肿瘤,如心内黏液瘤,心肌的肿瘤,心脏旁(纵隔)肿瘤等。

第四节　CT诊断

常规的CT设备由于扫描时间与成像时间长,虽然行心血管造影并CT扫描,心内结构也显示不清,因此,难于应用CT检查心、大血管。自从超高速CT设备和螺旋扫描技术问世以来,才使CT检查心、大血管成为可能。但仍需向血管内注射造影剂,才能行CT扫描。因此是比较复杂而又有一定痛苦和危险的方法,使心、大血管CT检查的应用仍然受到限制。

一、检查方法

常规胸部CT扫描,能显示心、大血管轮廓以及与纵隔内器官,组织的毗邻关系,对显示心包积液、增厚、钙化有一定帮助。

螺旋扫描与心血管造影并用可以得到心、大血管内腔的三维重建图像，能了解心、大血管腔内的情况和心血管壁的厚度等。

超高速CT扫描与心血管造影并用，可显示心、大血管内腔的变化，对诊断心、大血管内血栓、黏液瘤、瓣膜形态改变以及冠状动脉钙化有一定帮助。对冠状动脉钙化的发现优于MRI。此外，还可行心肌厚度、血流量和组织内灌注等的研究。由于扫描时间短，还可行心、大血管的动态观察。

二、临床应用

心、大血管的CT检查对下述疾病有一定的诊断价值：

①心包疾病：心包炎引起的心包积液，CT值一般在 12 ～ 40Hu，如果密度较高，表示心包积血或渗出液；如密度较低，则可为漏出液或淋巴液。心包增厚 (数毫米至 50mm) 或钙化为慢性心包炎表现，恶性肿瘤的心包积液为血性的，有时可见多个结节状影。②心脏肿瘤：心腔内肿瘤以良性居多，如黏液瘤，表现为心腔内软组织肿块；心壁的肿瘤如心肌肿瘤，罕见。③缺血性心肌病；心肌梗死。④特发性心肌病：心腔扩大为扩张型心肌病，心腔缩小和心壁增厚为肥厚型心肌病。另外对于先天性心脏病，如间隔缺损等和瓣膜病，如二尖瓣病变等也有一定诊断价值。

第五节 MRI 诊断

心、大血管MRI检查的优点是：①由于血流的流空效应，心大血管内腔呈黑的无信号区，与心血管壁的灰白信号形成良好的对比，能清楚地显示心内膜、瓣膜、心肌、心包和心包外脂肪；②MRI为无损伤性检查；③可从冠状面、矢状面、横断面以及斜面来显示心、大血管的层面形态。

一、检查方法

心、大血管是有搏动的运动器官，在MRI成像方面有特殊的要求：①心电门控或心电触发技术能够获得心动周期中预定点上的图像，同是也可作为检查中监视患者情况的一种手段；②成像序列，自旋回波为常规的脉冲序列。快速成像自旋回波序列对于心血管成像具有重要意义，能细致观察心肌收缩与舒张的变化，更准确地测量心功能；能观察瓣膜的功能状态和心内血液分流情况；能鉴别血管和含气的空腔、血流和血栓。

心、大血管的磁共振信号，在常规自旋回波序列中，由于血液的流空效应，其内腔呈黑的无信号或极低信号区，而心肌、血管壁呈灰的低信号 (表 2-2)。

表 2-2　心、大血管信号强度特征

组织	T₁WI	质子密度	T₂WI
流动血液	黑	黑	黑
大血管壁	黑灰	灰	灰
心肌	灰	灰	灰白
心包	灰	灰	灰白
心包脂肪	白	白	白灰

　　在横断面图像上能显示房室间隔、房室壁之前后部、乳头肌和腱索，有时可见右冠状动脉主干；冠状面图像上能显示右心房、右心室、左心室侧壁、部分心室间隔、升主动脉、主动脉弓、头臂动脉、肺动脉主干及左右肺动脉，上下腔静脉进入右心房，有时可见左冠状动脉主干。矢状面图像，能显示心脏，主动脉的升、弓、降部和肺动脉主干。斜面图像上，可显示房室壁的厚度和心脏各房室的大小和房室间隔。

　　在快速成像序列，心、大血管的血流呈白的高信号，心肌为中等弱信号，瓣膜信号较心肌信号稍低。

二、临床应用

　　MRI 是无创伤性检查方法，对下述疾病有诊断价值：①大血管病：主动脉夹层动脉瘤，能显示真假腔和内膜片；主动脉瘤，可见主动脉腔扩大，壁薄及瘤内血栓；主动脉的异常，如缩窄和扩张以及腔静脉的狭窄和梗阻。②先天性心脏病：房室间隔缺损、主动脉缩窄、动脉导管未闭和复杂性先天性心脏病。③心肌病变：心肌梗死、室壁瘤、瘤内血栓形成、特发性心肌病。④心脏肿瘤：良性黏液瘤、恶性纤维组织细胞瘤、血管肉瘤和肌肉瘤等。⑤心包病变：心包积液，心包肥厚和心包肿瘤等。

第三章 乳腺疾病影像

第一节 乳腺癌的 X 线诊断征象

X 线摄影是乳腺最基本的检查手段，常用于中老年女性的乳腺癌筛查及病灶复查。乳腺癌可形成肿块，也容易在导管内形成钙化。钙化的形态和分布对鉴别良恶性肿瘤有重要意义，恶性钙化范围对决定是查采取保乳手术十分重要。而在所有影像检查中 X 线是唯一能发现细小钙化，显示其范围、形态及分布特点，从而进行定性和分类的影像手段。与超声相比，乳腺 X 线摄影覆盖范围广，且能两侧对比观察，可重复性高，可对疑似病变进行对比监测。乳腺 X 线诊断的关键是发现钙化、肿块及其他异常征象，根据病灶的形态、密度、伴随征象及进展速度综合分析、判断。

一、乳腺癌直接及间接 X 线征象

（一）直接征象

1. 不规则和分叶肿块

肿块边缘突起 ≥ 3 个，无论病灶主体形态呈圆形或类圆形时都为不规则形。BI-RADS2013 去除了分叶状肿块的影像术语，但分叶征对良、恶性肿块的鉴别仍然有价值，小分叶及深分叶多见于恶性肿瘤，浅分叶多见于良性肿瘤 (图 3-1)。

2. 高密度

肿块肿块密度与周围腺体比较呈高密度，乳腺癌 80% 为高密度肿块。

3. 肿块周围毛刺

肿块周围毛刺是肯定的恶性征象，当明显毛刺病灶中央缺乏肿块时可能是放射瘢痕，也可能是腺病。

4. 模糊肿块

肿块周围边界不清，提示浸润性生长的恶性特征，有时受病灶周围腺体的遮盖，钼靶对肿块边缘评估有一定限度，不及超声及 MRI。

5. 肿块周围不规则透亮环

肿块与周围组织之间有一层较厚的透亮与良性肿瘤边缘锐利的透亮线形成对比。

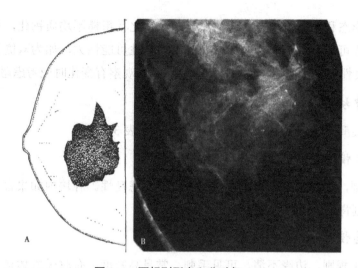

图 3-1　不规则形态和分叶征

乳腺肿块形态不规则，边缘可见角状突起；A. 线条图；B. X 线图

（二）间接征象

1. 腺体变形

肿块有一定占位效应和收缩效应，能造成周围腺体扭曲变腺体表面可膨隆或凹陷。

2. 乳房变形

肿瘤累及乳房悬韧带、皮肤，淋巴管，或引起间质水肿时，患侧乳房会发生局部或整体形态改变。

3. 乳头凹陷

及大导管征乳晕后区乳腺大导管受侵犯时常牵拉乳头造成乳头凹陷。

4. 乳晕及乳房皮肤增厚

皮肤厚度超过 2mm 提示增厚。当乳腺间质淋巴水肿或癌性淋巴管炎时常造成乳房密度普遍增高，皮下脂肪层浑浊及乳腺皮肤增厚。

5. 腋下淋巴结肿大

腋下淋巴结形态饱满、边缘模糊、密度增高、淋巴结门消失均提示异常，如同侧乳腺有恶性征象，则高度提示腋下淋巴结转移。

二、钙化征象

钙化常常是乳腺癌的唯一早期征象，特别是对于致密腺体型乳腺、等密度肿块、模糊肿块、小肿块和仅有导管原位癌的患者。诊断上需区分典型良性钙化、可疑及恶性钙化。

观察钙化首先分析钙化形态，然后看钙化分布。一般来说，分布表浅、双侧、弥漫、形态一致、较粗大、中空的钙化多为良性钙化。恶性钙化与腺体及导管相关，多一侧或局灶，细小，多形，分布较集中，可沿导管分布，也可呈簇状或区域分布。

钙化的形态和分布要综合考虑，如无定性钙化及粗糙不均质钙化，呈单发簇状分布时应考虑恶性可能，呈多灶或区域分布时考虑良性可能性大，如为双侧弥漫分布则考虑良性钙化。良性钙化长期随访稳定，可疑钙化动态观察有变化时应考虑恶性钙化可能。

三、肿块征象

乳腺肿块重点观察肿块的形态、边缘、密度（表 3-1）。

（一）良性肿块

形态规则，边界清楚，密度较低的肿块多考虑良性。肿块内如果含低密度脂肪、爆米花样钙化则肯定为良性。

（二）恶性肿块

形态多不规则，边缘不清，可见毛刺，常呈高密度。有时受腺体遮盖肿块观察不清时需局部加压。肿块判断还应结合其他间接征象，如是否合并钙化（需判断钙化类型）、周围结构扭曲、腺体牵拉变形，皮肤凹陷，皮肤增厚，乳头及乳晕增厚、凹陷，皮下脂肪层浑浊，乳腺血管增多、腋下淋巴结肿大。

表 3-1　良恶性肿块鉴别的直接与间接征象

	良性肿块	恶性肿块
形状	卵圆形、圆形	卵圆形、圆形、不规则形
边缘	清楚	模糊、小分叶、毛刺
密度	脂肪、低、等	等、高
合并钙化	良性钙化	可疑和恶性钙化
皮肤增厚	合并炎症可有	累及皮肤可有
皮肤-乳头凹陷	无	累及皮肤/乳头可有
小梁增厚	心力衰竭、放疗史可有	广泛淋巴道浸润及间质水肿可有
腋窝淋巴结大	反应性增生可有	腋下淋巴结侵犯可有
周围结构扭曲	无	常合并

四、腺体不对称

两侧乳腺纤维腺体分布不对称时，应对比两个正交体位，只在一个投照位显示的不对称常由纤维腺体组织重叠形成。球形不对称一般两个投照位均显示，范围常超过一个象限，常为正常变异，可结合临床触诊，如触不到病灶则考虑随访复查。局部不对称，应局部加压进一步明确病灶的存在，如仍可见则需超声进一步检查。新发不对称灶，或不对称较前片增大，均提示恶性可能，其阳性预测值约 15%，属于 BI-RADS4B，需 X

线引导下活检 (图 3-2)。

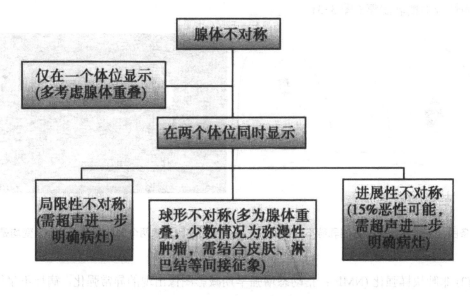

图 3-2　腺体不对称的分类及诊断

五、腺体结构扭曲

乳腺实质扭曲，由一个中心向四周放射状分布的线性或毛刺，鉴别诊断包括继发于创伤和手术后的瘢痕、放射状瘢痕和癌，当一个肿块合并周围组织结构扭曲时则提示恶性肿瘤。因此排除创伤和手术后的结构扭曲应视为可疑恶性，需活检进一步明确。

乳腺癌常多个征象并存，合并征象能明显提高乳腺癌诊断的阳性率，并提示乳腺病灶的侵犯范围，如恶性钙化可合并肿块、结构扭曲和不对称致密，X 线显示病灶范围往往大于超声，但超声对引导侵袭性部分的活检优于 X 线。MRI 对肿瘤范围的评估则较 X 线和超声更准确，能同时显示肿块和导管内癌，并能全面评估淋巴结情况，因此对于临床分期、治疗决策及疗效评估 MRI 优于 X 线及超声检查。

第二节　乳腺癌的 MRI 诊断征象

MRI 对软组织具有良好分辨率，克服了乳腺 X 线的不足，对浸润性乳腺癌的敏感性94%～ 100%，可及时发现隐匿性病变，并能明确癌灶的多灶性和多中心性，客观评价肿瘤的范围、腋窝淋巴结状态，而乳腺 X 线和超声常低估肿瘤的浸润范围和数目。乳腺动态增强 MRI 主要从病灶的形态和强化方式两方面鉴别乳腺良恶性病变，病变的形态学表现与乳腺 X 线表现基本一致，病变的范围、数目及周围浸润在强化后得以更好地显示，使 MRI 诊断敏感度大为提高。

(1) MRI 额外检出病灶：MRI 对乳腺 X 线或超声怀疑的乳腺癌进一步评价时，另外检出病灶或对侧乳腺癌 (图 3-3)。

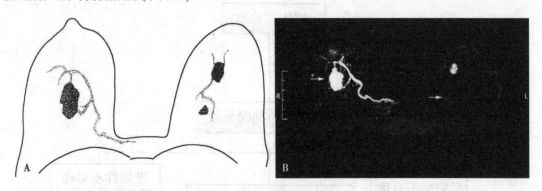

图 3-3　MRI 额外检出病灶

A. 线条图，三个病灶；B. 右侧乳腺不规则肿块，额外检出左侧乳腺两个肿块病理：三个病变均是浸润性癌

(2) 非肿块样强化 (NME)：指动态增强早期减影图像出现的异常强化，病灶不呈肿块，内夹杂正常腺体组织，无占位效应，没有期确的边缘，在 3D 图像，病灶强化的范围、分布与乳腺导管走行一致。

(3) 环形强化 (RE)：因为肿块内部坏死，出现边缘强化，内部不强化或轻度强化，内壁不光整。

(4) 环簇样强化：多发小环形强化病灶聚集，仅在动态增强早期减影图像显示，在增强后期，可被强化的腺体实质背景掩盖。代表肿瘤侵袭性强，瘤灶中央坏死伴周围丰富的肿瘤血管形成。

(5) 边缘毛刺 (SM)：肿块边缘向周围腺体浸润性生长，形成多个尖角。

(6) 动态增强呈廓清型：信号强度在起始 90 秒后或曲线走向开始变化时出现下降，即信号强度在起始上升后随即下降，是乳腺癌动态增强的主要血流动力学特征，病变对 Gd-DTPA 的快速廓清是由于肿瘤血管网中动静脉瘘造成的 (图 3-4)。

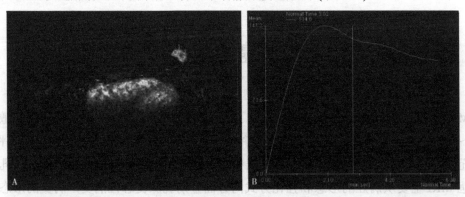

图 3-4　动态增强呈廓清型

A. 左侧乳腺肿块 MRI 横断面图；B. 动态增强曲线示增强早期迅速强化达到峰值，随即强化程度明显下降

(7) 中心强化：注射造影剂后，肿块内部出现强化。

(8) 分叶状肿块 (LM)：肿块表面呈波浪状，良、恶性病变均可出现边缘分叶，但乳腺癌边缘分叶会连续出现两个或更多，而且分叶的凹陷会呈锐角。

(9) 不均匀强化 (HE)：肿块内呈颗粒样混合强化，可以相互融合或彼此孤立存在。

(10) ADC 值低：弥散加权成像 (DWI) 是利用水分子不规则随机运动 (即布朗运动) 成像的一种功能学影像检查方法，其可以从分子水平检测并反映活体组织的空间组成信号、病理生理状态下组成成分之间水分子交换的功能状态，是目前唯一可以检测活体组织含水量改变形态学及病理学早期改变的功能成像方法。在活体生物组织内，生物组织的 ADC 值主要受水分子扩散和血液灌注两种因素影响，而影响水分子扩散的因素为细胞间隙、生物膜结构的限制和大分子对水分子的吸附作用。由于肿瘤细胞生长旺盛，密度升高，细胞间隙减少，细胞核 / 液比例的增高，因此肿瘤组织对水分子扩散的限制增强，在扩散加权成像图像上乳腺恶性病变组均呈明亮高信号，明显高于良性病变组，在 ADC 图上乳腺癌呈低信号，良性病变呈高信号。

(11) 线样强化 (LE)：指在增强减影图像病灶呈线样排列，自乳头后方向胸壁走向，在横轴位和矢状位均呈线样走行，线样强化提示导管所属分支的病变异常强化。

第三节　乳腺超声应用解剖及正常声像图

一、乳腺的超声应用解剖

乳腺由皮肤、腺体、脂肪和结缔组织等构成。腺体被结缔组织分割成 15 ～ 20 个腺叶，每一腺叶又分成许多小叶，每一小叶由 10 ～ 15 个腺泡组成。

每个乳腺叶有一个单独的输乳管，以乳头为中心呈放射状排列，在近乳头附近膨大为输乳管窦，末端开口于乳头的输乳孔。脂肪组织包于乳腺周围，称脂肪囊，由乳房悬韧带 (Cooper 韧带) 固定于浅筋膜的深浅层之间。有些人的乳腺外上部常有一突出部分伸入腋窝，称腋突，在乳腺检查时应注意。

乳房的血液供应，内侧有乳内动脉和肋间动脉的穿支，同时有乳内静脉伴行；外侧由腋动脉的分支供给。

二、乳腺的发育和生理过程

乳腺的发育和生理变化始终受控于体内性激素的水平，所以体内性激素平衡的紊乱可导致乳腺的病理改变。

女性乳房从青春发育到老年萎缩共分为五期：

（一）青春期

乳腺在雌激素作用下，导管和间质增生，导管扩张，分支增加，最后形成小叶。此时腺体层增厚、致密，脂肪相对较少。

（二）性成熟期

在雌激素和孕激素作用下，腺体的形态和组织学结构随月经周期呈周期性变化，分三个阶段：

1. 增生期

相当于子宫内膜增生后期，在雌激素作用下，乳腺导管延伸，管腔扩张，导管上皮增生、肥大，小叶内间质开始变得疏松、水肿，并出现淋巴细胞浸润。

2. 分泌期

随着孕激素增加，乳腺小叶扩大，小叶内末梢导管上皮细胞增生、肥大，有分泌现象，小叶内间质明显水肿、血管增多、扩张充血并伴有淋巴细胞浸润，至月经前期达高峰。乳腺变大，紧张而较坚实。

3. 月经期

由于生理内分泌改变，乳腺导管及小叶呈明显退化复原，导管上皮萎缩脱落，小叶及末梢导管变小，间质致密，乳腺体积变小，变软。

（三）妊娠期

妊娠早期乳腺小管增大、增多，腺泡亦增多，导管扩张。妊娠后期除腺体导管扩张外，腺泡细胞开始有分泌活动，管腔内有分泌物。

（四）哺乳期

乳腺受泌乳素影响，小叶内腺体大量增多，管腔明显增大，腺泡的大锥体形上皮细胞（初乳细胞）的半球形顶端胞浆断裂脱落，进入管腔形成乳汁。

（五）绝经期

乳腺腺体逐渐萎缩变薄，脂肪相对增多，是雌激素分泌减少所致。

三、乳腺正常声像图

正常成年女性乳腺声像图由浅入深依次为：

（一）皮肤

呈强回声带，厚 2～3mm，边界光滑整齐。

（二）浅筋膜和皮下脂肪

浅筋膜呈线状高回声，脂肪组织呈低回声，其内见细条样强回声。

（三）乳腺腺体

因人而异，厚薄不一，老年人可萎缩为仅 3mm，回声强弱相间，排列较整齐。库柏

(Cooper) 韧带表现为线状强回声。乳腺腺体层内脂肪组织勿误认为肿块，旋转探头可见与皮下脂肪相连，但有时与肿块仍不易鉴别（图 3-5）。绝大多数女性乳腺不显示导管的管壁和管腔暗区，仅在妊娠晚期和哺乳期见到扩张的导管呈管状暗区，管壁呈细的双线样较强回声。

（四）乳腺后间隙

浅筋膜深层与胸肌筋膜构成乳腺后间隙，超声断面呈线状或带状低回声。

（五）胸肌及肋骨

胸肌为均质弱回声，可见肌纤维纹理。肋骨为弧形强回声，其后方伴有声影，肋软骨为均质低回声。

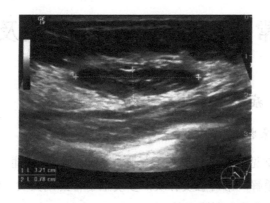

图 3-5 乳腺腺体层内脂肪组织，内见细条样强回声

第四节 乳腺超声检查仪器条件及检查技巧

一、仪器及检查方法

常规选用高频线阵探头，探头频率 7 ～ 13MHz。选择乳腺预设定条件，适当调节深浅度、频率、时间增益补偿 (TGC)、壁滤波、取样门等。

二、检查技巧

检查前一般无须特殊准备，患者取仰卧位或侧卧位，充分暴露双侧乳房、腋窝，采用纵切、横切、放射状、反放射状、旋转、斜切等方法全面扫查，扫查顺序自行决定。前提是不要漏检。

检查技巧：

(1) 充分暴露乳腺、腋窝。检查完全，尤其尾叶、边缘处、乳头处。

(2) 探头不宜加压，若腺体组织松弛出现衰减，可适当加压，适当加压和移动探头可消除 Cooper 韧带的形成的声影干扰。

(3) 根据患者胖瘦、病灶深浅、大小调节深浅度、频率、局部放大。彩色增益不能太大，以不出现噪声为准。时间增益补偿 (TGC)：快速衰减的组织需要陡的曲线，脂肪需要平缓的曲线，腺体需要陡的曲线。聚焦放在病变深层包括病变区。

(4) 可疑处要前后移动探头并至少旋转 90° 排除脂肪的可能。对小病灶、活动度大的、与周围组织对比差的，应结合触诊。实性肿物周边伴晕环者，测量其径线应包括肿物的外缘。注意观察前后脂肪层、Cooper 韧带是否有病变。

(5) 对怀疑恶性病灶的患者，需扫查腋窝及胸骨旁评估肿大淋巴结。

第五节　常见乳腺疾病的超声表现及鉴别诊断

一、乳腺增生症

（一）病理和临床特点

乳腺增生症是最常见的良性乳腺疾病，临床表现为乳房胀痛，与月经周期有关，经前加重、月经后疼痛缓解，常可触及肿块，多发生于育龄期妇女，绝经后少见，30 ～ 40 岁妇女发病高峰，约占乳腺专科患者的 50% ～ 70%。

据文献乳腺增生性疾病的病理基础分为三型：

1. 乳腺组织增生型

此型为早期轻微的病变，表现为小叶间质纤维组织增生，与小叶间质结缔组织融合，小导管轻度扩张。

2. 囊肿病型

要是由小叶小管和末梢导管高度扩张而成。囊肿的体积可大可小，小的直径仅 0.5 毫米，大的直径可达数厘米。

3. 腺病型

此型是小叶、小管、末梢导管与结缔组织均有不同程度的增生。小叶内除末梢导管和管泡进一步增生外，纤维组织也有不同程度的增生，按二者增生比例不同构成腺病、纤维腺病、腺纤维瘤。腺管增生明显，纤维量少，形成腺病；纤维组织增生较多，但仍以腺管增生居多，则为纤维腺病；以纤维组织增生居多，腺管增生不显著时，则为腺纤维瘤。

（二）检查技巧

(1) 乳腺增生患者往往有较明显的临床症状，如月经前期乳房胀痛，月经后症状缓解，诊断时结合临床表现。

(2) 触诊乳房质韧、有结节感，有时有压痛，而探头在此部位可不显示明确肿块图像。

(3) 超声检查发现异常回声区，应多切面观察其大小、部位、边界，有无包膜，内部回声，彩色血流信号的多少及其分布情况。频谱多普勒记录收缩期峰值血流速度、阻力指数。并探查相应侧的腋窝，注意淋巴结情况。

(4) 从声像图上不能鉴别时，不能轻易下乳腺增生症的诊断，应建议病理活检确诊。

（三）超声表现

乳腺增生症按其不同的超声声像表现分为下列四种主要类型：

1. 单纯增生型

表现为乳腺腺体不同程度增厚，结构紊乱，纹理粗细不均匀，腺体层回声强弱相间，可见散在或弥散分布的形态欠规则、边界欠清晰、大小不一的低回声区与稍高回声区相间，呈现"豹纹征"声像改变。可伴有钙化灶，钙化为较粗大沙砾状、杆状或小弧状，分布于乳腺局部，也可弥散分布于整个乳腺，其内未见彩色血流信号或少许点状彩色血流信号，无明显囊肿及结节。

2. 囊性增生型

表现为乳腺组织回声增粗、增强，较杂乱，腺体内可见散在大小不等的圆形或椭圆形囊状无回声或长条形管状无回声区（图3-6），边界清晰，壁薄光滑，透声好，内部偶见分隔回声带，也可有少许点状回声，内部无明显彩色血流信号。

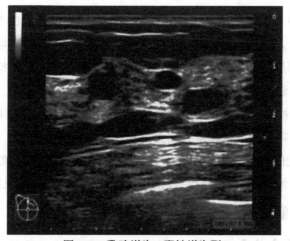

图3-6 乳腺增生（囊性增生型）

乳腺腺体内可见散在大小不等的无回声区

3. 腺瘤样增生型

多见于纤维腺病型，表现为乳腺腺体内单个或数个低回声结节，呈椭圆形或梭形，部分呈分叶状，边界尚清晰或欠清晰，无包膜回声，无伪足样向周围浸润，内部回声欠均匀，后方有轻度回声增强，内部可见较丰富的血流信号。

4. 混合型

表现为单侧或双侧乳腺腺体内两种或两种以上表现形式不同程度并存。既有囊性，又有实性或回声紊乱的单纯增生改变。上述几种最常见的是多发微小囊肿并存局限性回声减弱或实性低回声小肿块。

（四）鉴别诊断

1. 与乳腺癌鉴别

(1) 乳腺增生伴上皮瘤样增生或早期腺纤维瘤形成，可表现为边缘不规则低回声区，无边界、无包膜，但很少出现周围组织浸润、扭曲变形的征象，纵横比多小于 0.77。乳腺癌肿块多呈低回声后方伴声衰减，边界不光滑，呈毛刺状或蟹足状，早期向前方侵入 Cooper 韧带，晚期向后方侵及胸肌筋膜，纵横比常大于 0.77。

(2) 钙化：癌肿多伴有沙砾样钙化，后方无声影，量较多，表现为多发散在或呈簇状分布。乳腺增生伴砂粒样钙化少见，多数为粗大点状、杆状或小弧状。

(3) 乳腺增生性疾病血供常不丰富，而乳腺癌大都较丰富。

2. 与乳腺纤维腺瘤鉴别

纤维瘤常为圆形或椭圆形，内部回声呈均匀或不均匀的低回声，但往往能见到较完整的包膜回声及侧壁声影，这是因为良性肿块缓慢生长对周围组织压迫所致，用探头加压常见到肿块与周围组织有逆向运动，而增生的肿块见不到包膜，位置固定，加压易变形。

（五）点评

乳腺增生症超声表现复杂，临床触及的结节与超声检出常存在不一致性。由于乳腺当腺体增生程度不一，导致腺体厚薄不均，软硬不一时，造成临床触诊有结节感，此时声像图仅显示为局部腺体增厚，内部却无明显的结节边界，故超声检查可以帮助排除临床触诊的此类肿块，避免了部分患者仅因增生而行手术切除。

相反，当声像图所显示的病灶为小叶增生、上皮增生或局部导管增生，质地较软时，临床常不易被临床医师所触及。超声对此类患者为临床提供诊断。

对于出现钙化灶的部位，应仔细观察钙化的形态、数量，并观察该区域有无实质性低回声区及其内部血流情况，必要时结合钼靶及磁共振检查，以避免误诊。

二、乳汁潴留囊肿

（一）病理和临床特点

乳汁潴留囊肿，又称乳汁淤积症，多见于哺乳期或哺乳后的妇女，一般为单侧，多因乳腺结构不良、炎症或其他原因引起乳腺的腺叶的导管系统排泄受阻，乳汁排出不畅而滞留在导管内，局部导管扩张而形成囊肿。乳汁潴留容易导致感染，形成急性乳腺炎、乳腺脓肿，不继发感染可长期存在。病变多位于乳腺周围区，呈圆形或椭圆形，囊性，一般直径 1 ～ 4cm，境界清楚，可移动，一般不与皮肤粘连。早期囊壁薄而光滑，囊内容物为稀薄的乳汁；晚期则囊壁变厚，囊内容物变黏稠呈乳酪样，可出现钙化，囊肿变硬。镜下囊壁由薄层纤维组织构成，囊内为粉染的无定形物质和初乳样细胞，囊壁周围可见多量淋巴细胞和浆细胞浸润，见小导管扩张及哺乳期乳腺小叶。

（二）检查技巧

扫查时探头加压，可见密集点状回声飘动；病变呈高回声时，挤压病变，有时可见与导管分离；仔细观察病变边界是否清楚，内部有无血流，利于与高回声乳腺癌及纤维腺瘤的鉴别。

（三）超声表现

(1) 乳汁潴留囊肿的肿块边界较清楚，形态较规则，多位于乳晕区以外。

(2) 内部回声依积乳时间不同而表现不同。乳汁稀薄时呈液性回声，振动探头或变动体位可有低回声流动；水分较少时，均质细密的中等回声或稍强回声；水分完全吸收后，肿块内呈奶酪样，表现为强回声，亦可出现粗大钙化灶。

(3) 囊内无血流，周边可有点状血流。

(4) 副乳腺亦可出现此病变。

（四）鉴别诊断

(1) 乳腺脓肿患者多有红肿疼痛症状、病灶周边出现水肿表现，穿刺可明确诊断。

(2) 乳腺囊性增生症多发生在外周，见多个液性回声。稀薄的积乳囊肿多发生在哺乳期可帮助鉴别，两者混合存在时不易鉴别。

(3) 纤维腺瘤、乳腺癌、纤维腺瘤一般内部可探及血流。极低回声乳腺癌内部未见明显血流时与积乳囊肿不易鉴别，后者处在哺乳期可帮助鉴别，不易鉴别时建议穿刺活检。

（五）点评

发生在哺乳期或刚哺乳后，哺乳期间曾患过乳腺炎或哺乳障碍者，乳汁稀薄时容易诊断，停止哺乳时间久者不易诊断。彩色多普勒或超声造影内部未见明显血流对诊断帮助较大。增强 MRIT1WI 上呈等高信号，T2WI 上呈高信号，动态增强序列囊肿无强化，或边缘轻度环形强化，诊断较容易。

三、乳腺炎性疾病

（一）乳腺炎

1. 病理和临床特点

急性乳腺炎是乳腺的急性化脓性感染，多发生于哺乳期，产后 3～4 周，尤其是初产妇。

临床上初期表现为乳房胀痛、皮温高、压痛，可出现边界不清的硬结，继而出现红（亮红）、肿、热、痛及痛性肿块；局部组织发生坏死、液化形成脓肿，可有波动感，并可出现腋窝淋巴结肿大、疼痛和压痛，可伴寒战、高热，白细胞增高等。浅表的脓肿波动感明显，常可自行穿破皮肤；深部的脓肿波动感不明显，而疼痛较明显，脓肿可向后穿破到疏松的乳腺后间隙，形成巨大的乳腺后间隙脓肿；未予引流的脓肿可穿破腺叶间组织进入其他腺叶，形成哑铃状脓肿或多发性脓肿。乳腺大导管受累，可能出现脓性乳汁或乳瘘。

2. 检查技巧

扫查到病变处，仔细观察询问有无红肿疼痛，超声图像上有否密集点状回声，探头加压是否流动。腋窝淋巴结是否疼痛。

3. 超声表现

(1) 早期声像图无明显表现。

(2) 肿块部位回声渐低，血流增多。

(3) 如形成脓肿，表现为内部不均质的液性回声，形态不规则，边缘回声增强，内部血流不明显，周边血流稍增多，为低阻频谱。

(4) 腋窝淋巴结炎性肿大。

4. 鉴别诊断

(1) 乳腺癌根据病史、体征较容易鉴别。炎性乳癌可表现为极低回声，类似脓肿，但炎性乳癌皮肤多为暗红，肿块内部或周边有时可探及高阻频谱，整个乳房皮下水肿，伴有腋窝淋巴结转移可助鉴别。

(2) 乳腺囊肿边界光滑、壁薄，内部均质的液性回声。

(3) 积乳囊肿界清，内部无血流，周边血流不增加。不能确定是积乳囊肿还是脓肿时，在超声导向下穿刺即可明确诊断。

(4) 乳汁淤积回声稍高，内无正常乳腺导管结构，血流不明显，临床触诊有包块，疼痛，皮肤不红肿、血常规不高。

5. 点评

急性乳腺炎、乳腺脓肿根据产后哺乳期病史、红肿疼痛、血常规、超声表现较容易诊断，脓肿形成后，临床可以穿刺治疗，效果较好。

(二) 导管扩张症 (MDE)、浆细胞性乳腺炎

1. 病理和临床表现

导管扩张症、导管周围炎和浆细胞性乳腺炎的概念目前认识尚不统一，多数认为导管扩张症又叫导管周围性乳腺炎，是由多种原因引起乳腺导管阻塞，导致导管内脂性物质溢出管外，引起周围乳腺组织的化学性炎症，为非细菌性炎症。管壁炎性细胞浸润和纤维组织增生，炎性细胞以浆细胞为主，故谓浆细胞性乳腺炎。多数文献认为浆炎多发于 30 ～ 40 岁经产妇，非哺乳期妇女，其次为绝经后妇女。病因尚不确切。可能与以下因素有关：乳头畸形或发育不良、哺乳障碍、外伤、炎症、内分泌失调，乳腺退行性改变及自身免疫功能障碍等。主要临床表现为乳头溢液 (脓性或浆液性) 和乳房肿块、乳房疼痛、乳头内陷和局部皮肤粘连甚至橘皮样改变。应用抗生素治疗效果不佳。

根据临床过程分为二期：

(1) 急性期：表现为急性化脓性乳腺炎，但常无发热和血常规增高，一般抗感染治疗难奏效，诊断较为容易。

(2) 亚急性期：逐渐出现乳腺肿块，微痛或无痛，皮肤无明显红肿，肿块边界可能比较清楚，无发热史。此型常被误诊为乳腺癌。

(3) 慢性期：乳腺肿块或乳管瘘，前者容易与乳腺癌相混淆，常有乳腺反复炎症及疼痛史，部分患者可有乳腺脓肿手术引流史，且多为乳晕附近脓肿。瘘管多与乳头下大乳管相通，经久不愈，反复流脓。病理上表现乳晕下病变局部有导管扩张，内含脂质或混浊的坏死物，如炎症反复发作，病灶内纤维增生和纤维化，则质地较硬。伴有脓肿形成时，断面可见脓腔及脓液，周围可有脓肿壁形成。

2. 检查技巧

扫查时注意病变的部位，是否位于乳头附近，乳头有无凹陷、畸形、病变处导管有否扩张、病变与大导管的关系，病变周边有无水肿反应，右手持探头，左手按压，病变处是否有流动感，仔细询问哺乳情况、有否溢液，有无红肿疼痛。

3. 超声表现

(1) 导管扩张症、浆细胞性乳腺炎概念目前尚不统一，炎性病变图像复杂多变，参考有关文献，分为 4 型：

①Ⅰ型：导管扩张型，乳晕处大导管扩张。

②Ⅱ型：与导管关系密切的囊、实性团块回声。

③Ⅲ型：周边有弱回声带的稍高或不均匀回声包块。

④Ⅳ型：部分或者完全液化的脓肿样回声，部分伴有瘘管形成。

(2) 肿块较浅表，常突破脂肪层到达皮肤，可形成窦道。

(3) 炎性病灶多界不清，纵横比小于 1，一个象限内可有多处病灶，可互通，炎性病灶周围组织常见水肿反应。

(4) 彩色多普勒：血流稍丰富或周边少量血流或未见明显血流。阻力指数为低阻型，约 0.60±0.07。

(5) 腋窝淋巴结炎性肿大。

4. 鉴别诊断

(1) 急性乳腺炎：无明显导管扩张，产后哺乳病史，血常规常增高，可帮助诊断。

(2) 导管内乳头状瘤：受累导管多为一条，导管内实性回声，可见血流，乳管镜可帮助鉴别。

(3) 乳腺囊性增生：乳腺导管扩张症以乳晕区大导管病变为主，而囊性增生病灶多位于外周。

(4) 与乳腺癌鉴别：癌多纵横比大于 1，阻力指数可大于 0.72；炎性乳癌皮肤暗红，整个乳房皮下组织水肿，腋窝淋巴结图像特征有时可帮助鉴别。对于炎性病灶的小强回声光点，可能为黏稠脓液伴纤维组织增生或脂质，须与癌肿的微钙化鉴别，钼靶有助于鉴别。

(5) 病灶呈脓肿反复破溃或慢性瘘管，需与乳腺结核鉴别。乳腺结核好发于 20～40 岁的中青年女性。多继发于肺、淋巴结及肋骨结核，原发于乳腺者较少，穿刺见典型的结核结节，中央为干酪样坏死区，超声表现为炎性病灶，未见明显的导管扩张。

（三）肉芽肿性乳腺炎

1. 病理和临床表现

肉芽肿性乳腺炎是一种临床少见的乳腺慢性非干酪样坏死性肉芽肿性小叶炎，伴或不伴有脓肿形成，肉芽肿性小叶乳腺炎。本病病因不明，目前多数学者认为该病属自身免疫性疾病。

该病临床大多数以单乳无痛或疼痛性肿块为主要特征，肿块质地中等或较硬，边界清楚或不清楚，肿块活动或固定，可有皮肤粘连，多伴有腋下淋巴结肿大，酷似乳腺癌，肿块常短期内迅速增大，治疗不当常反复发作，溃疡或窦道形成是常见并发症。本病好发于生育年龄、已婚、经产的女性，17～42 岁，平均年龄 33 岁。病变多见于乳晕区外乳腺周围区。

2. 检查技巧

扫查时注意病变的部位，是否位于病变周围，乳头有无畸形、病变周边有无水肿反应，右手持探头，左手按压，有时可见乳汁样流动。仔细询问哺乳情况、有无红肿疼痛。

3. 超声表现

较周围正常组织不同的大片低回声，无明显境界，可多处发作，互通，血供可极丰富，阻力较低，约 0.60±0.07。脓肿形成时探头加压可见回声点漂浮、流动，腋下淋巴结炎性肿大，血流丰富，为低阻血流。

4. 鉴别诊断

(1) 与浆细胞性乳腺炎鉴别：肉芽肿炎好发于外周，无导管扩张、无溢液，浆细胞性炎好发于大导管，乳头凹陷等发育畸形或哺乳障碍，有溢液。

(2) 与乳腺癌鉴别：癌肿纵横比大于 1，多有细小钙化，血流可呈高阻力型，无压痛。腋窝淋巴结可见转移性肿大，阻力可较高。但与年轻女性中晚期乳腺癌或极低分化癌有时不易鉴别，应结合穿刺病理。

(3) 与增生的乳腺组织鉴别：炎性病变血流较丰富，而增生的腺体组织血流不丰富。

5. 点评

肉芽肿性乳腺炎好发于生育年龄、已婚、经产的女性，肿块及腋窝淋巴结血流丰富，阻力较低，探头加压，有时可见流动，好发于外周，无大导管扩张，无溢液，为非细菌性炎症，临床一般手术治疗。肉芽肿性乳腺炎磁共振诊断效能与超声类似。

（四）纤维囊性乳腺病、导管扩张伴炎症

1. 病理和临床表现

纤维囊性乳腺病、导管扩张伴炎症病例，年龄偏大，肿块多位于外周，无导管扩张、溢液，肿块边界尚清，活动度可，患者多有突然疼痛，肿块边界较清，活动度可。

2. 检查技巧

扫查时仔细观察病变的内部回声、内部有无血流，增厚的壁血流有否增加，触诊时患者是否疼痛。仔细扫查别处乳腺是否有囊性增生结节。

3. 超声表现

囊性肿块，囊壁较厚，内部透声差，内部未见明显血流，周边可见少量血流。

4. 鉴别诊断

(1) 与囊性增生结节鉴别：外周、多发、透声好，内未见明显血流，疼痛较轻。纤维囊性乳腺病、导管扩张伴炎症者囊壁较厚，内部透声差，患者多有突然疼痛。

(2) 与极低回声乳腺癌鉴别：内部见血流或未见明显血流，无明显疼痛。

四、纤维腺瘤

（一）病理和临床表现

纤维腺瘤是乳腺小叶内纤维组织和腺上皮增生所形成的最常见的乳腺良性肿瘤，与雌激素过多刺激有关，常见于青年女性，约占乳腺良性肿瘤的10%。肿瘤多呈球形或卵圆形，也可呈分叶状，直径一般小于3cm，边界清楚，表面光滑，质地坚韧，活动度大。无论肿瘤有多大，与胸肌和皮肤均无粘连，也无明显的腋窝淋巴结肿大。直径大于5cm的纤维腺瘤称为巨纤维腺瘤，多发生于青春期及40岁以上绝经前妇女，扪之可呈分叶状。

（二）检查技巧

检查时探头不宜加压，以免活动度大的肿块扫查不到。扫查时应结合触诊，以免活动度大者漏诊，纤维腺瘤一般质地较韧，对诊断帮助较大。

（三）超声表现

(1) 大多呈卵圆形，少数呈分叶状或扁平状，较小时可呈圆形，大小不等，边界清楚，形态规则，大多有包膜，包膜薄而光滑，也可无包膜。

(2) 因为肿块内腺体和纤维间质的成分不同，肿块回声和均匀程度不同，大多呈均匀弱回声，少数内部回声粗糙不均，出现钙化时，内部可出现粗颗粒状强回声或者团状强回声，甚至整个肿块主要是多个团状强回声伴后方明显声影。

(3) 肿块后方回声多数无明显变化，或轻度后方回声增强。

(4) 肿块两侧可见侧壁声影。

(5) 肿瘤内出血、坏死时出现液性暗区或细弱回声。

(6) 彩色多普勒：年轻人纤维腺瘤血流多为 Alder 1 ～ 2 级，病程较久者血流 Alder

0～1级。

(7) 频谱多呈低阻型，RI 小于 0.70，但少数可较高，甚至舒张期出现反向血流。

(四)鉴别诊断

(1) 增生结节：增生结节没有包膜，界不如纤维腺瘤清晰。年轻人纤维腺瘤多见，血流较增生结节丰富，年长者边界清楚结节两者不好鉴别。出现粗大钙化者容易鉴别。

(2) 小乳癌：可呈圆形或椭圆形，界清，内部可探及血流，RI 较高，或未见明显血流，触诊较硬。

(3) 黏液腺癌：超声表现为界清、较均质的肿块时与纤维腺瘤不易鉴别，纤维腺瘤出现液化时与黏液腺癌亦不易鉴别。

(4) 青春期的巨纤维腺瘤需要与乳房发育不对称鉴别。

五、导管内乳头状瘤

(一)病理和临床表现

乳腺导管内乳头状瘤又称囊内瘤，是发生于乳腺导管上皮的良性肿瘤，按组织发生的部位及生物学行为不同分为两类：

(1) 发生于乳晕下或乳晕旁的较大输乳管内，多为孤立性病变，且良性多见，生长缓慢，此类常见。

(2) 少数起源于末梢腺叶单位的外周导管系统内，称导管内乳头状瘤病，易癌变。基本病理变化为导管扩张，导管上皮增生形成乳头状瘤。常见于 40～45 岁的经产妇，多数患者仅有无痛性乳头溢液，为红色、淡黄色或无色液体。肿瘤一般体积较小，不易扪及肿块，较大的瘤体阻塞导管时，可产生疼痛和肿块。

(二)检查技巧

(1) 发现异常扩张导管后，沿其走行方向追踪扫查至扩张导管中断处，观察管壁有无增厚及管腔内有无肿块；发现肿块后，多切面观察其位置、形态、大小、回声及与扩张导管的关系，肿块是位于导管内还是导管外，大的肿块是否与导管相通；对导管无明显扩张而显示肿块者，仔细观察其大小、形态、内部回声及有无包膜等；用彩色多普勒观察肿块的血流情况。

(2) 结节或肿块周围有无液性暗区，有时甚至是新月状、线状、星状暗区对诊断此病很有帮助。

(3) 在超声检查前还应注意故不宜将导管内液体挤出，以免无法显示扩张的导管以及肿块与导管的关系。对有乳头溢液症状的患者，发现病灶后，用手轻轻挤压病灶部位，观察此时乳头是否有液体溢出，以辅助确定病灶位置。

(三)超声表现

导管内乳头状瘤，根据其声像图特征，国内外文献一般将其分为四型或五型，本文将其分为五型：

1. Ⅰ型

导管扩张伴导管内实性低回声结节型。在扩张的导管内可见小的低回声结节，部分结节内可见点条状彩色血流。

2. Ⅱ型

导管扩张伴远端中断处实性低回声结节型。低回声结节与一段扩张的导管相连，形似"蝌蚪征"。部分结节内可见点条状彩色血流。

3. Ⅲ型

囊实性肿块型。肿块呈囊实混合型，界清，壁厚，囊壁见实性乳头状突起，实性肿块边缘仅显示少量暗区，呈"月牙状"，肿块两端导管的扩张可不明显。

4. Ⅳ型

单纯实性低回声结节型。肿块呈实性低回声，无导管扩张，肿块可呈分叶状或不规则形，界清，壁厚，似有包膜。

5. Ⅴ型

单纯导管扩张型。表现为一条或多条导管不同程度的扩张，扩张导管壁毛糙、增厚，内部透声差，未见肿块。

值得注意的是导管内乳头状瘤为多血供肿瘤，此与导管内乳头状瘤乳头中心有纤维血管轴干支持有关，因此在二维声像的基础上见 CDFI 血流信号的存在是对本病诊断的进一步提示。肿瘤内部的动脉血流的阻力指数 (RI)，以往曾报道在乳腺恶性肿瘤中 RI 值偏高，特别是检测到 RI=1.0 及有舒张末期反向血流的动脉血流时，意味着该肿瘤恶性的可能性比较高。导管内乳头状瘤是富含薄壁血管的良性肿瘤，也有被检测出 RI=1.0 及有舒张末期反向血流的报道．所以应该综合考虑，做出诊断。

（四）鉴别诊断

导管内乳头状瘤需和单纯导管扩张、纤维腺瘤、乳腺癌相鉴别。

(1) Ⅴ型：导管内乳头状瘤仅显示导管扩张，易与单纯导管扩张相混淆，此时应仔细观察扩张的导管管壁是否粗糙、有无局限增厚、管腔内透声情况及有无实质性低回声等，并用彩色多普勒探查扩张的导管内及其中断处有无点状血流信号，以与单纯导管扩张相鉴别。

(2) Ⅱ型、Ⅲ型、Ⅳ型和纤维腺瘤相鉴别：导管内乳头状瘤的低回声结节大多能显示与导管相通，其与导管走向平行的前后壁显示包膜样回声，但左右侧壁包膜相对不完整，且边界不清楚。乳腺纤维腺瘤表现为边界光滑，有完整包膜，肿块可有侧方声影。

(3) 导管内乳头状瘤还应与乳腺癌相鉴别：乳腺癌肿块形态不规则，有微小钙化，边界不清呈毛刺状，后方声衰减。导管内乳头状瘤往往与导管相通，边界清楚，似有包膜，后方回声多无衰减。

六、脂肪瘤

（一）病理和临床特点

脂肪瘤是体表最常见的良性肿瘤，可以发生在有脂肪组织的任何结构中，但以体表及乳腺较多见。乳腺脂肪瘤多发生在较为肥胖的中老年女性，与身体其他部位的脂肪瘤相似，一般无症状，也可压之疼痛，单发或多发，多为圆形或分叶状柔软的肿块，边界清晰，生长缓慢，极少发生恶变。多数直径 0.5 ～ 5cm。脂肪瘤与肥胖乳房中的脂肪组织的区别在于它有一层菲薄的纤维性包膜，镜下可见肿瘤性脂肪细胞分化成熟。

（二）检查技巧

扫查时要全面，包括皮下脂肪层及腺体层，要询问病史，诊断时结合触诊。

（三）超声表现

乳腺脂肪瘤超声表现与身体体表脂肪瘤类似，常见于皮下脂肪内，表现为边界清楚的稍高回声结节，内部回声均匀，内部未见明显血流，腺体层内的脂肪瘤多表现为中等强度回声，断面肿块内部呈编织状纹理样，界清，血流不明显。

（四）鉴别诊断

1. 与乳腺癌的鉴别

老年人腺体层较薄，腺体发生乳腺癌易误认为脂肪层内的病变。应仔细观察边界、血流情况。

2. 皮下脂肪层内其他疾病的鉴别

同其他体表部位疾病类似，如脂肪组织炎性病变、脂肪坏死、外伤后血肿、结节性筋膜炎等。由于位于脂肪层、界不清，不易推动，临床易误诊为癌，超声提示位于皮下，外伤、手术史对诊断帮助较大。

七、错构瘤

（一）病理和临床特点

错构瘤是一种少见的瘤样改变，多发生于中青年女性，生长缓慢，常无症状，一般为单发，实性，圆形或椭圆形，边界清楚，质较软，活动度好。

乳腺错构瘤常见以下 2 型：

(1) 腺脂肪瘤，本型是乳腺错构瘤中常见的亚型。

(2) 软骨脂肪瘤。

（二）检查技巧

扫查时应结合触诊，观察触诊包块的边缘与超声所见异常回声区边界是否一致，触诊包块较软，探头加压可以变形。

（三）超声表现

(1) 单发，圆形或椭圆形。

(2) 肿块边界清晰，有包膜，后方回声无改变。

(3) 内部回声不均，可见脂肪样回声及腺体样回声。

(4) 内部多无明显血流，探及血流者阻力指数呈良性病变特点。

（四）鉴别诊断

1. 与纤维腺瘤鉴别

多数纤维腺瘤边界清楚，内见血流，触之较韧，易于鉴别，少数纤维腺瘤内部回声不均或触之较软，需要鉴别，内部见血流，可帮助鉴别。

2. 与纤维囊性乳腺病鉴别

边界欠清，内见血流。

3. 与腺体层内的脂肪瘤鉴别

错构瘤腺体成分较少时与脂肪瘤不易鉴别，脂肪瘤的条纹编织表现更明显。

八、乳腺叶状肿瘤

（一）病理和临床特点

1982 年 WHO 依椐组织学分类将叶状囊性肉瘤命名为乳腺叶状肿瘤，分为良性、交界性、恶性三类，此肿瘤较少见，由基质和上皮两种成分组成。

良性叶状肿瘤好发于中老年妇女，40 岁以下者少见。肿瘤呈圆形、类圆形、分叶状，界清，质地较硬，大小 2 ～ 10cm 不等。

恶性叶状肿瘤可发生于任何年龄的妇女，但以中年妇女居多，平均年龄在 45 岁左右。最常见的临床表现为局部无痛性肿块，肿块体积较大，质韧、界清、活动度好，可有或无包膜，断面呈鱼肉样，具有肉瘤性间质成分和良性上皮成分。局部复发是最常见的复发形式，最常见的远处转移是肺。

（二）检查技巧

叶状肿瘤一般体积较大，扫查时应根据大小情况，高频探头与腹部探头结合，把病变扫查完整。

（三）超声表现

良性表现类似纤维腺瘤，多表现为分叶状的弱回声，内部回声均匀，界清，体积较大，血流多稀少，少数较丰富。

恶性体积较大，界清，形态规则或分叶状，内部多为弱回声，容易出现液化，血流较丰富或稀少。腋窝很少发生转移。

（四）鉴别诊断

主要与纤维腺瘤鉴别，纤维腺瘤多见于青年女性，直径一般小于3cm，质硬，活动度好，肿瘤生长缓慢。

（五）点评

叶状肿瘤患者的年龄分布比纤维腺瘤患者年长，比浸润性导管癌和小叶癌年轻，平均年龄为40多岁。经常快速生长，通常为无痛性。在超声和乳腺摄片中，通常表现为纤维腺瘤，即使细针穿刺细胞学检查或空芯针活检也不能与纤维腺瘤分开，因此对于临床上较大或迅速生长的纤维腺瘤应考虑切除活检从病理上排除纤维腺瘤。分叶状肿瘤（良性、交界性、恶性）的治疗为局部手术切除，阴性切缘应大于等于1cm，肿块切除或部分乳腺切除是首选治疗方案。很少转移到腋窝，不需外科腋窝分期或淋巴结清扫。

九、乳腺癌

乳腺癌是妇女首位常见的恶性肿瘤。多发40～60岁妇女，20岁以前很少见。近来有不断增加的趋势，目前已知与乳腺癌有明确关系的高危因素有：年龄、种族、既往乳腺癌病史、既往有某些特定的良性乳腺病变、放射线辐射接触史、家族史、初潮早和绝经晚、晚生育等，其中年龄为最主要的危险因素。

超声对乳腺癌的诊断必须综合多个参数标准，包括病变大小、形态、轮廓、边界、内部回声类型、边界回声、导管解剖、纵横比和弹性特征。继发性的特征包括皮肤改变、原有解剖结构的中断和反应性改变。从病理分型上可分为非浸润性癌和浸润性癌。

（一）非浸润性癌

非浸润性癌指癌细胞局限于导管基膜内的浸润前期的癌，也称原位癌。包括导管原位癌即导管内癌（DCIS）和小叶原位癌（LCIS）。常伴发各种乳腺病，有时也可在浸润癌的旁边见到。原位癌发展缓慢，变成浸润癌需要几年时间。

1. 小叶原位癌

常为双侧及多灶性。低倍镜下可见小叶结构存在，但是腺泡增大、扩张，钙化少见，小叶原位癌中通常不存在间质反应性纤维增生。常见于绝经前妇女，多数病变在绝经后消失，不同于导管原位癌。在小叶原位癌中多灶的发生率高，在某些研究中达到90%，而且双侧性小叶原位癌也很常见。小叶原位癌没有DCIS那么多的亚型，此病并非真正的癌，临床及影像学检查常无明显表现。

2. 导管原位癌

(1) 病理和临床特点：导管原位癌又称之为导管内癌，癌细胞局限于导管内，未突破管壁基膜。多发生于中小导管，较大导管少见，一般为多中心散在性分布。DCIS是一种浸润性癌前病变，其发展成浸润性癌平均需要5～8年，25%～50%未经过治疗的DCIS女性，在同一乳腺象限发展成浸润性癌。DCIS未完全切除的患者，33%再发肿瘤，其中

50% 将是浸润癌。DCIS 病例较浸润性乳腺癌病例平均年龄小 10 岁。一项研究报告表明 69% 的 DCIS 病例是绝经前女性。

(2) 超声表现：DCIS 超声声像图上呈多样性、复杂性改变

1) 乳腺内边界不清的局部回声改变类似于良性增生区域，其内部回声可见簇生的囊性回声或有微小钙化。

2) 乳腺内边界尚清的实质性肿块与乳腺纤维腺瘤相比周边包膜不明显，内部可见微小钙化或与周边导管分界不清。

3) 没有发现乳腺内异常回声区或实质性肿块仅局部导管扩张，导管壁有增厚或局部放大后可见导管内实质性回声。

4) 病变区血流丰富，走行紊乱，可探及高阻动脉频谱。

(3) 扫查技巧

1) 对于 DCIS 内钙化点，高频率探头 (> 10MHz) 的使用对其显示有帮助。

2) 乳腺腺体较厚，病灶在位于深层，可以通过谐波提高分辨率，同时可以降低动态范围增加对比度，提高对小病灶的显示率。

3) 通常多普勒频率低于扫查频率 2 ~ 4MHz。一旦频率调整，整个彩色或能量多普勒增益应该增加，如果在正常乳腺组织内彩色和能量多普勒仍不能辨别，多普勒标尺应该降低直到看见彩色斑点。

4) 如果需要增加彩色或能量多普勒的敏感性，壁滤波应当降低。降低壁滤波增加了图像的闪烁。嘱患者暂短的屏住呼吸，可减少所有右侧和大部分左侧乳腺的闪烁。

5) 乳腺血管非常细小，增加彩色和能量多普勒的敏感性，应该适当增加取样门的大小。

(4) 鉴别诊断

1) DCIS 和 LCIS 的鉴别 (表 3-2)。

表 3-2　DCIS 和 LCIS 鉴别

临床病理表现	DCIS	LCIS
年龄	54 ~ 58 岁	44 ~ 47 岁
月经前期	30%	70%
无临床症状	90%	99%
钼靶摄片	微小钙化灶	无
多中心病变	30%	90%
双侧病变	12% ~ 20%	90%
组织学分级	65% 高分级	90 分级
ER	65%(+)	95%(+)

2) 钙化点的鉴别：① DCIS 的钙化延着病变导管的方向，较密集，细小。②良性钙化无明显的特定导管方向分布，较稀疏，钙化点体积偏大，大于 2mm。

3) DCIS 簇生微囊肿和良性族生微囊肿的鉴别：① DCIS 簇生微囊肿较良性簇生微囊肿血管更丰富。如果在肿块内部或周围血供较多，活组织检查是可靠的保证。② DCIS 簇生微囊肿壁厚、不规则。通常良性簇生微囊肿壁非常薄。③ DCIS 簇生微囊肿倾向于形态不规则，且较良性簇生微囊肿大。DCIS 簇生微囊肿稍扁平，大小不一，而良性簇生微囊肿大小均匀，为圆形或卵圆形。然而这些表现是非常精细的，对任何簇生微囊肿重要的是仔细短期随访。

4) DCIS 与浸润性导管癌的鉴别：DCIS 的肿块局限在导管内，未突破基膜，未形成浸润性生长，所以边界欠清或尚清，这一点与浸润性导管癌有很大区别。浸润性导管癌由于其恶性生长特点，呈蟹足样浸润。由于 DCIS 没有高回声晕、没有衰减、对周围组织牵拉成角不明显，所以超声定性诊断符合率较浸润性导管癌低，误诊率高。

(5) 点评

1) 由于超声对微钙化不敏感，其对钙化的显示与所在的位置有关，影响超声显示 DCIS 病变的因素有：①部分 DCIS 不引起导管和终末导管小叶单位 (TDLU) 扩张。②相当一部分良性病变也可引起导管和 TDLU 扩张。③超声可显示的钙化仅限于低回声的肿块内部和扩张导管内，无法显示等回声腺体组织中的钙化。

2) 怀疑 DCIS 而进行超声检查的指征为：① X 线表现为肿块、结构紊乱、局部腺体密度不对称。②临床触及肿块而 X 线检查阴性：钼靶摄影乳腺腺体呈致密型。

3) 超声检查有助于发现导管内癌周边的浸润性成分。超声引导活检比立体定位活检简便易行，因此对钼靶发现的钙化进行超声检查，如果超声可以很清楚地显示病灶，往往采取超声引导活检，获得准确的术前诊断。

4) 宽视野、三维、囟维超声成像正逐步应用于乳腺检查。这些技术特别用于显示大肿块特征或勾画 DCIS 在长导管内的范围。这些技术在 DCIS 诊断中的主要局限性是：DCIS 病灶通常非常小，这些技术没有足够的分辨率显示微钙化或导管内的异常。然而，这些技术在不断地改进，在不久的将来，它们将应用于肿瘤的分期和外科手术计划的确定。

5) 超声检查中需要注意：①双侧乳腺内多处呈类似回声改变时，不要盲目一概而论，要多处对比扫查，结合血流、钙化的表现综合考虑诊断；②对于病灶较小时，应进行局部放大观察其内部，周边及有无微小钙化等声像图细节；③检查过程中要结合病史、了解患者有无乳头溢液或溢血，并结合如钼靶或 MR 及乳腺导管内镜等其他检查。当其他检查有阳性发现时要有针对性的对重点区域细致扫查，较少漏诊，更有助于对 DCIS 的诊断。

(二)浸润性乳腺癌

浸润性乳腺癌是指癌细胞穿破乳腺导管或腺泡的基膜而侵入间质者，占乳腺癌的

85%以上。乳腺癌有多种不同形态学类型和特殊的病理组织学亚型。

1. 非特殊型浸润性导管癌

(1) 病理和临床特点：乳腺非特殊性浸润性导管癌是乳腺癌最常见的类型，发病年龄40～60岁为高峰，大约占全部乳腺癌的65%～75%。其组织形态复杂多样，浸润性生长，累及导管范围很广，呈中心性散在分布。肿瘤起源于末端导管小叶上皮细胞。肿瘤大小、形态、硬度和边界变化很大，取决于癌细胞主质和纤维性介质成分的多少比例。临床可触及包块，临床触诊大小常大于影像学检查所示病变大小。局部乳腺可有压痛，也可有乳头溢液、乳头凹陷。肿块较大或病变接触皮肤时，皮肤可出现酒窝征，病变晚期可出现凹陷或溃疡。

(2) 超声表现

1) 表现为形态不规则的不均质低回声肿块，其内常可见多发点状沙砾样钙化，较大肿块内部可见液性暗区。其后方回声可有不同的改变，约30%的病变伴有衰减。

2) 肿瘤纵横径比值＞1，边界不光滑，无包膜，边缘呈角状，毛刺样改变，与正常组织分界不清。

3) 病变向乳头方向延导管走行，部分病灶周边可见扩张的导管。

4) 病灶边缘可见稍强回声晕。

5) 部分患者可及患侧腋窝处淋巴结增大，转移性淋巴结呈皮质不规则增厚，血流丰富，淋巴门消失。

6) 彩色多普勒：多数病灶内血流丰富，有斑片状或线状血流，多为Ⅱ级到Ⅲ级。

7) 多数病灶内可提取高速高阻的动脉频谱，一般文献报道 RI 大于 0.7，Vmax 大于20cm/s。

(3) 鉴别诊断

1) 毛刺为特异性的边缘带，由癌床带、炎性细胞浸润带和结缔组织增生带构成，呈底部粗，尖端细的致密影，是恶性病变的典型征象。少数肉芽肿和脂肪坏死可见毛刺，但临床会有外伤的病史，多发生于脂肪丰满的乳房，病变多在皮下脂肪层。

2) 恶性晕的表现常呈厚薄不均，良性病灶如纤维腺瘤周边是较光整、均匀、纤细的包膜。

3) 不是所有的浸润性导管癌都有衰减，只有病灶内胶原纤维组织超过75%，才会明显出现。

4) CDFI 的价值及标准不是很统一，对于 RI 大于 0.7，Vmax 大于20cm/s 的标准，有研究指出：①超声显示的乳腺肿块穿入型血流特异性均高，但敏感性均低。②多普勒血流参数诊断乳腺癌的最佳临界点为：RI ＞ 0.72、PI ＞ 1.3、Vmax ＞ 13cm/s，其中以 RI ＞ 0.72 对乳腺癌的诊断价值最高彩色多普勒血流与灰阶超声相结合，可提高乳腺肿块的超声诊断准确率，尤其重要的是可以显著提高早期、灰阶声像图征象不典型乳腺肿块的诊断准确率。③乳腺肿块血流的 RI 值测定在较小乳腺癌的诊断中具有更高的价值。④乳腺癌血流多普勒参数 Vmax 与腋淋巴结转移与否、肿瘤大小有密切关系，Vmax > 15cm/s 提示腋淋巴结转移的可能性明显增加，乳腺癌中相对较低的 RI 值则可能预示着更差的预后。

5) 乳腺病表现为无边界和无包膜的低回声，而这也是浸润性癌的声像图特点，所以临床上把乳腺病误诊为乳腺癌的病例并不少见。乳腺病呈弥散性增大，病程长，与月经周期密切相关。乳腺癌：肿物多局限，界限不清，有浸润、病程短、发展快。超声显示为局限性低回声肿物，边界不整，后方有衰减；彩超示动静脉瘘及新生血管，两者易于鉴别。

6) 囊性回声的肿块要仔细观察内部及边界，CDFI 显示局部血流信号增加的区域要警惕局部癌变的可能。

2. 黏液腺癌

(1) 病理和临床特点：乳腺黏液腺癌又称胶样癌、黏液样癌、胶冻样癌。病理为大量细胞外黏液中漂浮簇状增生的细胞，分为纯型和混合型。占全部乳腺癌的 2%，多见于老年人，年轻女性少见 (35 岁以下 1%，75 岁以上 7%)。肿瘤大小不等，直径 2 ~ 5cm 居多，界限多清楚，质地较软，生长缓慢。临床触诊有微弱沙沙声、捻发音。约 25% 淋巴结阳性，纯型与纤维腺瘤易混淆。

(2) 超声表现

1) 纯黏液癌为圆形或椭圆形，均匀呈低回声，等回声或混合性回声，无包膜，形态大多规则，边界清楚、平滑，有侧方声影，后方衰减不明显，肿瘤后方回声增强，血流较丰富，可及高阻的动脉频谱。

2) 混合型黏液癌则可和浸润性导管癌声像图相似。

(3) 鉴别诊断

1) 发病年龄差异，黏液腺癌年龄较大常大于 60 岁，纤维腺瘤年轻人多见，35 岁以下多见。

2) 黏液腺癌为假包膜，局部可呈小分叶状，纤维腺瘤包膜较清晰。

3) 黏液腺癌内部回声可不均匀，常见极低回声区，纤维腺瘤回声较均匀。

4) 黏液腺癌血流较纤维腺瘤丰富，走行紊乱。

3. 髓样癌

(1) 病理和临床特点：髓样癌占全部乳腺癌的 2% 以下，年轻女性 (35 岁以下)11%。髓样癌体积一般较大，直径可达 4 ~ 6cm，圆球形，边界清，可活动，生长迅速，质地较软，多位于乳房的深部。后期可与皮肤粘连，早期易发生转移。从组织学观察为低分化瘤细胞组织的边界清晰的乳腺癌。由于本肿瘤细胞数多，常有大量淋巴细胞浸润，间质纤维少，故肿物大而质软、易坏死而发生破溃。易与纤维腺瘤混淆。

(2) 超声表现

1) 肿块体积较大，呈膨胀性生长、实性、均质的低回声。

2) 常可见液化坏死或出血，有时可见炎性水肿形成的晕圈。

3) 后方回声一般不减弱，常可见稍增强，若后方回声衰减，则恶性程度大。

4) 可近乎无回声，被误诊囊肿，易与纤维腺瘤混淆。

5) 血流丰富，可探及高阻的动脉频谱。

6) 同侧腋下可出现转移性的淋巴结图像。

(3) 鉴别诊断

与纤维腺瘤鉴别：

1) 后者包膜清晰，髓样癌无包膜，挤压周围组织呈假包膜，可出现部分边界不清。

2) 部分可有小分叶状改变，纤维腺瘤包膜较光滑。

3) 髓样癌可见较大范围液化坏死呈无回声区，纤维腺瘤较少见。

4) 髓样癌血流丰富杂乱，阻力指数大于 0.7，纤维腺瘤血流走行自然，阻力指数偏低小于 0.7。

5) 髓样癌腋下淋巴结转移率较低，但较纤维腺瘤多见。

4. 浸润性小叶癌

(1) 病理和临床特点：此癌在乳房的浸润性癌中占 7%～10%，是纤维性间质中单个散在或呈单行线状分布的非黏附性细胞所组成，不破坏正常的组织结构。是仅次于导管癌的第 2 位恶性肿瘤，常拌有小叶原位癌。双侧发病较多，约 6%～28%，可表现为乳腺局部增厚或硬结，局部可有触痛。小叶癌常出现胸、腹腔积液，子宫附件的转移。触诊常常无明显特异性，有时较大肿瘤亦可未触及，临床诊断困难。在 X 线乳房摄影常常不明显或不表现。Chapellier 报道超声检查有较高的灵敏度 (95%)。

(2) 超声表现

1) 非肿块型可表现为腺体增厚的结构紊乱区，而无明显肿块。

2) 肿块型表现为呈分叶状、形态不规则的低回声包块，边缘不清楚，角状、针样突出，阵恶性晕，部分病灶后方衰减尤其明显。

3) 超声也会表现无明显异常改变。

4) 病变区血流较正常组织丰富，可及动脉频谱，阻力偏高。

(3) 鉴别诊断

1) 与硬化性腺病鉴别：后者边界常不清，会有毛刺但无底部粗、尖部细的表现，无明显恶性晕。触诊范围常与超声测量范围相当或小于。而浸润性小叶癌触诊范围明显大于超声测量范围。血流紊乱、丰富。

2) 与浸润性导管癌鉴别：小叶癌常常肿块感不强，多为境界不清的低回声区，向周围浸润的更弥散，有时表现为大片的声影，内部结构显示不清，而导管癌相对有肿块占位感，周边有一定的边界。

(4) 点评：肿块型浸润性小叶癌有典型的恶性肿瘤的表现，比较容易诊断，不易漏诊。而非肿块型浸润性小叶癌是导致临床、X 线、超声检查中漏诊的主要原因。由于部分早期病变未能表现为边界清晰的肿块。在临床上可能仅表现为边界不清的局限性腺体增厚，此时如不伴有典型的临床表现，容易漏诊。应提高对非肿块型浸润性小叶癌的认识，超声检查发现结构紊乱时，很可能整个结构紊乱区域均为病灶，这与浸润性小叶癌的生长方式相符；此时应仔细观察结构紊乱的程度，该区域内是否有微细的毛刺、钙化、水肿等隐匿征象以避免漏诊。超声检查对浸润性小叶癌的诊断准确性高于 X 线检查，同时要强调联合临床、X 线、超声检查，以提高术前诊断的准确率。

（三）特殊性乳腺癌

1. 炎性乳癌

(1) 病理和临床特点：炎性乳癌是乳癌中一种特殊类型，占全部乳腺癌的 1%。其临床表现颇似乳腺炎、乳房短期内快速增大，质地较硬，部分伴触痛，皮肤红、肿、热、痛范围超过乳房的 1/3，80% 患者有以上表现，约 4% 的患者并无明显典型的炎性乳癌的临床表现。病理证实为一种癌细胞广泛侵犯表皮层淋巴管及皮下组织，形成栓塞性的未分化癌，镜下发现真皮内淋巴管肿瘤浸润栓塞。早期即向腋窝、锁骨上淋巴结转移，预后很差。

病理及临床学家认为炎性乳癌表现有三种类型：

1) 临床表现为主，病理尚不能证实。

2) 临床表现不明显，但病理已经证实。

3) 临床、病理均能证实，以第三类最为多见。

(2) 超声表现

1) 可见乳腺腺体结构紊乱、层次模糊，由散在不规则低回声区代替。

2) 肿块内见片状低回声，无边界，可有点状强回声钙化。

3) 皮肤水肿时皮肤增厚，皮下淋巴管扩张，间质内积液，皮肤层的强回声弧形带变平、变暗且增粗。

4) 腋窝可见异常淋巴结肿大，淋巴门消失。

5) 病变区血流丰富，走形紊乱，可及高速高阻的动脉频谱。

(3) 鉴别诊断：主要与慢性乳腺炎相鉴别：炎性乳癌的皮肤为暗红色，抗炎症治疗无效；炎性乳癌的血流丰富、杂乱，乳腺炎的血流丰富，走行较自然。鉴别有困难时，淋巴结活检有助于鉴别。

2. 隐匿性乳癌

(1) 病理和临床特点：隐匿性乳癌系乳腺触诊不到癌肿，而以同侧腋窝或其他部位（少见）淋巴结转移为首发症状的乳腺癌。亦没有乳腺疾病的常见临床表现如乳头溢液、乳房皮肤改变及乳房疼痛等表现。常以发现腋部肿块，腋部不适来医院查体时由医生发现腋部肿大淋巴结肿块，行腋部肿块切除病检发现为转移癌始怀疑源于乳腺。部分患者钼靶摄片可见簇样钙化和单侧血管影增加。如果淋巴结病检疑为乳腺转移而来，虽然同侧乳腺未及肿块亦应按乳癌行手术治疗，在切除的乳腺标本中未找到原癌灶也应按乳癌进行综合治疗，并密切随访，隐匿性乳癌的病理学特点系多数为浸润性癌，全乳腺大切片对检出隐匿性乳癌原发灶有较好的诊断价值。

(2) 超声表现

1) 乳腺腺体内无明显肿块及阳性表现。

2) 腋下淋巴结肿大，皮质增厚，淋巴门消失，血流丰富，血管走行紊乱，呈转移性淋巴结表现。

(3) 鉴别诊断

1) 隐匿性乳癌患者常以腋淋巴结肿大就诊，易于漏诊误诊。腋下淋巴结肿大多为炎症所引起，但腋下淋巴结肿大变硬应考虑到乳腺隐性癌的可能。要结合钼靶及 MR 检查。

2) 副乳的原发性肿块应与淋巴结相鉴别，若为原发病灶尚不能定论为隐匿性癌。

3. 湿疹样乳癌

(1) 病理和临床特点：湿疹样乳癌又称 Paget′s 病，乳头乳晕区的湿疹样改变是其显著的临床特点。临床表现为病变早期乳头瘙痒或变红，或伴有烧灼。经过一段时间乳头变得粗糙、皮肤增厚，出现轻度糜烂、结痂或渗出（浆液性或血性），类似湿疹。常被误诊为一般的乳头炎性糜烂，病变在 2 年和 3 年后由糜烂而溃疡经久难愈且渐累及周围皮肤开始被怀疑为乳腺癌，经进一步病理检查发现 Paget′s 细胞被确诊为湿疹样乳癌。多数病理学家倾向于湿疹样乳癌来源于乳头的大导管，癌细胞向上侵犯乳头和乳晕表皮、向下侵入深部乳腺组织，且 95% 的湿疹样乳癌合并乳腺实质的癌，主要是导管癌。

(2) 超声表现

1) 患侧乳头较健侧增大，形态不规则，内部回声不均匀，部分见点状钙化。

2) 乳头病变处血流较对侧丰富。

3) 乳头下方常常出现局部导管扩张，延导管方向见点状钙化，部分病灶可及乳头下方深层的不规则低回声。

4) 不伴导管内癌和浸润癌的 Paget′s 病少见，超声常常无明显表现。

(3) 鉴别诊断：结合临床病史，长期治疗无效的乳头炎性病变要考虑到此病。

（四）乳腺癌超声诊断与鉴别诊断

二维图像和彩色多普勒超声是从不同的角度检测乳腺癌病灶，前者是通过分析超声声像图上乳腺病灶的特征来诊断乳腺癌的，是从形态学角度进行诊断的。后者则是通过判断病灶内有无异常增多的血流及血流形态来诊断乳腺癌。但乳腺癌的超声诊断中二维图像是最基础也是最重要的，经验丰富的超声诊断医生常常通过二维图像就能准确的进行判断。当然对二维声像图不典型的乳腺癌，多普勒超声能够从血流的角度提供有价值的诊断信息。

乳腺良、恶性乳腺肿瘤的鉴别诊断（表 3-3）。

表 3-3　乳腺良、恶性乳腺肿瘤鉴别诊断

	恶性	良性
1. 边缘及境界	常呈蟹足样、境界模糊	规则，光滑、境界清
2. 肿块形态	不规则、锯齿状、蟹形	圆形或椭圆形
3. 内部回声	低回声、不均质或混合性	常增强、均匀
4. 后方回声	有声影	增强
5. 侧方声影	常无	常有
6. 淋巴结	圆形、类圆形、淋巴门消失	长椭圆形、淋巴门呈中心型
7. 微钙化点	低回声肿块内点状沙砾样钙化	无沙砾样钙化
8. 触诊/超声直径比	1.48±0.41	1.04±0.13
9. CDFI	血流丰富，以髓样癌为多，腺癌次之，走行紊乱	无或少数有在周边较大纤维瘤血流较丰富，走行自然
10. 频谱	高阻动脉频谱	低阻或中等阻力动脉频谱

1. 鉴别诊断指标

(1) 纵横比：即每一切面中肿块的纵径与横径之比。纵径为肿块与皮肤垂直的前后径，横径为肿块与皮肤平行的最长径。如以 0.7 为临界点，＞ 0.7 作为恶性诊断指标，敏感性为 41.6%，特异性为 98.1%，准确性为 88.7%；运用该指标时，应结合其他指标，因良恶性结节仍有较大的交叉。此征象具有低敏感性，高阳性预测值。

(2) 边界

1) 毛刺：与钼靶的表现一致，自肿块向周围垂直的放射样的低回声，近肿块粗，远端细。Stavros 报道此征象的阳性预测值最高。

2) 边缘呈角状：肿块与周围组织交界处呈角状（包括锐、直、钝角）。此征象是恶性病灶的可靠表现。

(3) 后方回声：反映肿块组织的声阻抗和吸收超声声能的情况。声像图表现有增强、减弱、缺损（消失）、蝌蚪尾征等。乳癌的细胞在增生和变质过程中的副产物，胶原、胶原纤维对超声的显示形式影响较大。当胶原纤维＞ 75% 时，肿块后方回声减弱，甚至消失。纤维囊性病、良性囊肿、纤维瘤、髓样癌、黏液腺癌等，胶原纤维＜ 25% 时，肿块后方回声常增强，出现蝌蚪尾征。

(4) 微钙化：操作医生的经验至关重要，多切面仔细扫查，结合钼靶 X 线检查，可以增强对无肿块微钙化灶的识别；对超声仪器的依赖和调节也有更高的要求。一般来说，在 X 线筛查中发现的癌，表现为钙化灶的比例约占 15% ～ 20%，表现为肿块的约占的 50% ～ 60%，表现为结构紊乱者约占 5% ～ 10%。而超声发现的乳腺癌中，90% 以上均表现为肿块。二种检查方法中不同类型病灶的构成比差异反映了双方的成像差异。钼靶对肿块的显示有赖于肿块密度与周围组织的密度差异，超声对乳腺肿块的显示不受腺体密度的影响，对肿块的显示率以及肿块细节的显示如肿块的边界、细小的毛刺等，都要好于钼靶摄影。临床研究也证实了上述理论观点。由此，有学者认为，超声对浸润癌的多灶和多中心灶更易发现，对浸润性小叶癌的显示要好于 X 线，但是对 DCIS 的敏感性不及 X 线。

(5) 彩色多普勒

张缙熙指出：

1) 灰阶超声是基础，当灰阶超声发现病灶而难以定性时，彩超会有帮助。

2) 要根据肿物大小、血流信号、血管数目综合考虑。恶性肿瘤病灶内出现血流信号的敏感性很高 (可达 90% 以上)，但特异性不高。

3) 发现肿物病灶内有血流信号时，应测量全部血管的 PVS、RI 及 PI 来加以综合判断。仅测某一根血管的血流信号，易引起误差。

4) 对仪器应正确调节好脉冲重复频率、壁滤波、声束血流夹角，以免仪器调节不当而引起的误差。

2. 易漏诊、误诊的原因

(1) 早期乳腺癌体积较小，常常在扫查中遗漏，尤其是早期的导管内乳头状癌。

(2) 病灶范围太大，尤其一些腺体紊乱，声像图表现非常像小叶增生的病灶，超声易漏诊成小叶增生。

(3) 超声不能探及病灶，只表现局部腺体的增厚，部分可见点状钙化的病灶，临床触诊有明显的占位感。

(4) 乳头区乳头下方因受乳头声影的影响，小病灶常被遮盖。

(5) 位于腺体边缘尤其是乳腺外上近腋窝，部分女性有尾叶，腋窝副乳内，甚至腺体外的病灶是容易遗漏肿块的部位。

3. 减少漏诊、误诊的技巧

(1) 提高探头频率及仪器分辨率：常规探头频率为 7.0MHz，如能采用 10MHz 或更高频率，有可能提高病变细节的显示，而避免或减少某些病变的误诊。

(2) 加压探头：一些位于乳腺浅层的囊性肿块形状略有改变，而位于乳腺中层及深层的囊性肿块改变不大，这样有助于乳腺浅层肿块囊实性的鉴别，有利于乳腺纤维化的检出。

(3) 利用局部放大技术：观察病变内部，尤其是周边部分的声像改变，也常有助鉴别诊断。

(4) 提高彩色显示的灵敏度：如对直径＜ 1cm 乳房肿块血流情况的显示，当能显示高速的动脉血流，则有助早期发现乳腺癌。

(5) 应用三维显示：从多方面来观察病变的三维形态，或有可能减少误诊率。

(6) 乳腺声学造影对避免或减少误诊可能提供有用信息。

(7) 应用弹性显像技术可能对鉴别诊断有帮助。

(8) 结合其他辅助检查（如钼靶、穿刺）有助于鉴别诊断。

(9) 结合临床表现进行分析。浸润性小叶癌多中心或多灶以及双侧癌的发生率高，且转移途经也不同于浸润性导管癌。ILC 腋窝淋巴结转移少于 IDC，远隔脏器的转移多见于骨，胃肠道、子宫、脑膜、卵巢以及浆膜腔广泛转移；而浸导以肝转移多见。

(10) 密切追踪，定期随访。

十、淋巴瘤

(一) 病理和临床特点

淋巴瘤是一组起源于淋巴结或其他淋巴组织的恶性肿瘤，乳腺淋巴瘤属结外性淋巴瘤，以非霍奇金淋巴瘤为主。本病多见于年轻女性（小于 40 岁）。但笔者所见 3 例均为 40 岁以上者，临床表现及组织学所见与乳腺癌相似，为生长迅速的乳腺肿块，常伴有不同程度的发热。肿块多为单侧，少为双侧，多位于外上象限内。查体可见肿块呈结节状或分叶状，质地坚韧，早期边界清楚，可活动，与皮肤及胸壁无粘连。无乳头凹陷及溢液。肿块较大时可占据整个乳房。中晚期边界不清，不易推动。淋巴瘤可原发于乳腺，也可以是系统性淋巴瘤累及乳腺，因此乳腺淋巴瘤形态呈多样性，其中以中至高度恶性的非霍奇金淋巴瘤多见。

(二) 检查技巧

扫查时需仔细观察病变的回声，是否有淋巴门结构，腋窝、颈部等浅表淋巴结是否有同样回声改变。仔细询问患者病变处及腋窝处淋巴结有无疼痛。

(三) 超声表现

该病的声像图表现常与其他部位的淋巴瘤超声表现相似，表现为多个低回声融合性肿块，也可表现为片状高回声，内见部分低回声。

(1) 肿块形态尚规则，有些肿块呈分叶状。

(2) 肿块无包膜或有假包膜，边界清晰。

(3) 肿块内部回声较低或极低，甚至接近无回声。

(4) 肿块内部回声不均匀，有时内部有乳头状中低回声团块，有时见条索状中等回声或偏强回声位于病灶中心内部。整个肿块呈偏心型假肾样声像特征。

(5) 探头加压，肿块形态发生改变。

(6) 彩色多普勒：肿块内血流信号丰富，有在肿块中部出现血流缺失现象。

(7) 脉冲多普勒：呈假肾样的肿块，门部频谱为低阻型，边缘部位频谱为高阻型。

（四）鉴别诊断

1. 与炎性病变鉴别

多个低回声融合性肿块时需与炎性病变鉴别。淋巴瘤时每个低回声都有血流进入，炎性病变血流无此特点。炎性表现为片状高回声、内见部分低回声时，两者鉴别较为困难，需结合临床症状及腋窝淋巴结表现，不易鉴别时建议穿刺活检。

2. 与囊肿鉴别

界清，内部透声好，内无血流。

3. 与乳腺癌鉴别

表现不典型时需与癌鉴别，乳腺癌多为单一肿块，边界不清，腋窝淋巴结可助鉴别，不易鉴别时建议穿刺活检。

（五）点评

本病较罕见。增强 MRI 之 TIRM 及 T2WI 序列上肿瘤呈等低信号，DWI 序列上肿瘤呈高信号，ADC 值一般小于 $1.0×10^{-3}$，动态增强肿瘤有中度强化，呈缓慢持续增强型曲线或平台型强化曲线，有助于诊断。钼靶对于边界清晰的病变诊断容易降低 BI-RADS 分级。免疫组织化学染色有助于确诊淋巴瘤和分型。

十一、男性乳腺发育

（一）临床和病理特点

男性乳腺发育通常为一种非瘤性的可逆性病变，占男性乳腺病变的 80% 以上，男性乳腺组织已经退化的导管结构扩张，并伴有上皮和间质成分增生，类似于女性纤维瘤样增生，通常存在 3 个激素依赖性年龄高峰，新生儿、青少年及所谓的男性更年期，在这些年龄段中体内的内源性或外源性雄激素水平相对或绝对上升，男性乳腺发育在 Kinefelter 综合征中常见，其发生也可与肝硬化、内分泌肿瘤和一些药物治疗相关。男性乳腺发育临床上常表现为单侧明显，罕见乳头溢液，可表现为可触及的乳晕后结节或斑块状硬块，偶尔有刺痛。男性乳腺发育有复发的可能性，极少数情况下可发生非典型导管上皮增生和原位癌。

（二）检查技巧

双侧对比扫查，患侧乳晕下方盘状低回声，并可见向乳头方向聚拢的管道回声，而对侧无此表现。

（三）超声表现

乳晕下方盘状或扁平状强弱相间的豹纹状腺体组织回声，边界较清晰，内部回声分布不均匀，并见向乳头方向聚拢的管状回声。彩色血流显像：稀疏点线状或无明显血流信号。

（四）鉴别诊断

1. 与男性乳腺癌鉴别

临床表现为两侧乳房不对称，绝大多数可触及肿块，部分皮肤表面可见破溃，早期可出现皮肤粘连及腋下淋巴结肿大。少数可有乳头溢液或凹陷。超声表现：常为单个偏心性低回声肿块，体积较小，形态不规则，边界不清，呈"蟹足样"改变，肿块内部可见沙粒状钙化，肿块后方有声衰减。彩色多普勒超声示内部可见树枝状血流信号。

2. 与男性乳房皮下脂肪增厚鉴别

皮下脂肪增厚多为双侧。

十二、男性乳腺癌

（一）临床和病理特点

男性乳腺癌是一种少见病，多见于老年人，发病率约为女性的1%，但预后较女性差。临床表现为两侧乳房不对称，绝大多数可触及肿块，部分皮肤表面可见破溃，早期可出现皮肤粘连及腋下淋巴结肿大。少数可有乳头溢液或内陷，乳头溢液为血性时要高度怀疑乳腺癌。多数患者因自觉疼痛或肿块迅速增大而就诊。

（二）检查技巧

患侧乳房增大，局部皮肤粘连，触诊肿块质地硬，不活动，超声图像上具有典型乳腺癌声像图。

（三）超声表现

常为单个低回声肿块，形态不规则，边界不清，呈"蟹足样"改变，或者纵横比＞1，呈"站立样"生长；肿块内部可见沙粒状钙化，肿块后方有声衰减。彩色多普勒超声内部血流不丰富或较丰富，可见树枝状血流信号；腋窝可见肿大淋巴结声像。

（四）鉴别诊断

1. 与乳房脂肪瘤鉴别

超声均表现为脂肪组织内稍强回声肿块，边界清楚，形态规则，内部回声均匀或欠均匀，后方无声衰减。彩色多普勒超声多无血流信号显示，同侧腋窝一般无肿大淋巴结。

2. 与男性乳腺增生症鉴别

超声多表现为乳头为中心的扇形稍强回声，边缘较清晰，形态较规则，其深面可达胸肌表面，与胸肌的分界清楚，与周围的较低回声的脂肪组织分界较清，内部回声不均匀，内见导管样回声向乳头方向聚拢，分布较规律，质地较软，探头加压可变形，类似女性青春期腺体层结构，彩色多普勒超声部分可显示条状血流信号，但不丰富，无腋窝淋巴结肿大。

十三、乳腺发育异常

(一)临床和病理特点

副乳腺是乳腺胚胎发育过程中,胸前区以外其他部位没有退化的残留乳腺,在出生后发育而成的乳腺组织,是乳腺畸形的一种。最常见的部位是腋窝,亦可见于前腹壁及腹股沟等处,男女均可发生,但女性多于男性,发生率约 1% ~ 3%。副乳腺可以有乳头、乳晕及腺体组织,亦可只有腺体组织而没有乳头、乳晕。副乳腺和正常乳腺一样,在内分泌的影响下,可显示周期性改变,正常乳腺发生的肿瘤,副乳腺均可发生。

(二)检查技巧

在乳腺超声检查时应常规扫查双侧腋窝部位,避免漏诊。

(三)超声表现

副乳腺超声表现与乳腺组织类似。

十四、隆乳术后的超声表现

(一)临床和病理特点

隆乳术分为假体囊置入式隆乳术和注射式隆乳术两种。前者材料为硅凝胶假体,后者注射物为聚丙烯酰胺水凝胶,为胶冻状物质。其安全性仍存在争议。术后正常乳房外观优美,有囊性感,无硬结或肿块,无疼痛。并发症:出血和感染、假体囊渗漏和破裂,假体者可出现包膜挛缩,注射式者可出现肿块和纤维化、胸大肌损伤等,注射式者完全取出较困难。

(二)检查技巧

扫查时腺体层及假体需扫查全面,仔细观察假体表面是否连续,腺体层内病变与假体是否相通,有无血流。

(三)超声表现

(1) 术后正常乳房:乳房各层结构清晰。腺体后深间隙或肌层后见无回声,界清。

(2) 血肿或脓肿的相应表现。

(3) 隆胸材料渗漏:囊外可见无回声,皮下层或腺体层内见假体,内无血流。破裂处可见囊壁不连续。

(4) 包膜挛缩,假体形态不规则,囊壁增厚、粗糙,呈波浪样改变。

(5) 胸大肌损伤,肌层增厚,内部可见不规则的片状无回声。

(四)鉴别诊断

1. 与乳腺腺病鉴别

30 ~ 40 岁女性多见,有乳腺包块,质较硬,界限不清,有明显经前双乳胀痛病史,肿块随月经周期变化。乳腺组织呈豹纹征,内见片状低回声,无明显边界,内可见索条状回声，移动探头，病灶与周围乳腺组织回声相延续，部分内见多个大小不等暗区。

2. 与乳腺囊肿鉴别

无隆胸史，30～40 岁女性多见，质较软，边界清晰。超声表现为乳房内无回声肿块，边界清晰，后壁回声增强。

3. 与乳腺癌鉴别

乳腺癌表现不典型时不易区别。

（五）点评

注射式隆乳在腺体层内见多个假体，不易取出，与乳腺病变有时不易鉴别，乳腺MRI 有较明显的诊断价值，可以清晰显示假体与正常腺体、胸大小肌及胸壁的关系。近年，乳腺癌患者术后进行乳房重建术，早期术后直接置入假体，需放疗患者，一期放入扩张器，二期行假体置入术。

第四章　胃肠疾病影像

第一节　消化性溃疡

消化性溃疡 (PU) 是指在各种致病因子的作用下，黏膜发生的炎性反应与坏死性病变，病变深度达到或穿透黏膜肌层，其中以胃溃疡 (GU) 及十二指肠溃疡 (DU) 最为常见近年来，PU 发病率虽然有下降趋势，但目前仍是常见的消化系统疾病之一。老年消化性溃疡 (PUA) 是指 60 岁以上 (含 60 岁) 的老年人患有 GU、DU，或同时患有这两种溃疡，包括老年发病的溃疡及中青年发病而迁移至老年的慢性溃疡，是一种特殊类型的 PU。老年人随着年龄的增长，消化道生理及功能持续退化：胃动脉硬化，血流减少，胃黏膜萎缩变薄，黏膜碳酸氢盐分泌减少，胃黏膜上皮更新率降低，黏膜自身防御功能减弱，胃蠕动功能减退，使食物易于淤积致胃肠激素分泌相对亢进。这一系列生理功能的改变使得 PUA 更加普遍和严重，再加上老年人常有多种共患病，服用多种可能损伤胃黏膜的药物，尤其是非甾体抗炎药 (NASIDs) 的广泛使用，导致 PUA 的发病率呈上升趋势。PUA 以 GU 多见，病情较中青年严重，且临床表现有其自身的特点，治疗上亦不同于中青年，因此，提高对 PUA 的认知和诊疗水平，降低病死率，具有重要的现实意义。

一、发病率

PU 在全世界均常见，可发生在不同的年龄段，一般认为人群中约有 10% 在其一生中患过 PU：全球 PU 的流行存在地域差异，GU 多见于亚洲人群，DU 多见于西方人群。近年来，随着诊疗技术的提高，PU 的发病率已在世界范围内呈下降趋势，但在老年人群中入院率和病死率仍居高不下。PU 在 40～60 岁的人群中检出率最高，PUA 约占 PU 的 18%～22%，PUA 中 GU 的发病率明显高于 DU，且并发症发生率高。国内一项临床荟萃分析显示老年组 GU 占 50.6%，DU 占 39.2%；老年组出血并发症的发生率为 43.1%，消化道穿孔的发生率为 8.62%；PU 在我国人群中的发病率尚无确切的流行病学调查资料，有资料显示占国内胃镜检查人群的 10.3%～32.6%。中国人民解放军总医院对 1400 例老年人健康查体，胃镜检查 PU 的检出率为 10.04%。

二、临床表现

PUA 患者的临床症状与体征多不典型。早期症状包括恶心、呕吐、体重减轻和 (或) 食欲下降，甚至是唯一的症状。上腹痛常缺乏节律性，压痛、嗳气、反酸发生率也显著低于中青年 PU 患者：文献报道无痛感的 PUA 高达 35%，而年轻人只有 8%，且疼痛部位模糊，难以定位，呈不规则放射。如近端 GU 可出现胸骨后疼痛，需与心绞痛鉴别；邻近胃食管连接处的 GU，可以咽下困难为首发症状，需与食管癌鉴别；食管裂孔疝内的 GU 可出现不典型胸痛，穿孔时可并发纵隔炎和胸腔积液，需与相应的疾病进行鉴别。由于老年人消化道黏膜呈退行性变，对溃疡疼痛不敏感，且老年患者常伴发多种疾病，又有非甾体抗炎药的止痛作用，常使症状、体征被掩盖，常以并发症尤其是出血或狭窄引起的症状为首要症状而就诊。对 80 岁及以上的患者研究发现，上腹痛是 GU 和 DU 最常见的症状，而贫血、呕吐则多见于 DU 患者。即使是溃疡穿孔，也缺乏典型的突发性上腹疼痛和腹膜炎体征，临床症状隐匿。

PUA 患者并发症多，有资料报道，70 岁以上的 PU 患者约半数出现并发症，这也是本病导致患者死亡的重要原因。上消化道出血是 PUA 最常见的并发症，据统计，≥ 70 岁者发生率高达 80%。随着年龄的增长，不仅出血发生率高，而且出血量大、持续时间长、易于反复出血、出血量与临床表现不一致、病死率高。穿孔是 PUA 第二位并发症，发生率较青壮年高 2～3 倍。由于老年人反应迟钝、腹壁肌肉薄弱，常仅出现轻、中度腹部局限性压痛、反跳痛及肌紧张，很少出现剧烈上腹痛和板状腹等典型消化道穿孔临床表现。PUA 患者穿孔时白细胞计数及体温变化常出现较晚，且易并发弥漫性腹膜炎及感染性休克，病死率高。幽门梗阻常由于 DU 造成，GU 引起者少见。PUA 患者癌变率为 2%～6%。

与中青年 PU 相比，PUA 具有复发率高的特点，有资料显示 PUA 愈合后 1 年内复发率为 10.3%，以后每年递增 10%。复发率高可能与以下因素有关：

(1) 老年人因多种疾病并存，需同时服用多种药物，其中解热镇痛药、抗血小板聚集类药、降糖药、糖皮质激素等可引起溃疡复发。

(2) Hp 感染率随着年龄的增加而升高，可能导致溃疡愈合后复发。

(3) 老年人溃疡常深大，治疗后愈合差、易复发。

(4) 老年患者伴发疾病，如糖尿病、动脉硬化、脑血管疾病、肝硬化等，可导致胃黏膜屏障减弱及调节胃肠道功能的自主神经功能紊乱，导致溃疡复发。

(5) 老年人胃排空延长，易导致胃潴留，引起 GU。

(6) 老年人感觉迟钝，适应能力较差，精神较易紧张，易导致溃疡复发。

PUA 患者伴发病多，有研究数据显示，PUA 患者伴有高血压、冠心病、脑血管病、糖尿病、慢性阻塞性肺疾病等占 47%。由于长期服用治疗伴发病的药物，可刺激胃黏膜，导致溃疡，且部分伴发病本身亦诱发或并发溃疡形成，因此，在治疗溃疡的同时，应积极处理这些伴发病。

三、诊断与鉴别诊断

部分 PUA 具有慢性、周期性发作的规律性上腹痛等典型临床特点，据此可做出初步诊断对疑似患者可通过 X 线钡餐或内镜检查以明确诊断，由于 PUA 临床表现常不典型，须与功能性消化不良、胃食管反流病、癌性溃疡、促胃液素瘤、胆囊结石、胆囊炎、食管裂孔疝、心脏疾病等鉴别。

功能性消化不良：患者常有上腹疼痛、反酸、嗳气、烧心、上腹饱胀、恶心、呕吐、食欲缺乏等临床表现。即使患者有典型的 PU 表现，半数以上胃镜检查没有发现溃疡，因此，胃镜是鉴别的最佳手段。

胃食管反流病：烧心和反流是胃食管反流病最常见的典型症状，部分患者有上腹痛、上腹烧灼感、嗳气等不典型症状，这些临床表现与 PU 有一定的重叠。部分 DU 患者没有明显腹痛，仅表现为反酸、烧心，这部分患者症状常在空腹时明显，进餐后缓解，而胃食管反流病患者则不同，反酸、烧心的症状常在餐后加重，可相鉴别。GU 患者反酸、烧心症状缺乏规律性，有时难与胃食管反流病相鉴别。另外，即使在没有幽门梗阻的情况下，部分 PU 也可与反流性食管炎同时存在。因此，对于有明显反酸、烧心症状的患者应行胃镜检查或钡餐检查以明确诊断。

癌性溃疡：GU 与癌性溃疡单从临床表现上往往难以区分，而必须依赖影像学、胃镜及病理组织检查。一些溃疡型胃癌早期的形态和临床表现酷似良性溃疡，甚至治疗后可暂时愈合，即假性愈合。胃癌病程较短，病情进展快，胃镜下可见溃疡边缘隆起、不平滑，活检时组织脆、硬，触之易出血，病理检查可见癌细胞是诊断的金标准。临床上若出现下列情况时需高度警惕癌性溃疡可能：

(1) 中老年人近期出现中上腹痛，尤其伴有出血、贫血或体重下降。

(2) GU 患者临床表现发生明显变化或抗溃疡药物治疗无效。

(3) GU 活检有肠化和不典型增生。

促胃液素瘤：又称佐林格－埃利森综合征，是胰腺非 β 细胞瘤分泌大量促胃液素所致，特点是高促胃液素血症、高胃酸分泌和多发性、难治性 PU，可有异位溃疡，多伴有腹泻和明显消瘦。肿瘤往往很小 (小于 1cm)，生长慢，半数恶性。因促胃液素过度刺激而使壁细胞增生，分泌大量胃酸，使上消化道包括空肠上段经常处于高酸环境，导致多发性溃疡，促胃液素瘤主要发生于胰腺，也可见于十二指肠、脾门、卵巢等部位，若能明确肿瘤部位则诊断更明确：以位于不典型部位 (球后十二指肠降段和横段或空肠远端) 为其特点。此种溃疡难治，常规胃手术后多见复发，且易并发出血、穿孔和梗阻。1/4 ～ 1/3 病例伴腹泻。诊断要点：

(1) 基础胃酸分泌过度，常＞ 15mmol/h，BAO/MAO 60％。

(2) X 线检查常示非典型位置的溃疡，特别是多发性溃疡，伴胃内大量胃液和增粗的胃黏膜皱襞。

(3) 难治性溃疡，常规胃手术效果差，术后易复发。

(4) 伴腹泻。

(5) 血清促胃液素＞ 500ng/L(正常＜ 100ng/L)，常需切除肿瘤或做全胃切除术。因此，临床怀疑本病时，可做胃液分析、检测血清促胃液素水平来做定性诊断，然后积极完善超声检查(包括超声胃镜)、腹部 CT 等影像学检查来进行定位诊断。

胆囊结石、胆囊炎:腹痛是最常见的症状,腹痛常与高脂、高蛋白饮食相关。表现为发作性的胆绞痛,多位子右上腹,或出现钝痛,可放射至背部由于 PUA 患者疼痛部位模糊,难以定位,呈不规则放射,因此,两者需进行鉴别。腹部超声检查可提供鉴别的依据。

食管裂孔当 PUA 为高位溃疡,出现咽下梗阻时,需与该病进行鉴别,X 线钡餐及胃镜检查有助于鉴别。

心脏疾病:少数 PUA 患者临床表现为胸骨后疼痛,且老年人多合并有高血压、冠心病等基础疾病。因此,需与心脏疾病,如心绞痛、心肌梗死进行鉴别,动态监测心电图有助于鉴别。

四、治疗

无并发症的 PUA 患者应首选内科治疗,其治疗原则、目的及方法与青中年 PU 患者类似,治疗目的在于消除症状,促进溃疡愈合,防治并发症,防止溃疡复发。但由于 PUA 患者具有其自身的特点,溃疡复发率高、并发症及伴发疾病多等,在治疗过程中需兼顾 PUA 的上述特征。

(一)一般治疗

本病是一种复发性自限性疾病,在发作期应适当休息,避免过度劳累和精神紧张,应选择少渣食物,少食多餐,定时定量;在缓解期,亦应注意生活规律,劳逸结合,避免坚硬、富含香料或添加剂、油炸等辛辣刺激性食物,不饮或少饮浓茶、咖啡等饮料。还需戒烟、忌酒。

(二)药物治疗

PU 的发生主要是由于胃酸及胃蛋内酶的攻击作用,黏膜保护屏障功能下降及 Hp 感染,因此,药物治疗主要集中在抑制胃酸、黏膜保护及根除 Hp 治疗三个方面。

抑酸治疗是缓解 PU 症状的最主要措施,传统抗溃疡药物治疗 PUA 有效,包括抑制胃酸药物和保护胃黏膜药物。抑制胃酸的药物包括三大类:

(1) 中和胃酸的抗酸药,为碱性药物,如氢氧化铝、铝碳酸镁等,可缓解溃疡症状,现已较少使用。

(2) H₂ 受体拮抗剂,如雷尼替丁、西咪替丁、法莫替丁等,其抑酸疗效确切、不良反应少、价格低廉,在溃疡病治疗中应用广泛,疗程为 4 ～ 8 周。

(3) 质子泵抑制剂(PPIs),如奥美拉唑、兰索拉唑、泮托拉唑、雷贝拉唑、埃索美拉唑等,PPIs 起效快、抑酸作用强,可迅速有效地缓解症状和愈合溃疡。实践表明,PPIs 是 PUA 基础性的治疗药物及首选药物。

许多因素影响本病的治疗效果,其中 Hp 和 NASIDs 扮演着重要角色 5 老年人伴发病多,同时服用多种药物,如抗凝血药、双磷酸盐类、选择性 5- 羟色胺摄取抑制剂

(SSRIs)，以及 PPI 的代谢基因多态性等均对治疗产生影响：

1. Hp 根除治疗

根除 Hp 应成为 PU 病的基本治疗，它是溃疡愈合及预防复发的有效防治措施 - 根除 Hp，降低 PU 特别是 DU 的发病率，促进溃疡愈合并降低复发率，减少癌变的发生。《第四次全国幽门螺杆菌感染处理共识报告》提出：我国 Hp 感染率总体上仍然很高，成人中感染率达到 40%～60%，推荐的用于根除治疗的 6 种抗菌药物中，甲硝唑耐药率已达 60%～70%，克拉霉素达 20%～38%，左氧氟沙星达 30%～38%，耐药显著影响根除率；阿莫西林、呋喃唑酮和四环素的耐药率仍很低 (1%～5%)。因此，标准三联疗法 (PPI ＋克拉霉素＋阿莫西林) 及 (PPI ＋克拉霉素＋甲硝唑) 根除率已低于或远低于 80%。共识推荐铋剂＋ PPI ＋ 2 种抗菌药物组成的四联疗法。其中抗生素的组成方案：

(1) 阿莫西林＋克拉霉素。

(2) 阿莫西林＋左氧氟沙星。

(3) 阿莫西林＋呋喃唑酮。

(4) 四环素＋甲硝唑或呋喃唑酮。

青霉素过敏者推荐的抗菌药物组成方案为：

(1) 克拉霉素＋左氧氟沙星。

(2) 克拉霉素＋呋喃唑酮。

(3) 四环素＋甲硝唑或呋喃唑酮。

(4) 克拉霉素＋甲硝唑。疗程为 10 天或 14 天，放弃 7 天方案。不再细分一线和二线治疗方案，可选择其中的 1 种方案作为初次治疗，如初次治疗失败，可在剩余的方案中再选择 1 种方案进行补救治疗。补救治疗建议间隔 2～3 个月。上述四联方案中 2 种方案治疗程均为 10 天或 14 天。两次正规方案治疗失败时，如需给予第 3 次治疗，先评估根除治疗的风险 - 获益比。此外，抑酸剂在根除方案中起重要作用，选择作用稳定、疗效高、受 CYP2C19 基因多态性影响较小的 PPI，可提高 Hp 的根除率。业已证实，低依从性是老年人根除 Hp 治疗失败的一个重要因素。患者对药物的了解、对疗程实施的准确把握和执行、良好的医患沟通渠道是整个疗程完整实施的重要因素。

2. 非甾体抗炎药 (NSAIDs，含阿司匹林) 与 PUA

与 NASIDs 相关的 PU 在使用 PP1 治疗 4～8 周后可治愈，如果停用 NASIDs 药物可取得更好的治疗效果。长期服用 NASIDs 的老年人群，预防性地使用 PPI 是有益的。对长期使用 NASIDs 的 Hp 阳性的老年患者，根除 Hp 可有效防止溃疡的发生，后续维持 PPI 治疗可降低溃疡出血的风险。预防性使用 PPI 比根除 Hp 更能减少溃疡的发生。

3. 与 PU 有关的其他药物

华法林、双磷酸盐类、SSRIs 也是老年人常用的药物。华法林并不直接造成溃疡，但增加已经存在的胃肠道溃疡或糜烂出血的可能。双磷酸盐通过直接或协同 NASIDs 的间接方式损伤黏膜。SSRIs 增加上消化道出血风险的结论尚不能确定；SSRI、NASIDs 合用与单用 NASIDs 相比，上消化道出血的风险并未增加。联合应用 H2 受体拮抗剂或 PPI 可降低这些药物引起溃疡的风险。

（三）并发症的治疗

1. 出血

急性期应禁食，监测血压、心率（律）等生命体征，及时补充血容量纠正休克，口服去甲肾上腺素盐水等止血。除非有特殊禁忌，应早期使用内镜检查，不仅提高了出血的病情诊断，必要时可内镜止血以控制出血，降低手术率。内镜联用 PPI 是必要的治疗措施。

2. 幽门梗阻

完全梗阻急性期应禁食 1～3 天，静脉注射 PPI 治疗，待局部炎症水肿消退后，逐步恢复进食；可以进半流质而无呕吐表现者，可改用 PPI 足量治疗 1～2 个月。积极药物治疗 1～2 个月后仍有明显梗阻表现者，应考虑内镜下扩张治疗或外科手术治疗。

3. 穿孔

明确穿孔者应积极外科手术治疗若穿孔小，腹腔感染不严重或感染已经局限，患者一般情况差不能耐受手术者，可非手术治疗，予以禁食、胃肠减压、静脉注射 PPI 治疗。

4. 癌变

GU 明确有癌变者应积极手术治疗。

五、结论

PUA 有着独有的特点。在发病和治疗中，一些因素特别是 Hp 感染及 NASIDs 药物的使用发挥重要的影响由于仍维持着比较高的入院和病死率，应加强对此类患者的观察，深入对相关因素的研究，制定个体化治疗方案，提高我国 PUA 的诊疗水平，增进老龄社会的和谐。

第二节　胃扭转

胃扭转是指全胃或部分胃围绕其系膜轴或器官轴进行旋转，从而引起腹痛、腹胀、呕吐等上消化道梗阻的症状－胃扭转临床上相对少见，1866 年首次由 Bertil 报道，发病年龄多见于 50 岁左右，老年患者较少。一般与食管裂孔旁疝有关。如出现了急性胃扭转，属于外科急腹症，可并发胃壁缺血、坏死、穿孔等，危及生命，往往需要外科手术治疗。而慢性胃扭转常无特异表现，通常在 X 线检查中发现，但如不能正确诊断和治疗，也会影响患者的生活质量。

一、病因及发病机制

胃的两端主要靠两处固定，一是食管下段，二是幽门处。胃长轴由肝胃韧带、胃脾韧带、胃结肠韧带固定，横轴由胃膈韧带和附着于腹膜后的十二指肠固定，胃底大小弯侧活动性较大，膈肌的病变，以及上腹内脏下垂，或韧带过长、松弛、缺如或撕裂，网膜有裂孔，大小网膜过长等，可为胃扭转提供条件。胃蠕动紊乱，特别是在餐后突然改变体位时可发生急性胃扭转。而慢性胃扭转往往存在明显的诱发因素：包括膈肌病变，十二指肠溃疡或憩室、急慢性胃炎、幽门括约肌肥厚、严重胃下垂、胃肠肿瘤，胰腺肿瘤等。所以，对于慢性胃扭转患者，要积极寻找诱因。

二、分类

（一）按病程分类

可分为急性、慢性胃扭转，急性胃扭转发展迅速，诊断不易；慢性胃扭转症状往往不典型，临床上更为多见。

（二）按发病年龄分类

可分为新生儿、小儿、成人胃扭转。新生儿胃扭转属于先天性畸形，可能与小肠旋转不良有关，使脾胃韧带或胃结肠韧带松弛而致胃固定不良，多数可随婴儿生长发育而自行矫正；小儿胃扭转也常继发于解剖异常；成人胃扭转常有一定诱因，且高龄患者预后更差。

（三）按解剖分类

可分为器官轴型、网膜轴型和混合型。器官轴型或纵轴型扭转：即以贲门与幽门连线为轴心，向上翻转，致小弯向下、大弯向上；网膜轴型或横轴型扭转：即以长轴相垂直的方向，向左或向右翻转；混合型扭转：兼有上述两型不同程度的扭转。两种类型中以器官轴型扭转常见，网膜轴型次之，混合型少见。

（四）按扭转的范围分类

分为完全性胃扭转（扭转 180° 或以上）和部分性胃扭转（扭转小于 180°）。

（五）按扭转的方向分类

分为前向和后向胃扭转。按扭转与结肠的关系分为结肠上型和结肠下型。

（六）按扭转的原因分类

可分为特发性和继发性胃扭转。特发性往往无明显原因，多见于胃肠功能紊乱，继发性多继发于胃内病变。

三、临床表现

本病的临床表现在老年患者和青中年患者中并无明显不同。急性胃扭转起病突然，可迅速发展，起病时有骤发的上腹部剧烈疼痛，可牵涉至背部，并伴有频繁呕吐和嗳气，呕吐物中不含胆汁。如为胃近端梗阻，则无胃内容物呕出。此时行胃肠减压，往往胃管不能插入胃内。体检可见上腹部明显膨隆，如伴有胃扩张，可见胃型，完全性扭转临床症状比较明显，可有腹痛、上腹局限性膨胀、呕吐等。而不完全性扭转时，临床症状可很不典型。

慢性胃扭转多为不完全扭转，可有上腹痛、饱胀，伴嗳气、食欲减退、消瘦、呕吐等症状，一般没有明显梗阻表现，也可无明显症状，或表现为类似溃疡病或慢性胆囊炎等慢性病变。

四、诊断

急性胃扭转常在手术探查时才能明确诊断。Borchadt 提出了胃扭转三联症：即上腹局限性胀痛、重复性干呕、难于或不能将胃管插入胃内。Cater 等在此基础上进行了补充：

(1) 当胃经膈肌缺损处进入胸腔或膈肌膨隆严重时，腹部体征可以不明显。

(2) 胸片显示胸腔或上腹部有充气脏器。

(3) 有上消化道梗阻表现国内也有学者认为：只要存在典型的 Borchadt 三联症，胸片、腹平片提示胸腔内胃泡和 (或) 上腹部充气肠管以及左膈疝或左膈膨隆，则可诊断为胃扭转。如果患者出现了消化道出血、腹膜炎表现、休克，腹腔穿刺抽出胃内容物、胸腔积液时，往往提示可能出现了胃绞窄，一旦出现，病死率高。慢性胃扭转患者的诊断需结合病史，体征及影像学和胃镜检查。

(一) X 线检查

急性胃扭转时，上消化道造影常看不到胃影显示，只见贲门端梗阻，而平片可见胃气囊影明显扩大，内有一个或两个液平，慢性胃扭转角度相对较小，造影剂能通过贲门进入胃内，显示胃的形态变化，根据胃的形态变化诊断为何种类型的胃扭转。

1. 器官轴型

胃沿纵轴向上反转，使大弯侧位于上方，弧面较大位于膈下，胃小弯位于下方，十二指肠球部向右下斜行，位于幽门下方，使胃呈卷虾状，贲门管拉长，充钡可见两液面、胃底及胃体。黏膜相可见黏膜纹呈螺旋状。

2. 肠系膜轴型

较少见，胃窦胃体沿网膜轴向前或向后方翻转，胃窦翻至胃体左侧并抬高，十二指肠球向右下斜行，胃体胃窦绕成圈状，黏膜皱襞呈交叉状，胃腔呈双峰形，即胃腔有两个液平面，幽门和贲门处在相近平面。正位投照表现为胃体和胃窦前后重叠，侧位投照方可显示胃小弯角切迹向后扭转时，胃窦位于胃体之后，向前扭转时，胃窦位于胃体之前。

3. 混合型

上述两种类型的混合表现，既有胃窦向左上移位与胃体重叠移至其左方，又有胃体和胃窦大弯都翻向上方或都翻向下方。

(二)胃镜检查

1. 器官轴型

胃镜下可见胃形态改变：胃大弯侧脑回样纵行皱襞在上方，胃小弯在下方，前后位置颠倒，胃角形态改变或消失，有时胃体腔有大量液体潴留。

2. 肠系膜轴型

胃镜通过贲门后注气，使胃腔扩张，见胃大弯纵行黏膜皱襞在扭转处突然中断，远端看不见幽门。如果通过综合分析症状、体征、影像学资料也无法确诊，必要时可行剖腹探查明确诊断。

五、治疗

急性胃扭转的处理原则对于老年患者和青中年患者基本一致，即迅速诊断和及时外科手术。因不及时治疗可导致胃穿孔、出血、溃疡、胰腺坏死、网膜撕脱等并发症。急性胃扭转的病死率高，高龄也是高危因素之一，如果能得到及时救治，病死率可由30%～50%下降至16%。手术治疗的目的是复位、固定、消除诱因和预防复发。对于急性胃扭转患者，首先应试行胃肠减压再手术，手术方式包括：

(1) 膈疝、裂孔疝修补加胃底固定术。

(2) 胃大部分切除胃空肠温和术。

(3) 单纯胃固定术。

(4) 胃空肠缝合术目前腹腔镜技术被证明是治疗胃扭转安全而有效的方法，因伤口小、住院时间短、恢复快，更适合在老年患者中推广。

对于慢性胃扭转患者，多先采用内科治疗，部分病例可自动复位，部分病例可在内镜下复位。胃镜通过贲门后先注气扩张胃体，然后循腔进镜，以确定胃扭转的类型、部分、方向和程度。根据胃扭转的类型采取不同方法复位，复位后需腹部加压，使用数日解痉药物，流质饮食。也有文献报道可在X线下手法复位。如患者经内科复位后仍反复发作，应考虑手术治疗。

第三节 十二指肠炎

十二指肠炎是指发生于十二指肠的炎症，分为原发性和继发性两种，原发性十二指肠炎也称非特异性十二指肠炎。十二指肠炎可单独存在，也可与慢性胃炎、慢性肝炎、肝硬化、消化性溃疡、慢性胰腺炎等合并存在。近年来使用放大内镜结合NBI技术，十二指肠炎的发现率也越来越高。

一、发病率

文献报道，老年十二指肠疾病占同期住院患者总数的0.28%，老年住院患者总数的3.10%，十二指肠疾病住院患者的11.33%。而老年十二指肠炎发病率占老年十二指肠疾病的10.1%。

二、病因

（一）原发性十二指肠炎

病因尚未完全明确，可能与进食刺激性食物、饮酒、药物（如非甾体抗炎药）、幽门螺杆菌感染等有关。本病亦可伴发十二指肠其他疾病或肝、胆、胰等周围器官疾病，常与慢性胃炎、消化性溃疡等合并存在，故认为可能与其病因相同。有人认为十二肠炎可演变为十二指肠溃疡，其依据为：

(1) 炎症开始时酸度正常，以后由于炎症进展干扰了十二指肠对胃液分泌的抑制过程，导致高酸而形成溃疡。

(2) 十二指肠炎时表皮细胞因炎症破坏而丧失，但腺管部细胞增殖可以予以补偿。当腺管细胞因衰竭而不能补偿丧失时，可产生糜烂，继之形成溃疡。

（二）继发性十二指肠炎或特异性十二指肠炎

多由克罗恩病、肠结核、寄生虫（如钩虫、兰氏贾第鞭毛虫等）及真菌、嗜酸粒细胞性胃肠炎等累及十二指肠而引起特异性炎症。肝脏、胰腺及胆道疾病，由于局部压迫或蔓延，引起的十二指肠供血障碍亦可引起该病。

三、临床表现

老年十二指肠炎突出的临床表现为上腹部疼痛、上腹饱胀。多数老年患者疼痛无特异性，且对腹痛定位模糊不清。上腹疼痛可放射至胸部、脐周、右下腹等，易与心绞痛、肠梗阻、阑尾炎等混淆。老年人血管硬化，胃肠黏膜血流量降低，平滑肌萎缩变薄，胃肠蠕动功能失调，张力降低，排空延迟；十二指肠炎常并存有慢性胃炎、胃溃疡，以及十二指肠球部病变如溃疡周围充血、水肿或因溃疡引起反射性幽门环行肌痉挛；溃疡愈合后黏膜组织纤维化，瘢痕收缩形成器质性狭窄等因素，故常表现有明显的上腹饱胀等。

另外，部分老年患者可因继发性贫血，临床表现有心悸、头晕、胸闷、心律不齐、乏力等而就诊；其他症状，如反酸、食欲减退、体重减轻等虽也多见于老年十二指肠炎患者，但并非特异性。约1/3的病例有上消化道出血，呕血较多见。少数患者可发生反复黑便或呕吐咖啡样液。也有部分患者可无任何症状。

四、检查

（一）实验室检查

胃液分析及血胃泌素测定：正常或较高，部分患者与十二指肠壶腹部溃疡相似，但无诊断价值。

（二）其他辅助检查

1.X线钡餐检查

十二指肠球部有激惹痉挛、运动增快、皱襞增粗及紊乱等表现，但不能据此而确立诊断。

2.内镜检查

可分为4型：

(1) 浅表型：黏膜充血水肿，反光增强，红白相间，以红为主。

(2) 出血糜烂型：黏膜发红，可见点状、片状糜烂灶或出血灶。

(3) 萎缩型：黏膜变薄、苍白，以白为主，可见黏膜下血管显露。

(4) 增生型：黏膜粗糙不平或细颗粒结节状改变。

五、诊断

（一）内镜检查

十二指肠炎多发于球部，内镜下可见病变部位的黏膜粗糙、充血、水肿、糜烂、出血，或黏膜有颗粒感及结节状增生，或黏膜皱襞肥厚粗大，或黏膜下有血管显露。可因病变程度的不同，而有不同表现。

（二）X线检查

十二指肠炎的X线改变有肠管激惹、痉挛、变形，黏膜增粗紊乱或不规则，有网状皱襞及球部边缘锯齿状改变等。这些又都是十二指肠溃疡的间接征象，故常被误诊为十二指肠溃疡。但不会出现龛影或固定畸形，且球部变形是持久性的。低张或增加十二指肠球部充盈压力可恢复正常形态。

六、治疗

老年十二指肠炎的治疗与中青年十二指肠炎的治疗类似。

（一）抗酸药

可用氢氧化铝－镁乳合剂，每次15～30mL，3次/天，餐后1～2小时服用。抗酸药能中和胃酸、降低胃蛋白酶活性，减轻对消化道黏膜的损伤，缓解疼痛。

（二）抑制胃酸分泌药

可根据患者经济承受能力等因素选用。质子泵抑制剂可用奥美拉唑20mg，1～2次/天，雷贝拉唑10～20mg，1～2次/天；H_2受体拮抗药可用法莫替丁20mg，2次/天或雷尼替丁150mg，2次/天。抑制胃酸分泌药能抑制胃细胞分泌胃酸，减轻胃酸对已有炎症的黏膜刺激，可有效改善症状，但不能逆转病理学异常。

（三）M 受体拮抗药

可选用派吡氮平 50mg，2 次 / 天或山莨菪碱 (654-2) 片 5mg，3 次 / 天，口服，可抑制胃酸分泌。另对胃蛋白酶的分泌也有抑制作用。

（四）黏膜保护剂

胶体秘剂在酸性环境下，能与溃疡和炎症组织的糖蛋白络合形成一层保护膜，阻止胃酸、胃蛋白酶的攻击，并有杀灭幽门螺杆菌的作用，可用胶体铋，50mg，4 次 / 天。前列腺素能减少胃酸的分泌，加强黏膜抗损伤能力，并有维持黏膜血流、促进黏液分泌等作用。可用米索前列醇 200μg，4 次 / 天，或恩前列素 70μg，2 次 / 天。

（五）胃肠动力药

可予多潘立酮 10 ～ 20mg，3 次 / 天，或莫沙必利 5 ～ 10mg，3 次 / 天，饭前 15 ～30 分钟口服，可调整胃窦和十二指肠壶腹部的运动，减少胆汁反流刺激胃窦部 G 细胞分泌胃泌素造成的胃酸分泌。

（六）根除幽门螺杆菌治疗

常用的抗 Hp 药物有阿莫西林、甲硝唑（或替硝唑）、呋喃唑酮、氧氟沙星、克拉霉素及铋剂等。通常 2 种以上抗生素与抑制胃酸分泌药 (PPI 或 H_2RA) 合用，形成四联疗法。疗程一般为 10 ～ 14 天。

第四节　腹内疝

腹内疝是腹腔脏器离开原来的位置，通过腹腔内一个正常或异常的孔道或裂隙突入到腹腔内某一解剖间隙而形成。疝孔通常是正常解剖结构，如裂孔、隐窝和陷凹，也可以是各种原因导致的病理性缺损。腹内疝的发生率为 0.2％～ 0.9％，占肠梗阻病因 0.5％～ 5.8％。

腹内疝的疝内容物主要是胃和肠管，若胃肠进入腹膜囊内（如腹膜隐窝疝），使疝出物具有疝囊，则为典型的腹内疝，没有疝囊者为非典型腹内疝。二者的临床症状一致，均以空腔脏器梗阻为主要症状。据统计，腹内疝引起的机械性肠梗阻占急性肠梗阻的 0.22％～ 3.5％，是除粘连性肠梗阻、腹外疝嵌顿导致的机械肠梗阻以外的又一常见原因。本病发病急骤、病程进展快、病情险恶，且早期临床表现又不典型，故早期诊断较难，常导致延误治疗，造成严重后果，甚至死亡。凡临床有胃肠道梗阻症状者，特别是在某种手术或外伤后，在进行鉴别诊断时应考虑有腹内疝存在的可能。

随着人口老龄化的进程日益推进，老年患者因各种疾病行手术治疗者越来越多，继发腹内疝发病率逐年增高。

一、病因

(一) 常见病因

1. 正常或异常腹内间隙、裂孔的存在

正常或异常腹内间隙、裂孔的存在是发生老年腹内疝的解剖学基础。

(1) 正常的腹内间隙孔:

1) Winslow 孔 (小网膜孔): 游离的小肠袢 (偶为横结肠、胆囊) 有时可通过网膜孔进入小网膜囊内, 形成网膜孔疝。疝环口的前壁为肝十二指肠韧带, 比较坚韧, 容易发生嵌顿、绞窄。偶尔肠袢也可以从胃结肠韧带或肝胃韧带上的裂孔进入小网膜囊。多与肠系膜过长等因素有关。

2) 后腹膜隐窝: 正常的后腹膜有许多隐窝, 如十二指肠旁隐窝、盲肠周围隐窝、乙状结肠间隐窝及膀胱上隐窝等。正常情况下各后腹膜隐窝均较浅小, 不致引起病理现象并形成疝环, 如在胚胎发育过程中发生异常, 导致上述隐窝变大、变深时则形成疝环, 小肠可在腹压增高时进入隐窝内形成疝, 痛一旦形成, 即逐渐增大, 以致大部小肠进入疝内, 被包裹在后腹膜囊中。

(2) 先天性异常裂孔或间隙: 肠系膜上可有先天性的缺损或裂孔, 如先天性小肠系膜裂孔、横结肠系膜裂孔、网膜裂孔和阔韧带裂孔等, 肠袢可以穿过裂孔形成内疝, 并发生梗阻或嵌顿。

(3) 后天形成的裂孔或间隙: 包括肠切除术中肠系膜裂孔修复不佳、创伤引起肠系膜撕裂形成的裂孔、胃肠吻合术后形成的异常间隙、乙状结肠造瘘后肠管与侧腹膜间孔隙、粘连束带、手术或感染形成的粘连肠管间的孔隙等, 肠袢可疝入上述间隙形成内疝。

2. 腹内脏器活动度过大

腹内疝的疝内容物多为腹腔内活动度过大的脏器或器官, 如小肠、大网膜、横结肠和乙状结肠等。由于肠管在腹腔内活动范围最大, 尤其是肠系膜较长肠管, 更容易发生移位并通过上述孔隙成人形成腹内疝。

3. 腹内压增高

此为老年人发生腹内疝的重要原因。正常或异常腹内间隙或裂孔的存在, 以及腹内脏器活动度过大为腹内疝发生的先决条件, 但并不一定形成内疝; 只有在腹内压增高, 尤其突然增高的情况下, 才有可能使腹腔内活动度过大的脏器 (如小肠、大网膜和横结肠等脏器) 移位突入较小的孔隙发生内疝能够引起腹内压增高的因素有: 咳嗽、排尿费力 (尿道狭窄、前列腺肥大等)、排便困难、呕吐、妊娠、腹水、腹部遭受挤压创伤, 以及屏气用力剧烈活动等。

(二) 病因分类

腹内疝根据发生原因分为先天性腹内疝和后天性腹内疝。

1. 先天性腹内疝

胚胎发育期中肠的旋转不良和固定不正常造成了先天性腹腔内孔隙。依据疝口部位,可以将腹腔内疝分类为十二指肠旁疝、网膜孔疝、小肠系膜疝、盲肠周围疝网膜疝、盆腔内疝、膀胱上疝以及乙状结肠间疝。但也有不少先天性腹内疝到老年才发病。

2. 后天性腹内疝

后天性腹内疝与手术或外伤有关，术后腹内疝属于后天性腹内疝中最常见的一种，其发生既与原发疾病有关，又与手术操作不当有关，为老年腹内疝发病率增高的主要原因。病因有粘连型和术后裂隙型。

(1) 粘连型：各种腹部手术治疗后均会引起腹腔脏器间、脏器和腹壁出现粘连，并产生裂隙，一旦肠管进入后，即出现腹内疝，而裂隙则成为腹内疝中的疝环结构。

(2) 术后裂隙型：

1) 肠吻合术后肠系膜裂口缝合不严密遗留裂隙，术后如有异常肠蠕动，即可发生腹内疝。

2) 结肠造口术以及直肠癌根治术后，腹腔内会形成两个空隙，其中一个是造口旁疝，即腹壁造口的结肠和腹壁间的空隙，如缝闭不良则会形成内疝，其发生率在 5%～10%；另外一个是结肠旁沟遗留的一个间隙，当肠管进入后则会形成内疝。

3) 毕Ⅱ式胃次全切除胃空肠吻合术治疗后，输入段空肠进和横结肠以及其系膜形成的裂隙缝合不够严密，当小肠进入后即会形成内疝。

4) 胆总管与空肠 Roux-en-Y 吻合后输入、输出裆间形成的间隙改变致肠管进入形成内疝。

二、临床表现

老年患者反应慢，腹内疝发生后早期症状不典型，常被误诊为普通的粘连性肠梗阻。临床表现为阵发性或持续性腹痛、腹胀伴恶心、呕吐，有时可触及腹部压痛性包块，肠鸣音减弱或消失，老年腹内疝易并发肠梗阻、肠绞窄坏死、肠穿孔和腹膜炎等。有文献报道，老年腹内疝患者出现乳糜性腹膜炎，严重时可出现感染性休克，危及生命。部分患者症状不明显，仅表现为偶尔腹部不适、腹胀及症状消失或不全肠梗阻等。

老年腹内疝患者出现以下四种情况时，应考虑并发肠梗阻可能：

(1) 病情急骤，无静止期，服用解痉药物后并未取得较好效果。

(2) 早期发生呕吐症状，且呕吐不止，呕吐后伴有腹痛症状。

(3) 早期腹胀并不明显，以局限性腹胀为主。

(4) 一些患者还会排气、排便，但查体后可见胃肠型和胃肠蠕动波。

三、检查方法

(一) 实验室检查

1. 血红蛋白及血细胞比容

可因缺水、血液浓缩而升高。

2.白细胞计数和中性粒细胞

明显升高时考虑发生肠绞窄。

3.血清电解质、血气分析等测定

可反映水、电解质与酸碱平衡的情况。

（二）影像检查

1.X线检查

腹部透视、腹部平片或CT扫描等除一般肠梗阻征象外，在腹腔内可见有异常积气，或有小肠祥聚在一起。

Winslow孔疝可见胃向左向后移位，结肠向下方移位，成簇的小肠液平面积聚在小网膜囊区域，肠系膜位于下腔和门静脉之间，小网膜囊内有气液平面，肝下间隙可见多个肠祥影。十二指肠旁疝可见小肠盘绕在一起，积聚在疝囊内，位于中线，不能移动或散解，胃体被牵引向下，结肠在小肠祥包块的后方，疝囊内的小肠扩张并呈淤滞状态。

2.B超

腹腔可见异常的团块回声，内有或无肠蠕动，团块内部管状或囊状形态随时间及饮食改变。

3.CT

腹内疝CT表现为小肠肠管积液积气，肠管扩张，管径＞3cm，并发肠梗阻腹内疝疝入部分肠管、肠系膜聚拢、走行扭曲；部分病例可见疝口。有腹部手术史者，表现为肠管局部聚拢，肠系膜扭曲明显，未见明显疝囊、疝口影。

CT通过观察疝口、疝囊以及肠管、系膜、血管走行异常是诊断腹内疝的直接征象，当伴发肠扭转时观察是否肠系膜血管闭塞，肠壁异常强化、漩涡征、靶征、肠腔或腹腔血性渗液、肠系膜静脉或门静脉血栓征、肠壁间或肠系膜积气等，如有则应高度怀疑绞窄性肠梗阻。

4.其他检查

如选择性肠系膜血管造影检查可见肠系膜血管走向和分布异常，有助于诊断。

四、诊断与鉴别诊断

（一）诊断

1.病史

老年腹内疝病史较长，发病缓慢，早期症状不典型，多数表现为慢性单纯性、不完全性机械性肠梗阻症状，且可反复发作，患者易并发肠梗阻、肠绞窄坏死、肠穿孔和腹膜炎，严重时可出现感染性休克，危及生命。

2.辅助诊断

X线钡剂造影有助于内疝的诊断，并可明确内疝的部位和类型。肠梗阻形成后，腹部 X 线平片可显示多个液平。肠系膜血管造影的血管影像可辅助诊断。B 超检查可探测到异常积气，或见小肠袢聚集。

3. 剖腹探查

腹内疝特别是小肠内疝是比较急迫凶险的急腹症之一，特别在老年患者，临床表现早期不典型，临床症状与腹部体征不同步，极易误诊或延迟诊断。诊断不及时可导致肠管坏死、穿孔、弥漫性腹膜炎、感染性休克等严重后果，延误手术时机，甚至危及生命。

老年患者出现以下情况应要高度警惕发生腹内疝性肠梗阻的可能，应及时剖腹探查，以确诊是否为腹内疝及腹内疝的部位和类型。

(1) 既往有腹部手术史及肠梗阻病史。

(2) 发病突然，有重度急性绞窄性肠梗阻症状，且未明确病因。

(3) 肠梗阻患者，腹部检查提示包块，但不能用肿瘤、肠套叠解释。

(4) 长期腹部胀痛不适患者，突然发生急性机械性肠梗阻，腹部触诊扪及液气状肠袢，改变体位和多次腹部物理检查显示同一部位孤立性肠袢积气及积液影为腹内疝的特征性表现。

(5) 肠梗阻患者经输液、禁食、胃肠减压 6～8 小时观察无效者。

(二) 鉴别诊断

临床疑诊老年腹内疝，应与各种原因所致肠梗阻、胆石症、急性胃扭转、急性胰腺炎等鉴别。依据临床症状及体征，可对腹内疝及其类型进行一定程度鉴别，如术后腹内痛疼痛剧烈，网膜囊疝、隐窝疝多为反复发作的轻度腹痛；高位内疝有频繁呕吐及便秘；非嵌顿性腹内疝多无恶心呕吐和便秘；低位肠管的嵌顿性腹内疝可引起腹胀等。

五、并发症

肠梗阻是老年腹内疝的主要并发症，因老年患者反应迟钝，肠梗阻易进一步发展，大量肠系膜或肠管庇人孔隙不能自行复位而并发肠绞窄、肠坏死，此时肠腔内容物的通过及肠壁血液循环均发生障碍，病人肠胀气明显，水电解质代谢紊乱及酸碱平衡失调，严重者并发腹膜炎和脓毒症，出现肠坏死时中毒性休克更为明显。

六、治疗

老年腹内疝治疗原则为早诊早治。我国腹内疝以假性疝多见，假性疝因缺乏疝囊包裹，极易疝入大量肠管并导致肠绞窄和肠坏死。对疑似腹内疝者，应积极手术治疗，具备条件的单位，可适当选用腹腔镜探查：手术中若疝内容物还纳困难，可考虑行肠减压以降低疝入肠管张力。先天性腹内疝如十二指肠旁疝，其疝环处多有重要血管走行，分离时注意切勿损伤。已经出现肠坏死者，应仔细甄别交界处肠管活性，尽量避免短肠综合征的发生。针对不同腹内疝的具体病因，进行相应的操作以避免或减少腹内疝复发，如封闭乙状结肠造口与侧腹壁之间的间隙等。

（一）术前准备

胃肠减压，充分补液，纠正水、电解质和酸碱平衡紊乱。

（二）手术要点

1. 开腹手术

(1) 找到内疝后先设法将嵌顿的肠袢复位，然后缝闭疝环口，缝闭疝环口时注意勿伤及重要的血管。若疝入的肠管发生坏死则须予以切除。

(2) 已找到内疝后，若油囊颈部过紧不易复位，则应先设法将疝口或裂孔予以扩大，或将人的小肠在严密保护下进行穿刺减压，使小肠萎陷以利复位。疝囊颈部往往含有重要血管，不宜全部切开，可在疝囊前壁无血管区切开疝囊。

(3) 若麻醉下进入腹腔后发现疝入的小肠已自行复位，应在内疝好发部位仔细寻找有无小的疝环口，设法将异常的裂孔或隐窝口予以缝闭，以防内疝复发。

2. 腹腔镜手术

施行腹腔镜手术时，需注意以下几点：

(1) 尽量采用开放法建立气腹，减少肠管损伤的机会，如患者有腹部手术史，观察孔应尽量远离原手术切口。

(2) 完成复位后应全面探查，排除合并其他病变的可能探查小肠可以从屈氏韧带或回盲部开始，探查过程中注意变换体位有利于探查的顺利进行。因梗阻段的肠管扩张、水肿，操作切记应轻柔，避免损伤肠管及系膜血管。

(3) 对粘连的松解应尽量采用超声刀松解。超声刀具有精确的切割作用，产热少，波及范围一般为2mm，不会传导损伤周围组织，因此导致肠管损伤的机会比电刀少。

(4) 探查复位后的肠管如不能确定生机，可在肠系膜血管根部注射1%普鲁卡因或节胺唑啉以缓解血管痉挛，观察15～30分钟，如仍无法判断可再重复一次，如确认无生机后予以切除。

(5) 为防止再次出现肠粘连或腹内疝，除关闭异常裂孔或隐窝、切除粘连带外，应尽量不留置或少留置引流管，可应用医用几丁糖减少粘连的发生。

腹腔镜手术和传统的开腹手术相比，具有以下优点：切口小，视野开阔，操作范围大，能避免不必要的损伤；降低切口感染等并发症的发生率，缩短住院时间；减少粘连以及梗阻发生等。手术过程中需注意以下几点：

1) 进行腹腔镜手术时，尽可能采取开放法建立气腹，降低对肠管的损伤。

2) 在完成复位的基础上，利用腹腔镜从屈氏韧带开始，全面进行探查，排除其他病变的可能。

3) 超声刀产热少，且具备了较强的切割功能，不会对周围组织造成损伤，术中尽可能利用超声刀对粘连部位做分离处理。

老年腹内疝多并发肠梗阻，以腹痛为主，梗阻扩张肠段不长的情况下，适宜腹腔镜探查手术。如老年腹内疝并发肠梗阻部位较低，大段肠管扩张，腹腔镜操作空间狭小，则难以完成腹腔镜探查；存在复杂、广泛致密粘连时，腹腔镜下手术较困难。

七、预防与护理

医源性创伤形成的异常解剖是老年腹内疝形成的重要因素，且易导致肠梗阻的发生。因此应有针对性地采取有效措施：手术部位的创面、脏器不宜长时间暴露于腹腔外，要以湿棉垫保护覆盖；创面要缝闭光滑，且不留孔隙；各种吻合口要符合生理要求，无张力；完善腹部术前的准备和术后有效的各种处理，保证胃肠减压通畅；胃肠术后短时间内严禁暴饮暴食和负重；避免长时间卧床，应及早下地活动等。

病人与医生的积极配合，可保证措施的有效落实，对避免老年腹内疝的形成有重要作用。

八、结论

随着人口老龄化，老年腹内疝发病率呈上升趋势。老年腹内早期症状不典型，早期诊断困难，肠梗阻为其主要并发症，诊断延迟会并发肠绞窄、肠坏死、肠穿孔、脓毒症并危及生命。早期手术治疗十分重要，条件允许选择腹腔镜手术。减少医源性创伤能降低老年腹内疝发生。

第五节　腹腔感染

一、原发性腹膜炎

腹腔感染按经典方法分为原发性腹膜炎，继发性腹膜炎和第三型腹膜炎。原发性腹膜炎指患者腹腔内无脏器穿孔而发生的腹膜急性细菌性感染，多见于各种病因所致的肝硬化失代偿期、亚急性重型或慢性重型肝炎，患病与胃肠道黏膜充血水肿、肠上皮细胞通透性增加、肠道菌群异位、Kupffer 细胞吞噬功能减退和机体免疫功能低下等因素有关。高龄、低蛋白血症、高胆红素水平、严重肝功能损害及消化道出血等是原发性腹膜炎的高危因素。

肝硬化失代偿期的老年患者因自身免疫力下降，原发性腹膜炎相对多见，患病率约为 8%～25%：老年患者早期临床症状多不典型，易漏诊，老年患者脏器功能有不同程度减退且伴有多种疾病，导致治疗困难，病死率高。

（一）临际表现

原发腹膜炎有发热、腹痛、腹胀、恶心、呕吐等表现，约 10%老年患者早期无症状，40%老年患者临床表现隐匿，易误诊、漏诊。

部分老年患者以发热为首发表现，少数老年患者因反应迟钝、临床表现隐匿，以休克为首发表现，有烦躁、神情紧张、面色皮肤苍白、口唇发绀、肢端湿冷等。老年患者腹痛症状常不典型，体检无明显压痛、反跳痛，仔细触诊腹部，可发现腹壁有柔韧感，紧张感并不典型。

老年患者因脏器功能减退，应激反应能力下降，易出现多种并发症，部分患者出现语言、情感或行为异常，定向力障碍或计算力下降；部分患者呕吐咖啡色胃内容物或解柏油样便。

（二）鉴别诊断

1. 癌性腹水

老年人是癌症高发人群，易出现癌性腹水。癌性腹水多为转移癌所致，有原发癌症状，如胃癌，有黑便、呕吐酸臭宿食、上腹疼痛、消瘦等；肝癌有肝区疼痛、巩膜与皮肤黄染及尿黄等。卵巢癌是老年女性癌性腹水的主要原因，高发于绝经期和绝经后期，平均年龄为 55 岁。癌性腹水生长迅速，腹水量大，不易消退，腹水检查以血性腹水多见，腹水细胞学检查可找到癌细胞。

2. 心力衰竭

老年患者心力衰竭可出现腹水，但以心功能不全症状为主，可出现劳力性呼吸困难、咳嗽、咯血、倦怠、乏力、腹胀、下肢水肿等表现，体检可闻及肺部湿性啰音，有心脏增大伴抬举性心尖搏动、颈外静脉充盈、肝脏肿大等。

3. 巴德 - 吉亚利 (Budd-Chiari) 综合征

巴德 - 吉亚利综合征患者有肝脏肿大、腹水、腹胀、下肢水肿，腹水为其主要表现。门静脉 CTV 增强示下腔静脉肝段狭窄，肝内静脉显示不清，彩超及血管造影可帮助诊断。

4. 慢性肾功能衰竭

慢性肾病老年患者易出现肾功能减退甚至衰竭，有颜面水肿、少尿或无尿、腹水、皮肤瘙痒、皮肤瘀斑、贫血等表现，实验室检查显示肌酐明显升高、血甲状旁腺激素 (PTH) 浓度升高、高磷血症、低钙血症等。

（三）治疗

以控制感染、治疗原发病和对症处理为原则。

1. 一般支持治疗

对于老年患者，要加强护理。做好生命体征的记录，定期测量患者的腹围、尿量，动态观察腹水的情况：当老年患者出现大量腹水时，平卧位易加重呼吸困难，可采取半卧位。注意观察患者意识状况，多与患者交谈，注意有无语言、情感或行为异常。补充热量，每天不低于 2000 ～ 2500kcal；补充大量 C 族维生素、B 族维生素和维生素 K；及时纠正水、电解质紊乱；输血、静脉输注氨基酸、人血白蛋白等以提高机体抵抗力；积极护肝治疗，改善肝功能。当患者出现肝性脑病前兆时，应禁食动物蛋白质，并予以乳果糖、支链氨基酸等治疗。老年患者要根据心、肾功能及入出量来调整输液量。

2. 应用抗生素

强调早期、足量和联合使用抗生素。使用抗生素的适应证是：

(1) 即使无症状但腹水白细胞 > $1000×10^6$/L 或中性粒细胞 > $500×10^6$/L。

(2) 临床症状符合原发性腹膜炎，腹水白细胞 > $500×10^6$/L，中粒细胞 > $250×10^6$/L，即使细菌培养阴性。

(3) 临床症状典型，腹水细胞计数尚未达上述标准。抗生素的选择可根据腹水培养阳性细菌和药敏试验而定。细菌培养结果尚未回报或细菌培养阴性者可根据临床经验用药，主要选用针对革兰阴性杆菌兼顾革兰阳性球菌的抗菌药物。老年患者长期使用抗生素易出现肠道菌群紊乱，甚至条件致病菌的繁殖，要管控好抗生素的用量及疗程。

对于不明原因低热、顽固性腹胀、腹水增多或利尿剂无效、上消化道出血、肝性脑病、既往有原发性腹膜炎病史患者，可预防性应用抗生素。国际腹水研究会 (IAC) 共识意见和美国肝病研究协会 (AASLD) 指南，均推荐应用抗生素以预防原发性腹膜炎复发，其中喹诺酮类药物是预防性用药的首选药物。

3. 利尿剂的使用

主要选用螺内酯和呋塞米，剂量比例为 100mg∶40mg，如效果不明显加速尿静脉推注。用药期间密切观察，防止过度利尿导致电解质紊乱、诱发肝性脑病、肝肾综合征等。

4. 原发性腹膜炎并发休克者

提示革兰阴性杆菌感染可能性大，应加强抗生素的应用，至少两种抗生素的联合应用，兼顾耐药菌、厌氧菌。老年患者一旦出现休克，病死率高。

二、继发性腹膜炎

临床上所称的腹膜炎多是继发性腹膜炎，是腹部外科常见急症，病情进展受原发病灶的性质及部位、细菌的种类和数量及宿主防御能力等影响。老年患者以腹腔脏器急性感染 (占 48.4%) 和穿孔 (占 49.3%) 多见，其临床表现不典型，易漏诊 (占 17.3%)，肠道肿瘤、肠扭转是诱发自发性肠穿孔的主要原因。

(一) 主要症状

1. 腹痛

腹痛是最主要的临床表现，疼痛的程度与病因、炎性反应的轻重、年龄、身体素质等有关。疼痛可为突然发生，也可逐渐出现，但都持续存在，并迅速扩展至全腹，疼痛剧烈，于深呼吸、咳嗽、体位改变时加剧。可伴放射痛，胆系疾病引起右肩背部疼痛，急性胰腺炎引起左腰、背部呈带状放射痛。老年患者特别是有脑血管病、老年痴呆、代谢性脑病，不能准确描述疼痛发生的过程及性质者，应结合家属提供的信息综合分析。

2. 恶心、呕吐

可有反射性恶心、呕吐，呕吐物多为胃内容物。肠麻痹发生后因肠内容物增多，呕吐物可含有肠内容物，有恶臭。

3. 感染中毒症状

随着病情发展，老年患者会出现脉搏快、体温不升反降，这是病情恶化的征象之一；如进一步加重，会出现面色苍白、肢端湿冷、呼吸急促、脉细微弱、血压下降、神志恍惚等感染性休克的表现。

（二）主要体征

继发性腹膜炎老年患者腹部体检时，腹部要充分暴露至会阴部，避免遗漏嵌顿疝及睾丸扭转等。腹部检查应细致全面，以获得准确而有意义的腹部阳性体征。腹肌紧张和腹部压痛、反跳痛是重要体征。避免一开始按压疼痛明显部位，会引起全腹疼痛，混淆或遗漏病情。部分老年患者对疼痛反应差，体检时要特别注意腹部的细微反应及肠鸣音的变化，注意观察患者的表情变化。直肠指检对于继发性腹膜炎患者，尤其是肠梗阻患者，应视为常规检查，注意指套上是否有血迹，盆腔有无肿物。

（三）辅助检查

1. 降钙素原 (PCT)

其与感染和脓毒症的相关性良好，已被推荐用于细菌感染性脓毒症的诊断、分层、治疗监测和预后评估。老年患者血浆 PCT 浓度高于 0.05ng/mL，最高可达 0.1ng/mL，但一般不超过 0.3ng/mL。

2. 腹部立位 X 线检查

腹腔内游离气体大于 50mL 时，X 线即可显示。阳性率约 80%，慢性、亚急性穿孔易漏诊。老年患者不能站立时：可采取侧卧位，维持 10 分钟后拍片，如发现穹窿征（侧腹膜下积气）或镰状韧带征（韧带下积气），具有同等诊断价值小肠普遍积气，有多个气液平面，为肠麻痹征象。X 线对急腹症的病因定性准确性低，诊断价值有限。

3. CT 检查

可发现腹腔积液、积气及腹膜增厚等。当腹膜增厚表现为普遍光滑、均匀者，多为炎性改变；表现为不规则增厚者，以腹膜肿瘤多见；腹腔积液是腹膜炎的另一个常见表现，CT 可清晰显示腹腔积液的分布区域及积液量，即使较少量的液体亦能检出。

4. 诊断性腹腔穿刺和腹腔灌洗

对腹腔穿刺抽出液进行淀粉酶测定，主要用于胰源性腹膜炎、腹腔内出血或老年反应迟钝而又缺乏明显腹部体征的患者。抽出液为混浊、脓性或脓血性者可确诊腹膜炎，并根据有无胆汁、胃内容物或粪、尿样特征及特殊气味，可提示原发病变的部位、类型、程度和可能引发感染的致病菌种类，抽出液可同时做细菌培养及药敏试验。

(四) 鉴别诊断

腹痛虽是急性继发性腹膜炎的最主要症状，但有些内科疾病也可表现为急性腹痛。老年患者急性上腹痛要注意与下肺感染、心绞痛、急性心肌梗死、急性冠脉综合征等鉴别，特别是心脏疾病，部分老年患者没有典型的胸痛、胸闷、心慌、气促等症状，而仅表现为急性上腹痛，容易被忽视。主要鉴别点是：

(1) 外科急腹症时，腹痛是最先出现也是最主要的症状，贯穿整个病程，而内科疾病即使有急性腹痛，一般不是最早出现、也不是最突出的症状，至少尚有其他同样突出的症状，如胸闷、胸痛、气促、咳嗽等。

(2) 急腹症的腹痛程度重，有明确、固定的压痛区，患者拒按；内科疾病的腹痛程度较轻，压痛点不明确或不固定，甚至患者喜按。

(3) 急腹症常有腹肌紧张、腹部压痛、反跳痛等腹膜刺激征，内科腹痛则无。

(五) 临床特点

老年患者继发性腹膜炎的临床特点包括：

(1) 老年患者各脏器功能呈退行性改变，脑细胞功能减退，很多急腹症首发表现可为神志改变，需要医生耐心、仔细地询问病史。

(2) 老年患者反应迟钝，对疼痛刺激反应不敏感，临床症状常轻于组织学损害，与病理变化不一致。

(3) 老年患者病情较青中年患者复杂多变，腹部症状隐蔽或不典型，但进展快，一旦诊断延误、治疗不及时将会导致严重后果。

(4) 老年患者常伴有多种疾病，常因急腹症加重原发病，掩盖急腹症病情，主次难分，增加急腹症诊断的复杂性。

(5) 老年患者免疫功能低下，发生重症感染时，体温往往不高，或仅有低或中度发热。但其病情演变快，易发生意识障碍，较早出现低血压，应密切注意有无休克的早期表现和重要器官的功能不良。

(六) 治疗

1. 非手术治疗

对病情较轻，或病程较长超过 24 小时，且腹部体征已减轻者，可行非手术治疗，早期非手术治疗也为手术提供必要的术前准备。早期使用广谱抗生素，对恢复器官灌注、组织氧供、对于改善患者预后及提高存活率均有重要意义。老年患者免疫功能差，加之感染等因素易引起水、电解质代谢紊乱，呼吸、循环衰竭等严重并发症，因此应严密观察生命体征，积极治疗原发病，维持水电解质平衡，重视肠外营养，合理有效使用抗生素，防止休克，积极预防各种并发症等。

继发性腹膜炎多为混合细菌感染，致病菌主要为大肠埃希菌、肠球菌、厌氧菌等。

诊断明确后应早期、联合、足量使用抗生素。老年患者根据病情、肝肾功能、肌酐清除率、细菌培养和药敏试验调整抗生素。革兰阴性杆菌是腹腔感染最常见的致病菌，以大肠埃希菌、克雷伯肺炎杆菌和肠杆菌属为代表的肠杆菌科细菌为主。而其他非肠杆菌的革兰阴性杆菌主要为非发酵菌如铜绿假单胞菌和鲍曼不动杆菌。其他的致病菌主要包括革兰阳性球菌以及厌氧菌。老年患者腹腔感染常见致病菌的多重耐药情况业已严重。近期使用抗生素（尤其是三代头孢菌素）、长时间住院、入住监护室、长期卧床不起、接受机械通气、侵入性操作、严重基础疾病及年龄大于 65 岁等都是多重耐药的主要危险因素。

因此，在针对腹腔感染的经验性治疗和目标性治疗选择抗菌药物时，不应忽视主要致病菌的药物敏感性。对于老年患者多器官功能障碍的急诊处理，主要是提高氧供（氧疗、机械通气）、补充循环血容量、提高血红蛋白浓度、血细胞比容，以及降低氧耗、降温、控制惊厥、镇静镇痛及呼吸支持等。

2. 手术治疗

要尽早明确病因，把握手术指征，积极早期予以手术治疗。弥漫性腹膜炎的老年患者，即使生命体征不稳定，也应在稳定生命体征的同时，尽快外科急诊手术。急诊剖腹探查术式的选择须简单、安全、不良反应小。以解决问题为基本原则，使患者在最大限度安全范围内。以最简单的术式获得最佳的治疗效果。术中腹腔内感染处理的基本原则，必须遵循病源控制原则，即：

(1) 彻底引流清除脓汁。

(2) 清除坏死及感染组织。

(3) 解除确定性的感染源，重建解剖关系等。

老年患者多体质虚弱、营养不良、免疫力差，极易导致感染等，在一定程度上限制了传统开腹手术应用。随着腹腔镜技术日趋成熟，进一步扩大了其适应证。腹腔镜下治疗老年继发性腹膜炎时需要注意：

(1) 严重凝血功能障碍、严重腹胀、心衰及多脏器功能衰竭、多次腹部手术或腹腔内严重粘连者等均为腹腔镜手术禁忌证。

(2) 术前完善检查，综合评估患者需要选取的麻醉方法，手术方法。

(3) 监测老年患者血压、心率、血氧饱和度等临床生命体征。

(4) 当腹腔镜下手术困难或出现严重并发症时，应果断、及时转换为开腹手术。

(5) 患者腹腔内往往有较多脓性渗出，手术时需更加注意无菌操作，术后行抗感染治疗。

三、第三型腹膜炎

1990 年，Rotstein 首先提出第三型腹膜炎 (TP) 的概念，近 20 年多来，人们对 TP 的认识不断提高。第三型腹膜炎是指腹膜炎（主要是继发性腹膜炎）经规范治疗（包括手术和抗感染药物治疗）后腹腔感染持续存在，或缓解后又反复发作，形成临床上特别难处理的顽固性腹腔感染，通常表现为腹部范围不定的蜂窝织炎和多发脓肿。

老年 TP 的病原学特点与老年继发性腹膜炎截然不同。TP 的腹腔积液细菌培养阳性率极低。老年 TP 病原体以条件致病菌如表皮葡萄球菌、肠球菌、假单胞菌和念珠菌等为主，同时还存在对多种抗生素耐药的革兰阴性菌。病原体主要来源于消化道的菌群易位，由于长期禁食、肠黏膜灌注不足、大量抗生素的应用导致的肠道正常菌群的杀灭、全身免疫力低下等因素，肠黏膜萎缩，失去其机械屏障功能，加之肠黏膜免疫屏障的破坏，从而造成肠道菌群易位。此外，肠麻痹、肠道细菌量增加以及多次手术潜在的医源性肠道损伤，也增加了菌群易位的可能。当腹膜失去对腹腔内感染的防御机制，腹腔感染难以局限，导致腹腔弥漫性感染，并难以通过穿刺引流治愈，常需反复剖腹引流。复发性感染导致腹膜对细菌清除能力下降，后者又进一步增加复发性感染的可能。而多次剖腹使得手术愈发困难，且增加了医源性损伤的可能，导致腹膜及腹腔内的炎症反应进一步恶化。

老年 TP 的危险因素包括：

(1) 高龄。

(2) 高 SAPSII 评分及高 MPI 指数。

(3) 多器官功能衰竭。

(4) 耐药病原菌。

(5) 发热和白细胞增多。

(6) 营养不良。

(7) 感染来源部位等。

老年 TP 临床表现不典型，常伴发热、白细胞增多、低灌注、高代谢、感染性休克、多器官功能衰竭等，CT 及剖腹探查不能明确感染源。其诊断应包含以下几点：

(1) 是老年腹膜炎患者，尤其是腹部手术后。

(2) 积极治疗 72 小时无好转，甚至有脓毒血症。

(3) 低于 30% 患者血培养阳性。

(4) 术中探查见纤维蛋白样物质及稀薄的血性液。

老年 TP 重在预防，积极治疗原发病，及时手术治疗，纠正各个器官功能障碍，尽早进行细菌培养及药敏试验选取敏感抗生素。经验用药，严格依据抗生素的使用原则合理用药。同时采取输血、补充营养素、双套管负压冲洗，监测生命体征等多种措施，同时注意伴随疾病的诊治。TP 预后极差，病死率 23%～64%。

第六节　短肠综合征

一、定义

短肠综合征 (SBS) 是指各种原因引起小肠广泛切除或旷置后，肠道有效吸收面积显著减少，残存的功能性肠管不能维持患者的营养需求，出现以腹泻、酸碱／水／电解质紊乱以及各种营养物质吸收和代谢障碍为主的症候群。病情的严重程度及预后取决于原发疾病、残留小肠的长度、部位、是否保留回盲瓣与结肠，以及肠适应过程是否良好等。

二、流行病学及原发病

在美国大约每百万人中有 3～4 人会发生 SBS。依据中国短肠综合征治疗协作组参与中心的统计数据显示，近年来国内 SBS 尤其是老年人 SBS 的发病率逐年上升，但尚缺乏全国范围内确切的发病率统计数据。成人 SBS 的常见原发疾病有肠系膜缺血性疾病、炎症性肠病、腹部外伤、放射性肠炎、恶性肿瘤等，其中肠系膜缺血性疾病在老年患者中逐年增多，成为老年患者 SBS 主要病因。肠系膜缺血性疾病包括肠系膜上动脉栓塞、肠系膜上动脉血栓形成、肠系膜血管非闭塞性缺血和肠系膜上静脉血栓形成，最终导致广泛的小肠坏死。

三、病理生理机制

小肠是营养物质消化与吸收的器官，长度 3～5m。小肠减少到不足 100cm 时，残存小肠无法消化吸收足够营养物质以满足机体的营养需要，短肠综合征就会发生。一般认为保留回盲瓣时，小肠少于 50cm 可出现短肠综合征，无回盲瓣时，少于 100cm 出现短肠综合征。当小肠被切除后，剩余小肠会出现长度延长、肠腔膨胀、隐窝加深、微绒毛高度增加、黏膜皱襞增厚、肠上皮增生等改变，这些改变使得小肠吸收面积增加，增强肠道吸收营养和水分的能力。回肠对水分、电解质及各类营养物质的吸收能力均优于空肠，又具有吸收胆盐和维生素 B_{12} 的作用，并且肠道蠕动相对缓慢，可减缓肠内容物通过。因此，空肠切除后，剩余的回肠可以部分代偿空肠的功能，但回肠切除后，空肠难以弥补回肠的功能。回盲瓣是结肠和小肠之间的生理屏障，回盲瓣缺失使得肠内容物通过时间缩短，还可引起结肠细菌病理性移居至小肠，加重吸收不良和腹泻。

四、诊断

SBS 的诊断主要依据既往病史与临床表现，影像学及内镜检查结果可作为重要的补充材料。

（一）病史

既往病史对 SBS 诊断极为重要，通过手术记录除了可准确了解肠切除范围与部位外，还可明确导致肠管广泛切除的直接病因。由于各临床中心肠管测量方法不同等多种因素，测得剩余小肠长度可能存在较大差异。中国短肠综合征治疗协作组推荐统一采用小肠系膜缘软尺测量方法，此外，可以通过影像学及内镜检查予以确认。

（二）临床表现

1.腹泻

广泛小肠切除术后均可见腹泻腹泻的原因是多因素的，包括食物内容物通过时间缩短，继发于乳糖和其他碳水化合物吸收功能障碍的肠内容物渗透压改变，细菌过度生长，降低肠细胞刷状缘膜二糖基活性，增加了水和电解质的分泌。

2.胃液高分泌状态及消化性溃疡

广泛小肠切除术后胃液高分泌状态是一重要特征。不仅造成严重的消化性溃疡病，而且对短肠综合征吸收功能造成进一步损害。造成黏膜弥漫性受损；低 pH 导致胰酶受到抑制，减少脂肪微囊形成，降低肠腔内脂质消化；胃液高分泌状态的另一作用是大量的胃液加重术后腹泻；胃液高分泌状态在广泛小肠切除术后 24 小时即可出现，随着时间推移，会造成不同程度损害。对此应用药物治疗可以控制，很少需要外科治疗。

3.营养障碍

小肠广泛切除术后，对营养物质的吸收均发生障碍，尤其是脂肪和碳水化合物。这些营养物质的吸收障碍导致热量不足，产生体重减轻、疲乏等症状。液体的丧失在术后前几周表现明显，大便常超过 5L/d，尤其是同时行部分或全部结肠切除术病人，液体丢失表现更为明显。治疗不及时可出现低血容量、低钠血症、低钾血症。随着时间推移，其他电解质和营养物质吸收障碍逐渐表现出来，继发于脂肪酸吸收障碍的钙、镁（脂肪酸与这些二价阳离子形成的脂肪酸盐）缺乏也将出现。

除维生素 B_{12} 和叶酸，短肠综合征病人很少缺乏水溶性维生素。由于回肠切除，维生素 B_{12} 肠－肝循环被打破，加速了吸收不良的发展。叶酸缺乏导致的巨细胞贫血相对较少见；但在克罗恩病治疗中，治疗性药物柳氮磺吡啶是叶酸吸收的竞争性抑制剂，故此类短肠综合征病人叶酸缺乏较为多见。其余水溶性维生素均可在整个小肠被吸收，诸如烟酸吸收不良所致的糙皮病、维生素 C 缺乏症状等只有在广泛性小肠切除术后可以见到。

短肠综合征病人脂溶性维生素缺乏更为明显。脂溶性维生素经胆汁酸微囊化作用吸收，回肠切除术后病人胆盐池明显减少，影响脂溶性维生素吸收。另外脂肪泻也导致脂溶性维生素吸收减少。最常见的是维生素 D 缺乏，也可发生维生素 A、K、E 的吸收障碍。维生素 D 缺乏及脂肪泻引起钙吸收不良。维生素 D 缺乏和骨软骨化已被认为是克罗恩病回肠切除及病态性肥胖行空回肠短路后常见并发症。与水溶性维生素一样，大多数小肠切除术患者微量元素的吸收障碍可获得代偿。短肠综合征患者中25%～50%有铁缺乏，尤其是克罗恩病等有持续性出血的患者表现更为明显。锌缺乏与腹泻的程度成正比，大多数患者均有锌吸收不良，锌缺乏出现的味觉减退和糙皮病，在广泛性小肠切除患者中偶可见到。其他微量元素的缺乏如铜、硒、铬、钼也可在短肠综合征患者中出现。

(4) 肠道高草酸和肾结石：回肠切除和回肠疾病后肾结石发病率增高。高草酸钙尿常继发于食物草酸吸收增加。肠道草酸吸收增加与以下2种机制有关：首先，广泛小肠切除术后结肠腔内脂肪酸增加，其与钙形成复合物，减少了不溶性草酸钙的形成，导致肠道草酸吸收增加；其次，胆盐和脂肪酸导致结肠黏膜渗透性改变，进一步增加草酸的吸收。基于此，认为草酸在结肠的吸收是通过被动扩散，而非主动转运。草酸钙结石尚与其他因素有关，包括尿中钙结合性阴离子浓度如磷酸根离子和柠檬酸盐明显减少。

(5) 细菌过度生长：肠道是人体最大的细菌库，定植着以细菌为主的微生物，共同构成肠道正常微生态。肠道菌群大部分寄生在结肠，因此，在肠道适应及功能恢复过程中，结肠及其菌群发挥着关键作用。SBS患者由于肠道结构和内环境发生改变，导致肠黏膜屏障功能受损，肠道的正常菌群结构随之发生改变，引起肠道菌群失调及小肠细菌过度生长，导致肠道细菌移位甚至肠源性败血症，并出现肠源性肝损伤。

(6) 胆结石：人们已注意回肠切除术后胆结石发病率增加2～3倍。由于回肠切除术后胆汁酸吸收障碍至肠－肝循环中断，刺激肝脏合成增加，胆固醇的合成也将随之增强，使胆汁中胆固醇呈现过饱和状态，从而诱导胆石形成。

3. 辅助检查

(1) 腹部X线：腹部X线平片检查虽然不能早期发现、也不能排除肠系膜缺血性疾病，但它是诊断肠扭转、肠梗阻的简便有效措施，对于肠系膜缺血性疾病预后判断有一定的指导意义，有研究表明肠系膜缺血性疾病腹部X线平片正常者，死亡率为29%；腹部平片出现异常者其死亡率高达78%。

(2) 消化道造影：可以准确测量长度< 75cm的小肠长度及肠腔直径。

(3) 超声多普勒检查：因为肠梗阻、肠扭转和肠系膜缺血时常合并肠胀气和肠壁水肿，影响超声多普勒的准确性，但是它可以发现腹腔积液与肠系膜血管根部的血栓与栓子，但对于肠系膜远端血管的血栓与栓子诊断意义有限。

(4) CT血管成像 (CTA)：CT诊断肠系膜缺血性疾病、肠梗阻和肠扭转的敏感性与特异性远高于B超。有研究表明其诊断肠系膜狭窄的敏感性高达100%，特异性高达91%，但亦存在一定局限性，如造影剂过敏或肾功能损害，对远端二级以上的动脉分支显影的效果差于血管造影，此外肠系膜动脉根部的钙化可能影响结果的判断。

(5) 磁共振血管成像 (MRA)：在使用造影剂增强后，可提供理想的三维血管成像，造影剂的肾毒性明显小于CTA的造影剂，但其在二级血管成像方面仍有一定的局限性。

(6) 血管造影：是内脏血管成像的金标准，对于多级血管分支的病变情况，可提供远超 CTA 和 MRA 的血管成像。可反映腹腔动脉和肠系膜上动脉的根部以及肠系膜上动脉的中远端分支与肠系膜下动脉的全景，延迟成像有利于观察肠系膜上、下静脉有无血栓形成。此外，可提供相应的治疗手段，在肠系膜血栓形成时，可通过肠系膜动脉血管给药，以达到溶栓的目的。

(7) 内镜：小肠镜与结肠镜可粗略测定小肠长度、判断肠道是否存在溃疡和其他病变、确定是否存在回盲瓣、吻合口有无狭窄等。放大肠镜有助于判定肠黏膜适应情况及肠道是否存在缺血，同时评估肠黏膜绒毛形态学。

(8) 骨密度：较长骨平片更能准确反映骨质脱钙，有效指导维生素 D 补充及预防骨折的发生。

(9) 实验室检查：

1) 血常规检查：根据患者有无贫血及贫血类型判定矿物质和 (或) 维生素吸收情况，部分患者可有缺铁性贫血或巨细胞性贫血。

2) 血液生化检查：急性期患者可有电解质紊乱如钠、钾、钙等电解质明显降低。慢性期由于小肠对糖、蛋白质、脂肪吸收降低等，会导致右旋木糖耐量试验、脂肪吸收试验均异常，血浆白蛋白降低、凝血酶原时间延长等。

3) 细菌过度生长检测：小肠液定量培养 (金标准) 和多种呼气试验，如 ^{14}C- 甘氨胆酸呼气试验、^{14}C-d- 木糖呼气试验等。

4) 小肠吸收功能试验：如乳糖耐量试验，维生素 B_{12} 吸收试验等。

五、SBS 分型

(一) 根据剩余肠管分型

将 SBS 分为Ⅲ型五类，其中空结肠吻合型、空回肠吻合型可根据剩余小肠是空肠还是回肠再分为 2 个亚型，SBS 分型有助于指导临床治疗，进行预后判定。

Ⅰ型 SBS 是病情最严重的一种类型，普遍存在腹泻、脱水、体重减轻、维生素和微量元素缺乏等典型 SBS 临床表现，难以摆脱对肠外营养的依赖。

Ⅱ型 SBS 主要表现为渐进的营养不良，残留的部分结肠可产生高浓度的胰高血糖素样肽 -2(GLP-2) 和 YY 肽 (PYY) 能提高肠适应程度，延长胃排空和肠内容物通过时间，增强空 / 回肠的吸收能力。这些改变可增加小肠的有效吸收面积，增强其吸收营养和水分的作用。

Ⅲ型 SBS 由于回盲瓣的存在通常预后较好。待剩余肠道充分适应后，大多不需要长期依赖肠外营养。由于回肠对水、电解质、营养物质、胆盐以及维生素的吸收功能，以及 GLP-2 与 PYY 等促进肠道适应的激素分泌功能均显著优于空肠，因此以回肠为主的Ⅱ-B 及Ⅲ-B 型 SBS 患者的预后通常较好。

（二）根据剩余肠管长度分型

根据剩余小肠长度诊断 SBS 目前仍有争议，国内短肠综合征治疗协作组将 SBS 分为 SBS 与超短肠综合征 (ESBS)。成人 SBS：有回盲瓣，小肠长度 ≤ 100cm，无回盲瓣，小肠长度 ≤ 150cm；成人 ESBS 有回盲瓣，小肠长度 ≤ 35cm，无回盲瓣，小肠长度 ≤ 75cm。ESBS 是小肠移植的适应证，而一般 SBS 通过药物治疗、营养支持和非移植的外科手术，可以脱离长期依赖肠外营养支持。

（三）根据病程分期

SBS 患者根据病程可分为 3 个阶段，即急性期、代偿期和恢复期：

1. 急性期

术后 2 个月左右。因大量腹泻导致液体和电解质丢失、酸碱平衡紊乱，严重者危及患者生命。2～3 周达高峰，每天从大便中丢失液体 2.5L 甚至 5L。除腹泻外尚有乏力、少尿及脱水、电解质缺乏、酸碱平衡紊乱、低钙低镁抽搐等表现。

2. 代偿期

术后 2 个月至术后 2 年。为初步经口摄取并逐步增加摄入量的适应阶段，可根据患者具体分型情况制定合理的营养支持方案，积极开展肠康复治疗。

3. 恢复期

术后 2 年以后。患者已完成肠道适应。由于残留的肠管已能最大限度地代偿，病情逐渐稳定。但部分患者不可能达到完全经口营养的阶段，仍可能存在脂溶性维生素、钙和其他微量元素缺乏的表现。应以预防 SBS 并发症为治疗重点，同时根据患者肠管扩张程度选择性开展非移植手术治疗，以求增加肠道有效吸收面积。

六、鉴别诊断

短肠综合征主要与吸收不良综合征相鉴别，还与功能性消化不良、乳糜性腹泻、克罗恩病、溃疡性结肠炎、放射性肠炎、嗜酸性胃肠炎等疾病相鉴别，鉴别要点主要在于病史、腹泻及营养不良的临床症状。短肠综合征的患者有小肠广泛切除的病史。

七、治疗

随着营养支持技术、药物的研发，以及对短肠综合征病理生理过程和肠道代偿机制认识的深入，短肠综合征的病死率显著减少。目前短肠综合征的治疗包括肠外/肠内营养支持治疗、改善症状与促进肠道适应的药物治疗、增加肠道有效吸收面积和针对 SBS 并发症的手术治疗，以及出现严重肠外营养支持并发症时的小肠移植。短肠综合征的主要治疗目标是促进残存肠管代偿，使患者能够从全肠外营养逐步过渡到肠内营养，甚至普通饮食。

（一）维持水电解质平衡

SBS 患者每天需要的液体应当按少量多次的原则经口摄入，口服补液具有易于被肠道吸收的优点，然而严重脱水 SBS 患者口服补液往往很困难，既要避免摄入高渗液体，也要限制低渗液体摄入，因为二者都可以加重机体水分丢失。对于存在严重吸收不良的 SBS 患者，为吸收更多的氯化钠，会代偿性出现高醛固酮血症。如果口服补液不能满足机体需求，特别是Ⅰ型及部分Ⅱ型 SBS 患者需要静脉补液此外，为了避免加重水分与电解质的丢失，SBS 患者应避免饮用具有利尿作用的酒精、咖啡等。

SBS 患者急性期由于大量腹泻导致液体和电解质丢失，极易出现严重电解质紊乱及酸碱失衡，尤其是可能出现难以纠正的低镁血症。此时可以通过纠正水钠失衡改善继发性高醛固酮血症、口服氧化镁胶囊、避免摄入过量脂肪等途径纠正低镁血症。此外，通过口服 1-α 胆钙化醇来调节维生素 D 水平，以及周期性静脉注射镁离子等途径亦可纠正低镁血症。

(二) 营养支持治疗

1. 肠内 / 肠外营养支持

根据剩余肠管部位、功能以及距肠切除手术时间长短的不同，SBS 患者可出现不同程度的营养不良表现，均需要给予不同形式的营养支持治疗。由于各型 SBS 患者肠道吸收功能不同，营养支持的方式也不尽相同，临床实际应用中还需根据 SBS 患者的自身特点制定个体化营养支持方案。Ⅰ型患者由于仅剩余部分空肠，无论治疗周期长短，其肠适应情况不会有明显改善，大部分患者均无法摆脱肠外营养支持。Ⅱ型患者残留的部分结肠能提高肠适应程度，增强空 / 回肠的吸收能力，可以通过改善饮食方案、控制水电解质平衡等措施维持正常营养状态，但当患者无法维持体重时，需要间歇性给予短期肠外营养支持治疗，若此型患者经口服饮食所吸收能量达不到机体每日所需能量的 1/3 时，则需考虑长期应用畅外营养支持治疗Ⅲ型患者保留有部分回肠及完整的结肠，在度过 SBS 急性期后，随着肠适应的出现，此类患者基本上可逐步摆脱肠外营养。SBS 患者需营养支持时应优先选择肠内营养支持，如患者剩余小肠过短，通过药物积极控制腹泻及肠康复治疗的同时，也应尝试给予部分肠内营养，能量及蛋白质不足部分再由肠外营养支持补充。SBS 急性期患者由于剩余肠道尚未出现肠适应，若此时即开始肠内营养支持，可能会加重患者腹泻和营养不良，故 SBS 急性期患者应以肠外营养支持为主，以维持患者内环境及营养状态稳定为目标，待每日腹泻量或造口液量少于 2.5L 以下时，再开始尝试肠内营养支持。

2. 优化饮食方案

优化饮食方案以改善水电解质平衡与营养状态，对于 SBS 患者非常重要，饮食疗法和营养支持与 SBS 类型相关。对于空结肠吻合型与空回肠吻合型 SBS 患者而言，推荐的饮食方案是少食多餐，为了维持肠道在吸收不良状态下的能量供给，鼓励患者高热量饮食，能量以碳水化合物 (占 40% ~ 60%) 和蛋白质 (占 20% ~ 30%) 为主，限制单糖的摄入，液体和固体食物应该分开摄入。是否需要限制脂肪摄入与 SBS 类型有关，Ⅰ型患者不必限制脂肪摄入，对于Ⅱ型与Ⅲ型患者，限制脂肪摄入可以减轻腹泻症状。

（三）药物治疗

药物治疗是针对 SBS 的临床症状而给予的辅助措施，目的在于减轻患者的症状，控制肠管细菌过度繁殖，为残留肠管代偿创造更好的条件。目前应用于 SBS 的药物有延缓肠内容物通过的药物、减少胃肠道分泌的药物和益生菌。

1. 延缓肠内容物通过的药物

洛哌丁胺是目前控制 SBS 患者腹泻的首选用药。洛哌丁胺通过与肠道阿片类受体结合，降低肠道环行肌和纵行肌的张力，从而发挥止泻作用；也可以减少胃酸、胆汁和胰液的分泌，从而减少消化液量；还可以通过增加肛门括约肌的张力，降低严重腹泻的 SBS 患者大便失禁的发生率；此外，由于洛哌丁胺不能通过血脑屏障，不具备其他止泻药的中枢性作用，较其他药物更为安全，通常剂量为每日 6～24mg。此外，蒙脱石散、阿托品、可待因、阿片酊等止泻药物亦可发挥一定作用，但因具有中枢不良反应临床应用较少。

2. 减少胃肠道分泌的药物

如 H_2 受体拮抗剂、质子泵抑制剂、奥曲肽等。正常人体消化道每天共分泌各种消化液大约 8L，再加上每天经口进食约有 2L 液体，消化道的各种液体总量可达到 10L 之多，化受体拮抗剂和质子泵抑制剂可以减少 SBS 患者消化液丢失，此外，皮下注射或静脉使用奥曲肽可以有效抑制全消化道多种消化液的分泌；

3. 益生菌

SBS 患者在小肠切除后存在小肠菌群过度生长现象，有研究表明无回盲瓣患者比保留回盲瓣患者过度生长更加明显，肠道益生菌的应用对 SBS 患者肠道菌群及肠道功能恢复有着重要价值，它可以促进剩余肠道的功能恢复、恢复肠道正常菌群的数量、降低肠道细菌移位的发生、抑制小肠细菌过度生长等。但不合理使用益生菌将可能导致肠道菌群失调，因此，使用益生菌时务必谨慎。

（四）肠康复治疗

肠康复治疗可以促进 SBS 患者残留肠道的代偿和适应，增加水电解质和营养物质的吸收，以重新恢复肠道的自主性，最终达到逐步减少甚至摆脱肠外营养支持依赖的目的。国内较早应用膳食纤维、生长激素、谷氨酰胺等促进 SBS 患者肠道恢复，并取得了一定疗效。美国食品药品监督管理局 (FDA) 已批准将重组人生长激素用于 SBS 患者的治疗，但强调应该个体化应用于高碳水化合物 - 低脂饮食、肠内及肠外营养、水和各种营养素联合治疗的患者。

谷氨酰胺是人体内含量最丰富的非必需氨基酸，同时也是肠上皮细胞的主要能量来源，并能促进黏膜愈合理论上认为谷氨酰胺可以通过促进肠上皮细胞增殖、增加微绒毛长度进而促进肠适应，但是临床实验研究显示，单用长激素和（或）联合谷氨酰胺只能引起体重和机体组成成分的暂时性改变，对总体预后没有确切的效果。因此联合应用重组人生长激素和谷氨酰胺治疗 SBS 受到限制，推荐在其他治疗方案无效的情况下使用。

胰高血糖素样肽 2(GLP-2) 可增强隐窝细胞生长和抑制其凋亡，降低胃肠动力和胃肠液分泌，增加肠系膜血流，以促进肠黏膜生长，同样被美国 FDA 批准用于改善老年 SBS 患者肠道吸收功能。但有研究显示 GLP-2 可以促进肠上皮细胞的增生，可能具有潜在的促进肿瘤增殖作用。欧美多，临床中心推荐 SBS 患者长期使用 GLP-2 类似物替度鲁肽，但国内尚缺乏临床应用经验。

（五）非移植外科手术

短肠综合征非移植手术的主要目标是运用外科手术增加残存肠道的吸收能力，包括改善肠道吸收功能和增加吸收面积。根据手术的目的及治疗原理，非移植手术主要包括以下 4 类：

1. 治疗短肠综合征并发症

如肠道缩窄术、狭窄成形术、膜修补术。

2. 促进肠动力

狭窄成形术、肠粘连松解术。

3. 延长食物在肠道内停留时间

小肠倒置术、结肠间置术、人工瓣膜术。

4. 小肠缩有与延长手术

Bianchi 手术、连续横向肠成形术 (STEP) 以及补片法等。

（六）小肠移植

由于小肠移植术后严重并发症（如感染、排斥反应、淋巴瘤、技术失败、多器官衰竭）的控制至今未得到明显改善，全球范围内小肠移植手术例数已明显减少。但当 SBS 患者出现肝功能衰竭等严重肠外营养支持并发症时，小肠移植仍是 SBS 患者唯一可选择的治疗方案。适应证：

(1) 无法耐受肠外营养；即将发生的或已经发生的肝损害；多 2 个部位的中心静脉血栓；每年 2 次或 2 次以上全身脓毒症，特别是出现休克或真菌血症需要住院治疗；经常出现脱水。

(2) 死亡风险很高。

(3) 严重的断肠综合征（胃切除术，十二指肠切除术后，剩余小肠＜ 20cm）。

(4) 频繁住院，依赖麻醉剂，假性肠梗阻。

(5) 不愿接受长期家庭肠外营养 (HPN)。

八、预后

短肠综合征的预后取决于手术的类型及剩余肠段是否健全。一般年龄大于 50 岁，剩余肠段不足 50cm(伴回盲瓣、结肠切除) 者预后差。研究表明，发生肠切除时年龄较小，对患者恢复有利。故老年短肠综合征患者恢复较年轻患者差。

余标段不足 500ml（虚回肠管；结肠似正常）等短段性长；胃小肠肠内容过于多较水，以请有标良白色，故参考性规则保持性度真及按分区中等样宽盛意。

第五章　脾脏疾病影像

脾脏是人体最大的免疫器官，具有极其重要的免疫防御和生理功能。脾脏原发疾病少见，但许多疾病都可累及脾脏，涉及炎症、免疫、造血、溶血、代谢性疾病以及肿瘤等多个方面，范围极广。超声检查是简便、无创、有效的影像学方法，有利于脾脏肿大和占位的观察，也是脾脏相关疾病治疗前后疗效观察极为重要的手段。新技术超声造影可以提高脾脏病变的鉴别能力。

第一节　脾脏弥漫性肿大

一、病因病理

弥漫性脾肿大，病因大多为全身性疾病。引起脾脏弥漫性肿大的病因可以分为：

（一）感染性疾病

1. 急性和亚急性感染性疾病

病毒、细菌、立克次体、螺旋体和寄生虫所致感染均可引起脾肿大。如传染性肝炎、细菌性心内膜炎、败血症、传染性单核细胞增多症、伤寒等可引起脾脏白髓显著增生、红髓充血、炎细胞浸润，出现脾大。

2. 慢性感染性疾病

慢性病毒性感染致脾肿大在我国最常见病因为慢性肝炎；还有疟疾、血吸虫病等由于炎性细胞长期浸润，脾内组织纤维化改变，常引起显著的脾大；慢性骨髓炎、结核、梅毒可引起脾脏淀粉样变致轻中度脾大。

（二）非感染性疾病

1. 淤血性脾大

门脉高压和右心功能不全可引起脾淤血，继而肿大。门静脉高压症最常见的原因是肝硬化，其他有门静脉海绵样变、Bull-Chiari 综合征、门脉血栓形成、脾静脉阻塞综合征、特发性门静脉高压症及慢性淤血性脾大症；右心功能不全如慢性右心衰、慢性缩窄性心包炎、心包积液。

2. 血液病

大部分血液系疾病可发生脾肿大，如白血病、红血病和红白血病、恶性淋巴瘤、恶性组织细胞病、溶血性贫血、特发性血小板减少性紫癜、真性红细胞增多症、骨髓纤维化。

3. 自身免疫性疾病

如系统性红斑狼疮、血小板减少性紫癜、类风湿性关节炎、结节性动脉周围炎、Felty 综合征、Still 病、皮肌炎、淀粉样变性等。

4. 组织细胞增生症

组织细胞增生症包括 Letterer-Siwe 病、黄脂瘤病和嗜酸性肉芽肿三种疾病，由于单核-巨噬细胞增生引起脾大。

5. 先天性代谢性疾病

如高-雪 (Gauoher) 病、尼曼-匹克 (Niemann-Pick) 病、血色病、肝豆状核变性、肝糖原累积症可以引起脾大。

6. 脾肿瘤与脾囊肿等占位性病变

可致脾肿大。

二、声像图特征

(一) 脾脏肿大的超声诊断

有以下情况之一者，应考虑脾大：

(1) 成年脾脏厚径超过 4 cm，同时脾下极超过肋缘。

(2) 脾长径超过 12 cm。

(3) 脾脏指数 (SI) 分为 5 级：

1) 0 级：$0 \sim 30$ cm^2。

2) 1 级：$31 \sim 60$ cm^2。

3) 2 级：$61 \sim 90$ cm^2。

4) 3 级：$91 \sim 120$ cm^2。

5) 4 级：> 120 cm^2。

在实际工作中，脾脏指数的 1、2、3、4 级，分别代表了脾脏增大的轻、中、重、极重程度。脾脏指数超过 150cm^2 考虑为巨脾。

(二) 脾脏肿大程度的评估

临床体检触诊时将脾大分为轻、中、重三度：轻度肿大是脾下缘不超过左肋下 $2 \sim 3$cm；中度肿大是肋下超过 $2 \sim 3$cm，但未超过脐水平线；重度肿大是超过脐水平线或前正中线，即巨脾。

超声检查中也将脾肿大分为轻、中、重三度，便于临床获得更客观更形象的影像学结果：

1. 轻度肿大

脾脏测值超过正常值，形态无明显改变；仰卧位扫查，平静呼吸时不超过肋缘线，深吸气时脾下极不超过肋弓下缘 3cm。

2. 中度肿大

脾脏明显增大，仰卧位平静呼吸时肋缘下可探及脾下缘，深吸气时超过 3cm，但下缘不超过脐水平线（见图 5-1）。

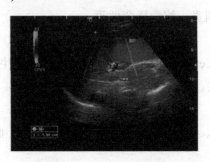

图 5-1　中度脾大声像图

3. 重度肿大

脾下缘超过脐水平线，甚至抵达盆腔，脾前缘可超过锁骨中线，甚至抵达腹正中线，并可显示脾脏周围器官受压移位或变形的征象。

（三）脾脏内部回声

有学者根据脾脏边缘改变及内部回声的变化，将声像图分为三型：

1. Ⅰ型

感染性脾肿大（柔软型），又分为两型：

(1) Ⅰa 型（急性感染）：脾脏轻度肿大，呈扁圆形。脾包膜光滑，内部回声均匀，回声水平无明显变化。常见于急性病毒性肝炎和败血症等，感染控制后可恢复正常。

(2) Ⅰb 型（慢性感染）：肿大脾的边缘较清楚。内部回声略低，条、点状回声稍增多。常见于急性疾病的后期、慢性肝炎、传染性单核细胞增多症、低色素性贫血、再生障碍性贫血等，感染控制后难以恢复正常。

2. Ⅱ型

淤血性脾肿大：肿大的脾边缘圆钝。早期内部回声较低，可见条、点状回声增强、增粗和增多，分布欠均匀，随着时间推移回声由低向高变化。脾门区脾静脉增宽 > 6 ~ 8 mm，脾静脉扩张，晚期可见侧支扩张、迂曲，偶见血栓形成。常见于肝硬化、右心功能不全及特发性门静脉高压症。部分肝硬化门静脉高压患者（约 12.9%）脾内可见 Gamna-Gandy 结节，表现为弥漫性点状增高回声，无声影。系门脉高压时脾淤血伴脾内小出血，纤维结缔组织沉着，形成铁质沉着性小结节所致。

3. Ⅲ型

增生性脾肿大（硬化型）：脾脏明显增大，边缘明显圆钝。脾内回声更低，条、点状回声增粗，分布不均匀。少数恶性淋巴瘤可同时伴有局灶性低回声，是由恶性淋巴细胞侵犯所致。脾门血管内径一般不增宽。常见于各种血液病和恶性肿瘤，血液病时甚至可形成巨脾。

（四）彩色多普勒超声

脾门及脾实质内血管增多、增粗，脾静脉内径可达 1.0 ～ 2.0cm，脾动脉、静脉血流速度增快，血流量增加。不同原因的脾大，脾血流量增加的程度各异。如门脉高压性脾大时，脾静脉血流量显著增加。

三、诊断与鉴别诊断

诊断脾肿大的客观指标主要靠脾脏径线的测量。测量时，严格遵循标准切面。对于脾肿大的病因诊断，除少数疾病如门脉高压等所致淤血性脾大，脾门血管内径有助鉴别外，超声检查一般无法确定。病因诊断主要靠临床和实验室检查。但是超声检查可以对脾大程度进行分级，结合脾脏边缘形态，内部回声和血管情况的评价，有助于排除弥漫性或局部性疾病，为临床诊断提供依据。

诊断脾肿大时应注意与肿大的肝左叶、腹膜后肿瘤、左肾巨大肿瘤、横结肠肿瘤、胃内液性暗区、脾窝积液等相鉴别。肿大的肝左叶与脾回声极为接近，容易被误认为是脾脏的一部分，检查时嘱患者呼吸以利于辨认肝脾间的界线，利用肝内门静脉及肝静脉行走特点进行鉴别。腹膜后肿瘤位置固定，脾脏可随呼吸运动上下移动。腹膜后肿瘤压迫推移脾脏向后上方移位，左肾向前下方移位。脾大压迫左肾向内后方移位，并可超越左肾前方达盆腔。上腹部手术后、肺气肿、肠胀气的患者，脾脏不易清晰显示，注意勿将胃内液性暗区和脾窝积液误认为脾脏。

脾内有 Ganma-Gandy 结节时，需与脾结核的钙化灶相鉴别。后者回声更强，常伴声影，分布更不均匀。患者可有结核病史，或合并其他脏器的结核。

第二节　脾脏先天性异常

在胚胎发育的过程中可出现脾的形状、数量、位置的异常，甚至无脾形成。

一、副脾

（一）病因病理

副脾是脾先天性异常中较为常见的一种。除一个正常脾外，还有一个以上位置不定、大小不等的脾结节，有报道最多发现 400 个副脾。副脾占尸解病例的 1/5 ～ 1/3，75% 位于脾门区，20% 位于胰尾部，其他在大小网膜或肠系膜上，组织结构及对抗原的反应与正脾相同。副脾的蒂扭转易导致肠梗阻、急腹症。部分血液病如自身免疫性血小板减少性紫癜和遗传性球形红细胞增多症，行脾切除时如未连同副脾一起切除，其可完全取代脾功能，容易出现复发，对于此类患者，要仔细扫查，以求提高副脾的发现率。

（二）声像图特征

副脾体积小时超声常难以显示，通常超声显示的副脾局限在脾门处，表现为圆形等回声结节，边缘清晰，包膜光整，内部回声均匀，回声强度与正脾相似，但与正脾的分界清楚。

约 54% 的副脾有与脾门处动静脉相通的血管分支，用彩色多普勒血流图可以清楚显示副脾内血管，而彩色多普勒能量图可显示副脾血管与正脾血管的关系。副脾数量可有 1 个或多个。副脾可发生扭转，呈急性病程，非常罕见，彩色多普勒有助于鉴别诊断。

（三）超声造影

副脾与脾脏的增强模式相同，血管门可以清晰显示。由于超声造影副脾和脾脏有相同的增强特点，因而有助于副脾和淋巴结以及胰尾肿物等邻近脏器来源肿块的鉴别。

二、游走脾

（一）病因病理

脾因先天或后天原因，离开正常解剖部位而位于腹腔其他部位者，称异位脾或脾下垂；脾既能脱垂又能复位呈活动状态或游走状态者，称游走脾。发病率为 0.02%，极少见。

（二）声像图特征

在脾区扫查不到脾脏，在腹腔其他部位发现形状和内部回声与脾脏相似的回声团块，即可诊断。如脾脏可随体位改变而移动，仰卧位时，超声显示脾脏位置正常，患者右转动体位到一定程度时，脾脏也向右下移动，当恢复到原体位，脾脏亦随之复位，据此亦可确诊。如脾脏支持韧带松弛或缺乏，脾脏活动范围增大，脾脏位置可颠倒，即脾脏脏面朝向膈面，而膈面朝向中腹或邻近的左肾。约 20% 的游走脾，因脾蒂较长，可出现脾脏肿大或脾蒂扭转，导致脾梗死。

三、无脾综合征

（一）病因病理

无脾指身体内未见脾。先天性无脾是由胚胎血管畸形所致，是常伴有心脏大血管畸形、胸腹腔脏器右侧异构为特征的先天性畸形，为心脾综合征一种表现。

脾缺乏的婴幼儿极易发生严重感染。临床在检查血涂片时见到豪－周小体，含铁血红素颗粒或其他细胞内容物时考虑此病。

因切脾后出现的一系列免疫功能低下状态，不称无脾综合征，而称"切脾后状态""脾切除后暴发性败血症(PSS)"或"暴发性脾切除后感染(OPSI)"，使用 OPSI 的名称较为广泛。切脾后易发生感染，如膈下脓肿，其他并发症还有血栓形成等。

（二）声像图特征

尽可能多部位寻找脾脏，在脾区及腹腔其他部位均未发现脾脏声像图。肝脏位置可左移。

四、脾位置异常

即脾可能发生在胸腔、右腹部，甚至在体外，常伴其他器官异常，最常见的是先天性脾反位，在右上腹可探及脾脏，左上腹为肝脏。

五、其他

（一）脾与周围器官融合

1. 脾胰融合

发育异常时部分胰尾与部分脾融合在一起较罕见。

2. 脾肾融合

指部分脾组织与肾组织融合在一起。极罕见。

3. 脾与生殖腺融合

异位脾组织与生殖腺（睾丸或卵巢）融合在一起，脾组织通过纤维条索与生殖腺相连续，患者常合并其他器官畸形或异常。

（二）分叶状脾

从胚胎发育的过程来看，脾是由分叶状发育成一个椭圆形仅有一个切迹的脾，而分叶脾有多个深的切迹或不规则的凹陷沟痕。85%的早产儿发生分叶脾，以后随年龄增加发生率降低，成人出现分叶脾表明发育停滞。

（三）多脾

出现大小、形状相似的多个脾，胚胎期与内脏左侧异构、心脏大血管多重畸形构成多脾综合征，是心脾综合征的另一种类型。

第三节 脾脏囊性病变

一、脾囊肿

（一）病因病理

脾囊肿临床少见，分真性与假性两类：

1. 真性脾囊肿

又称原发性囊肿，内壁具衬里分泌细胞，如囊肿、淋巴管囊肿及皮样囊肿，可为单个亦可多发。先天性多囊肝、多囊肾偶可合并多囊脾。

2. 假性脾囊肿

假性脾囊肿又称继发性囊肿，内壁无衬里细胞，多为炎性积液，脾脏陈旧性血肿或脾梗死灶液化后形成一假性囊肿，为单发，体积可很大，纤维化的囊壁常发生透明变性，有的广泛钙化。

小的脾囊肿不引起临床症状。大的囊肿因牵拉压迫邻近脏器而出现左上腹不适、钝性胀痛、消化不良等症状，肋缘下可触及肿大的脾脏，若囊肿继发感染则出现发热和腹痛。

(二) 声像图特征

1. 脾囊肿超声表现

(1) 脾内单纯性囊肿表现为圆形无回声区，囊壁光滑，边缘锐利，伴侧壁声影，其后壁和后方组织回声增高。

(2) 囊肿合并出血、感染时，内部可有低中度回声，若囊壁钙化可显示斑片状强回声，后伴声影。

(3) 囊肿过大时，脾脏外形可不规则，囊肿周围的正常组织被挤压变形。

(4) 血肿液化形成假性囊肿，边缘可不规则，其中可见纤维结构，呈条索状分隔样高回声，常位于脾包膜下。有组织细胞碎片沉渣时，可在囊底部出现较粗的点状或斑片状回声。

(5) CDFI 囊肿无血流信号显示 (见图 5-2)。

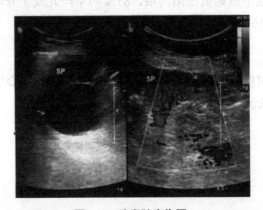

图 5-2　脾囊肿声像图

2. 多囊脾超声表现

脾脏体积增大，形态异常，实质内密布多个囊状结构。囊肿大小不等，紧密相邻，内部为无回声。常同时合并肝、肾多囊性病变。

3. 脾淋巴管囊肿超声表现

脾内见不规则液性暗区，囊壁薄或囊壁不完整，内有光滑纤细分隔光带。

4. 脾脏皮样囊肿超声表现

脾内液性暗区，壁厚薄不一，内见强光团，粗厚的分隔，常伴声影，此是由毛发、骨骼、软骨形成的声像表现，还可见脂质形成的粗大的光点，加压后光点翻动。

（三）鉴别诊断

与脾实质性占位病变鉴别。脾淋巴瘤、肉瘤、转移性肿瘤可表现为边界清晰光整的无回声区，酷似囊肿声像图表现。但加大增益后，可见其内有稀少的点状回声出现，而且无明亮囊壁回声及侧壁声影；加压检查病灶无压缩变形；有的显示脾门处淋巴结及肝脏转移灶，可助鉴别；CDFI 显示肿瘤内部血流信号，也能帮助鉴别。

与周围脏器占位病变鉴别诊断。靠近脾脏上极脏面的囊肿需与胰尾部较大囊肿加以区别。注意观察胰腺形态及其与囊肿的关系，胰尾部囊肿与胰腺体部无分界，但与脾脏分界明显，而脾囊肿患者胰形态正常。呼吸运动时，观察脏器包膜间的相对运动，也利于鉴别病变位置，空腹饮水后利于胰腺尾部显示。

脾假性囊肿与脾包膜下血肿区别，血肿有新近外伤史，血肿无回声区呈新月形，脾区叩痛明显，一般较易区别。

二、脾包虫囊肿

（一）病因病理

多发生在牧区，食入被细粒棘球绦虫卵污染的食物或水所引起，大部分伴肝包虫病或其他脏器的包虫感染。现代社会大幅度移民现象增加，非牧区包虫囊肿患者明显增多。患者自觉症状轻微，可有左上腹隐痛，能触及肿大的脾脏。血液嗜酸性粒细胞增多，Casoni 皮试或间接荧光抗体试验 (IFAT) 阳性有助诊断。

（二）声像图特征

(1) 脾内出现边缘清晰的圆形或椭圆形无回声区，囊壁较厚。囊内常有子囊形成囊中囊的图像，内壁脱落时，囊内出现条状分隔，呈车轮状、蜂窝状结构。

(2) 囊肿较小者脾外形、体积改变不明显。囊肿较大时，脾轮廓增大，实质有压迫征象。

(3) 病程长者囊壁钙化，可呈"蛋壳"样强回声。

三、脾脓肿

（一）病因病理

脾脓肿罕见，发生率占尸检的 0.14% ~ 0.70%。多来自血行感染，为全身感染疾病的并发症。常继发于伤寒、败血症和腹腔化脓性感染，脾中央破裂、脾梗死、脾动脉栓塞术后均可继发感染形成脓肿。患者表现为发热、脾区疼痛、脾脏肿大、压痛和腹肌紧张。并发脾周围炎时，脾区听诊可出现摩擦音。X 线腹部透视可见左膈升高、运动受限，脾脏阴影扩大。

（二）声像图特征

(1) 脾大，肿大程度与脓肿的大小及数量有关。

(2) 早期脾实质表现单个或多个圆形或不规则形的回声增高或减低区。

(3) 随病程进展，病灶内发生坏死液化，呈现不规则无回声区。壁厚不光整，内壁呈虫蚀样，其间有散在的小点状及斑片状高回声，可随体位改变浮动。

(4) CDFI 显示周边及低回声区内血流信号丰富。

(5) 超声引导下穿刺抽出脓液可明确诊断并可引流治疗。

（三）鉴别诊断

脾脏实质性占位病变中淋巴瘤、转移瘤表现为低回声团块。CDFI 淋巴瘤可显示周边及瘤体内血流信号，与脾脓肿区别。脾囊肿、脾血肿、脾梗死等根据声像图特点，结合病史及动态观察可以鉴别。

第四节　脾脏肿瘤

脾脏肿瘤包括原发性肿瘤和继发性肿瘤，前者分为良性肿瘤和恶性肿瘤，后者为恶性肿瘤脾转移。

一、脾良性肿瘤

（一）病因病理

脾脏原发肿瘤十分少见，发病率约 0.01%，其中脾良性肿瘤约占 2/5。血管瘤最多见，错构瘤、脂肪瘤、纤维瘤等极其罕见。脾良性肿瘤一般无临床症状，多在体检中发现。

1. 脾血管瘤

以海绵状血管瘤多见，其是脾内某一区域的血管先天异常，生长活跃形成的结节状瘤样病变。毛细血管瘤结构为单一毛细血管增生，管壁为单层内皮，毛细血管间为稀释的纤维间质，无其他成分，肿瘤边界清晰。

2. 脾错构瘤

脾错构瘤是一种由于脾正常细胞成分数量比例失调或排列结构紊乱而形成的良性孤立性结节状区域。通常临床无症状，常于手术切脾或尸检时偶然发现。少数为多发性直径数毫米至 15cm，很少达到可触及的程度。

（二）声像图特征

(1)脾血管瘤的声像图与肝血管瘤极为相似，多数表现为边界清晰的高回声区，无声影。边缘欠光整，可见由于小血管进入病灶，边缘出现裂隙现象。CDFI 显示团块周边有绕行的动脉或静脉，肿块内无血流信号。瘤体内可有回声较低的不均匀细管状结构。也有病例可表现为混合性回声或低回声区，内部回声不均匀。也可见大血窦形成的不规则无回声区。

(2) 脾错构瘤表现为脾实质内圆形的中等回声或强回声，边界清晰，边缘光滑，内部回声均匀，CDFI 显示内部丰富的动静脉血流。

（三）超声造影

脾血管瘤表现为增强早期较大结节者周边环行强化，造影剂逐渐向病灶中心填充，而较小病灶呈现整体增强，增强晚期所有病灶均呈高增强，增强程度高于脾脏实质。

二、脾淋巴瘤

（一）病因病理

脾淋巴瘤是来源于造血系统的恶性肿瘤，分为原发性与继发性两大类。文献报告脾淋巴瘤大多数是继发性的，是淋巴结及其他结外淋巴瘤播散累及脾形成的转移瘤，如Ahmann1966 年报告 5 100 例淋巴瘤，仅 49 例原发。

脾原发性淋巴瘤的诊断应具备以下条件：

(1) 左上腹肿块或脾肿大为首发症状。

(2) 经影像学检查证实脾有占位性病变，并排除其他部位 (淋巴结、骨髓、胸腺、肠、胃、纵隔、皮肤、肝等)6 个月内淋巴瘤肿块出现。

(3) 血象检查、多部位骨穿及活检均无淋巴细胞白血病的表现。

(4) 脾切除标本经病理检查为脾特殊类型淋巴瘤或排除继发性淋巴瘤。

原发性脾淋巴瘤为淋巴瘤首先累及脾脏，继发性淋巴瘤是其他部位淋巴瘤转移至脾脏，二者不论在病程和预后都不相同。脾淋巴瘤的临床分期主要是针对继发性淋巴瘤而言，一旦脾受累，已为临床Ⅲ期以上，患者预后不佳。若为原发性淋巴瘤或巨脾已有明显脾亢症状，有切除指征者，应积极地做脾切除手术，一方面明确诊断，减轻症状，另一方面减少体内肿瘤细胞来源，有助于治疗和预后。

（二）声像图特征

因肿瘤生长方式不同，声像图也多种多样。

1. 肿瘤呈局限性生长

表现为单个或多个边界清晰的低回声或无回声区。肿块边界清晰，无包膜，无后方回声增强。

2. 肿瘤呈多发性结节

表现为脾内"蜂窝"状低回声改变，似囊性改变，后方回声增强 (图 5-3)。

3. 肿瘤弥漫浸润生长

脾脏体积明显增大，实质回声减低，无明显占位病变。

4. CDFI

可显示瘤体周边及瘤内均有丰富的高速动脉血流。

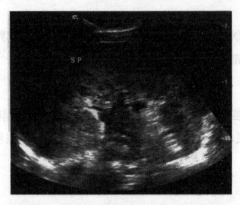

图 5-3 脾多发结节性恶性淋巴瘤声像图

（三）超声造影

增强早期病灶呈整体高增强，增强程度高于脾脏实质，增强晚期病灶回声低于脾脏实质，淋巴瘤伴病灶内梗死时梗死区域边界清楚，始终无增强。

三、脾脏转移性肿瘤

（一）病因病理

来源于上皮系统的恶性肿瘤，发生率占 30% ~ 50%。根据临床报告，原发病灶主要为乳腺、卵巢、肺、消化道，转移性肿瘤早期无症状或表现为原发病灶症状。

（二）声像图特征

本病的声像图表现多样化，共同表现有不同程度的脾肿大和脾实质内不同回声区，肿瘤的病理结构决定内部回声水平。组织成分多的肿瘤呈高回声或混合性回声；组织成分单一的肿瘤呈低回声或无回声；肿瘤内部出血、坏死、液化则表现混合回声；周围有较多血管者，可出现低回声晕环。有钙化多为卵巢假性黏液瘤脾转移。CDFI 可分为肿瘤富血供或少血供表现。

（三）超声造影

造影表现也同样呈多样化，如卵巢腺癌脾脏转移表现为快进快出强化特点；结肠癌脾脏转移表现为周边环行高增强，中央始终无增强，增强晚期病灶回声明显减低，低于脾脏实质。

（四）鉴别诊断

(1) 脾脏良性与转移性肿瘤的鉴别，在结合病史、临床表现后鉴别相对容易。前者无临床症状，体检时偶尔发现，肿瘤形态规则，边界清晰，随访观察，生长缓慢。恶性肿瘤转移到脾脏，患者病情已属中晚期，有相应的临床症状，或找到原发病灶。当鉴别困难时，可采用超声导向经皮脾脏细针抽吸细胞学检查，以明确诊断。

(2) 脾肿瘤与脾梗死、血肿、假性囊肿、脓肿、包虫囊肿等鉴别。脾梗死有其独特的形态，脾血肿多有外伤史，呈特有的新月形。脾假性囊肿有既往外伤史，其无回声区有明显的壁，透声性好。脾脓肿有急性感染症状，脾实质内呈不规则无回声区，其内有碎屑样回声。

(3) 脾肿瘤与周围脏器肿瘤的鉴别。脾肿瘤与胃肠道肿瘤的鉴别：胃肠道肿瘤呈假肾征声像图，脾肿瘤位于脾包膜轮廓之内。脾肿瘤与左肾上腺及肾肿瘤的鉴别：左肾上腺肿瘤及肾肿瘤位于肾周脂肪囊内或肾包膜轮廓内，脾静脉之下方，呼吸时与肾运动同步。

(4) 超声显像可以比较容易地检出体表及腹主动脉周围淋巴结，脏器内 1cm 以上的浸润病灶，为区分脾原发性恶性淋巴瘤和继发性恶性淋巴瘤提供影像学依据，为继发性恶性淋巴瘤分期提供影像学依据。

第五节　脾脏破裂

一、病因病理

脾破裂可分为外伤性和自发性。外伤性脾破裂占腹部钝性闭合外伤的 30%，当脾脏肿大，脾脆性增加时，破裂更易发生。自发性脾破裂则多见于血液病，如白血病性巨脾。

脾破裂的三种类型：

（一）真性脾破裂

真性脾破裂脾实质与包膜均破裂。破裂部位以外侧凸面多见，表现为腹腔内出血，量大时可引起出血性休克。体检叩诊有移动性浊音。出血量少时可无明显症状。

（二）中央性脾破裂

中央性脾破裂脾实质深部的破裂，包膜完好。脾实质血管、血窦断裂易形成较大的血肿，以后血肿吸收或机化，也可形成假性囊肿。少数病例因脾实质内多处损伤，出血多而快，脾内压力增大，导致被膜破裂，引起迟发性脾破裂，造成与真性脾破裂相同的症状，此症状可发生于外伤后 1～2 周。

（三）包膜下脾破裂

包膜下脾破裂包膜完好，包膜下的脾实质破裂并形成血肿。临床上易漏诊，并可能继发包膜破裂。

二、声像图特征

灰阶超声脾脏损伤可以有多种表现。最敏感的表现为腹腔积血或脾包膜下积液。最具特异性的表现为脾实质正常结构的回声改变。脾实质损伤的超声表现包括：脾实质弥漫性的回声不均，形成高回声或低回声的月牙形病灶，脾内出现不连续的高回声或低回声区域。

（一）真性脾破裂

(1) 脾包膜连续性中断，常见于膈面或脾门处，局部呈低回声或无回声。

(2) 脾实质条状低回声或高回声区延伸至包膜中断处，形态不规则。严重破裂时包膜多处中断，实质回声杂乱，脾失去正常形态。

(3) 脾周或腹腔内液性暗区。脾微小破裂时，包膜和实质的声像改变不显著，脾周或腹腔内液性暗区可能是唯一的诊断依据。

（二）中央性脾破裂

脾大小正常或肿大，包膜光滑、完整。脾内可见局限性无回声或低回声区，不规则，边界不清，部分病例病灶内可见高回声或混合性不均匀回声。腹腔不伴液性暗区。

（三）包膜下脾破裂

包膜下与脾实质之间见月牙形或梭形低回声或无回声区，包绕脾实质，其内可见细小点状回声。脾实质无明显变化或偶见与包膜下异常回声区相通的裂口。腹腔无液性暗区（图 5-4）。

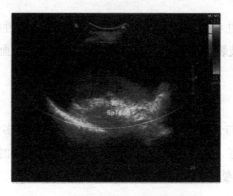

图 5-4　脾挫裂伤伴血肿形成声像图

（四）彩色多普勒超声

在出血或血肿区内无血流信号。大量出血时脾动脉阻力指数降低，脾静脉血流量减少。

三、超声造影

（一）真性破裂

脾包膜连续性中断，中断处脾实质见不规则无增强区。严重破裂时，脾增强区失去正常形态，当伴有活动性出血时，可见超声造影剂外溢。Warshaw 等的研究发现，92%的脾脏显示至少有一条胃短动脉及一条胃短静脉从胃表面直接进入脾上极内，与脾门无关，可为脾上极或上叶提供足够的血液供应。因此，当脾损伤时，如出现脾上极强化，其余部分不强化，高度提示脾动脉损伤。

（二）包膜下破裂

脾包膜连续性好，包膜下见新月形无增强区，实质内可见与包膜下无增强区相通的裂口。

（三）中央性破裂

脾包膜连续性好，脾实质内局限性无增强区呈片状或不规则形。

四、鉴别诊断

脾破裂与脾分叶畸形鉴别。脾分叶畸形由于深陷的脾切迹可表现为自然表面向内延伸的裂隙状，可被误诊为脾横断或游离脾块。但其边缘光滑圆钝，而外伤性脾块边缘参差不齐。

第六章　髋部损伤影像

第一节　髋关节外伤性脱位

随着社会的发展及汽车等交通工具的普及，车祸日益增多，外伤性髋关节脱位的发病率也明显增高，占全身四大关节(肘、肩、髋、膝)脱位的第3位，且青壮年男性多见，常由挤压、车祸及塌方等强大暴力所致，且往往合并相关部位的多发损伤。在严重复合伤患者中，如合并同侧股骨干骨折时，因髋关节脱位的畸形变得不明显，髋关节脱位常被漏诊。因此，在临床上对上述外伤必须进行全面检查，包括详细的物理检查及全面的X线分析，必要时行计算机断层(CT)检查。以免造成对髋关节脱位的漏诊或误诊。

髋关节外伤性脱位应尽早复位，恢复髋关节正常解剖关系，从而减少创伤性关节炎、缺血性股骨头坏死等并发症的发生。根据股骨头与髋臼的关系，一般可分为三种类型。股骨头停留在髂坐骨结节连线的前方者为前脱位；停留在该线后方者为后脱位；股骨头被挤向中线，冲破髋臼底部或穿过髋臼底而进入盆腔者为中心脱位，其中后脱位最常见。也有学者将髋关节脱位分为三度六型：Ⅰ度脱位：为无骨折的单纯脱位；又分为两种亚型：Ⅰa型：为股骨头后脱位，可位于髂骨后或坐骨前；Ⅰb型：为股骨头前脱位，位于闭孔前或达耻骨支水平。Ⅱ度脱位：为伴有股骨头、颈或髋臼缘骨折的脱位；也分为两种亚型：Ⅱa型：为伴有髋臼后缘或髋臼前缘骨折的脱位；Ⅱb型：为伴有股骨头、颈部骨折的脱位；Ⅲ度脱位：为伴有髋臼底部骨折的脱位；包括Ⅲa型：为伴有髋臼底部骨折的部分股骨头脱位；Ⅲb型：为伴有髋臼底部粉碎性骨折的股骨头完全脱位。

一、髋关节后脱位

(一)病因

多由间接暴力所致，当髋关节屈曲90°同时在内收内旋位时，此时股骨头已超越髋臼边缘，不再抵触髋臼骨面而抵在关节囊上，股骨颈前缘被髋臼前内缘挡住，形成以此点为支点的杠杆，如外力继续作用，薄弱的后关节囊壁即发生破裂。暴力来自膝部向骨盆或骨盆推向股部即可发生后脱位。且髋关节屈曲度数越大，越容易引起单纯性后脱位。如坐在公共汽车上，髋、膝屈曲各90°并内收位(即一腿搭在另一腿上，即所谓二郎腿)，骨盆固定暴力经膝部向后即可发生后脱位；或者膝部顶住前面靠背，当急刹车或撞车时，暴力经躯干骨盆推向前方也同样可引起髋关节后脱位。若下肢内收较少，股骨头撞击髋臼后缘，可合并髋臼后唇撕裂或后壁骨折，或股骨颈骨折，同时，撞击或牵拉坐骨神经而产生神经挫伤。

(二)创伤病理学

主要病理变化为股骨头向后冲击突破关节囊时,造成关节囊后下部广泛损伤,圆韧带断裂,股骨头血运遭到破坏,但前侧的髂股韧带仍保持完整,使患肢产生屈曲、内收、内旋畸形。

此时易误诊为股骨或转子间骨折。髋关节后脱位并发髋臼后缘骨折者约占 32.5%,合并股骨头骨折者约为 7%～21%。

髋关节后脱位关节囊广泛破裂者,容易整复。若关节囊裂口小,则易卡住股骨颈,使复位困难。有时股骨头冲出髋臼后缘后方穿入梨状肌和上孖肌之间,被梨状肌缠绕或卡勒,影响复位。另外,或因髋臼后缘和股骨头骨折片、髋臼内圆韧带阻塞、充填,均可妨碍股骨头复位。

(三)分型

(1) 根据股骨头脱位后的部位,分为髂骨型和坐骨型股骨头脱向髋臼后上方者为髂骨型,比较多见;脱向髋臼后下者为坐骨型,较少见。

(2)Thompson-Epstein(1951) 依据髋关节后脱位合并关节面骨折的程度,分为Ⅰ～Ⅴ型:

Ⅰ型:脱位伴有或不伴有微小骨折;Ⅱ型:脱位伴有髋臼后缘的孤立大骨折块;Ⅲ型:脱位伴有髋臼后缘的粉碎骨折,有或无大的骨折块;Ⅳ型:脱位伴有髋臼底部骨折;Ⅴ型:脱位伴有股骨头骨折;其中对髋关节后脱位合并股骨头骨折,Pipkin(1975) 又分Ⅰ～Ⅳ型。Ⅰ型:髋关节脱位合并股骨头陷窝近端骨折 (即股骨头骨折片与圆韧带相连);Ⅱ型:髋关节脱位合并股骨头陷窝远端骨折;Ⅲ型:Ⅰ型或Ⅱ型骨折脱位合并股骨颈骨折;Ⅳ型:上述任一型合并髋臼骨折。

(四)诊断

根据患者有强大的暴力史,伤后髋部疼痛,明显肿胀,髋关节功能完全丧失,并呈现屈曲、内收、内旋及下肢短缩的典型畸形,大转子向后上移位,患侧臀部隆起,并可触及股骨头,被动活动髋关节时疼痛加重,并引起保护性肌肉痉挛,同时应注意有无坐骨神经损伤,使膝以下感觉运动丧失呈瘫痪状态。

X 线片上可见股骨头脱出髋臼之外,与髋臼上部重叠。股骨内收,明显内旋,大转子突出,小转子消失,内旋越明显,股骨颈越短,髋关节前后位 X 线片示 Shenton 线中断。髋臼后缘骨折,骨折片常被脱位的股骨头推向上方,顶在股骨头之上。股骨头骨折多发生在股骨头内侧一半,骨块呈刀切状,股骨头脱出髋臼外,骨块留在髋臼内。合并髋臼骨折、股骨头骨折及股骨颈骨折时,宜加照髋关节旋前位照片。Urist 主张照后斜位X 线片,即髋关节旋后 60°,可显示髋臼后缘。复位前必须仔细观察 X 线片上的三个解剖部位：①股骨头骨折；②髋臼骨折的位置及骨折块的大小；③无移位的股骨颈骨折，闭合复位时可能发生移位。

（五）治疗

1. 新鲜髋关节后脱位治疗

应尽早复位，减少或避免后期并发症，减少股骨头坏死风险，且经过时间越久复位越困难，一般不应超过 24 小时。若患者一般情况差，应积极改善病情，待休克纠正后，再行整复。根据 Thompson 及 Epstein 分类法，对不同类型的脱位应采取合适的治疗方法。单纯髋关节后脱位（Ⅰ型）应在全身麻醉或腰麻下手法整复，合并骨折（Ⅱ～Ⅴ型）或有其他并发症时，则应早期手术治疗。

(1) 手法整复：手法复位忌粗暴，应遵循轻、柔、慢手法。复位时应在充分麻醉下进行，保证患者肌肉松弛，无疼痛，以免引起肌肉痉挛，并注意分析患者受伤机制，采用合适方式方法复位。

1) Allis 法：患者仰卧位，助手用两手按压双侧髂嵴固定骨盆，术者一手握住患肢踝部，另一前臂置于患肢膝后窝处沿畸形方向牵引，屈髋屈膝至 90°，内外旋转股骨，使缠绕在股骨颈上的关节囊和肌肉解脱，当感到股骨头纳入髋臼的弹响时，示复位成功。

2) Stimson 法：患者俯卧于检查台末端，患肢屈髋屈膝 90°，助手固定骨盆或健侧下肢，术者用手下压小腿近端，同时内旋股骨头，使脱位的股骨头滑向髋臼，复位成功。本法创伤最小，年老体弱病例可以采用此法整复。

3) Bigelow 法：患者仰卧位，助手按住两侧髂前上棘固定骨盆，术者一手握住患肢踝部，另侧前臂置于患肢腘窝部，沿大腿纵轴方向牵引，同时屈髋屈膝并内收、内旋髋关节，使膝部贴近对侧腹壁。此时由于 Y 形韧带松弛，股骨头贴近髋臼前下缘。在继续牵引下，股骨头可通过外展、外旋、伸直进入髋臼。此法复位用力较大，可能引起骨折或增加髋关节软组织的损伤，因此操作切忌暴力。

4) Bihler 法：患者卧于垫子上，骨盆由助手稳住，患肢膝髋各屈曲 90° 用一宽布带结成一圈，套在患肢腘窝下，术者一膝跪于患侧地面，另一脚立于地面，膝关节屈曲成直角置于患肢腘窝下（右髋关节脱位时术者用右膝，左髋关节脱位时，术者用左膝）将布带圈扭转成 8 字形。术者弯腰，然后将 8 字形上圈套于术者颈部。术者以一手握住患肢踝关节之上前方（右髋关节脱位时术者用右手，左髋关节脱位时术者用左手）另一手扶住患肢之膝部。然后术者伸直躯干和颈部，使布带圈向上牵引患肢，同时以紧握踝部的手向下施加压力，牵引力应缓慢而有力，不可使用冲击性力量。牵引时将患肢膝部作不同方向旋转可帮助复位。此时可听到响声复位即已成功，髋部畸形消失，并可做全面的被动运动。

复位后的处理：经上述手法复位成功后，可将患肢伸直，见畸形消失，做内收、外展等被动活动不受限，以进一步证实复位成功。复位后为使关节囊得到良好的修复，可用皮肤牵引固定于轻度外展位 3 周。为防止再脱位，应避免髋关节屈曲、内收内旋动作。3 周后扶双拐下地活动，但 2 ～ 3 个月内患肢不负重，以免缺血的股骨头因受压而塌陷，以后每隔 2 个月拍髋关节 X 线片一次，证明股骨头血运供给良好，无股骨头坏死方可弃拐，逐渐恢复正常活动。

(2) 切开复位。

1) 适应证：①因软组织嵌入影响复位，手法复位失败者；②合并髋臼或股骨头负重区骨折者；③合并同侧股骨颈或转子间骨折者；④伴有骨盆耻骨体骨折或耻骨联合分离者；⑤合并坐骨神经损伤，需探查坐骨神经者。

2) 麻醉和体位：硬膜外麻醉，或全麻，患者取平卧位或侧卧位。

3) 手术步骤。

①切口：一般采用髋后外侧切口，若合并坐骨神经损伤或髋臼骨折需手术处理者，应做髋后侧 (Moore) 切口；②显露股骨头和髋臼，清除髋臼内的血块和碎骨片。股骨头可穿过外展肌或外旋诸肌，有时发现坐骨神经处于股骨头、颈的前面。为避免损伤坐骨神经，必须仔细从股骨头上切除或分离阻挡股骨头复位的肌肉、关节囊和韧带，扩大关节囊裂口，使股骨头复位。③合并髋臼骨折 (Ⅱ～Ⅳ型) 可将直角拉钩插入骨盆与大转子之间作牵引，骨膜下向上剥离臀小肌，可见髋臼后上缘大的三角形骨折块，并有旋转或向前、向后移位。将骨折块复位，并用 1 ～ 2 枚螺丝钉固定。④合并股骨头骨折 (Ⅴ型)，股骨头凹下方的骨折片不应切除。如骨块是从股骨头负重面而来的，可用螺丝钉作内固定，切除部分软骨，使钉帽略低于关节软骨面。如股骨头、颈均有骨折，除行两处内固定外，股骨颈后侧有缺损者宜做带股方肌蒂骨瓣植骨术。股骨头、髋臼均有骨折，同时行复位内固定，高龄患者可行人工股骨头或全髋关节置换术。

4) 术后处理：皮肤牵引 4 ～ 6 周后，扶双拐下地活动。

2. 陈旧性髋关节后脱位治疗

(1) 脱位在 1 个月内，股骨头尚有活动者，可试行手法整复或持续骨牵引复位。

(2) 脱位 2 ～ 6 个月者，应切开复位，术前应先骨牵引 2 ～ 3 周，使股骨头下降至髋臼水平，手术取 Smith-Petersen 切口，从阔筋膜张肌和缝匠肌间进入，切断股直肌腱，切开关节囊，清理瘢痕，牵引使股骨头复位，术后用石膏托固定或牵引 3 周，如发现股骨头或髋臼关节面有破坏，应行人工髋关节置换术或关节融合术。

(3) 脱位时间过久 (1 年以上)，有剧痛或行走困难者，应做转子下截骨术，如复位后发现股骨头缺血性坏死，宜行人工全髋置换。

二、髋关节前脱位

(一) 病因

髋关节外伤性脱位中，前脱位占 10% ～ 15%。其发生机制主要有 2 种：最常见的一种是当股骨过度外展、外旋，达到一定程度时，大转子与髋臼上缘相顶撞，此时遭到一个突然的外展暴力或大腿后方受到向前的暴力，即可使前关节囊撕裂，致股骨头前脱位。如从高处坠落或足球运动员捕捉足球时；另一种是当股骨外展外旋时，由大腿外侧向前内作用的暴力也可产生髋关节的前脱位，甚至当仰卧时，作用于大腿的强大压力，股骨头通过髋关节的髂骨和耻骨囊韧带（以上构成的"丫"字韧带）的杠杆作用而向前，造成前脱位。如机械工仰卧机车下操作突然塌落砸伤双下肢，引起前脱位，双侧前脱位是一种意外的少见类型。根据髋关节屈曲的程度决定是前下脱位或前上脱位。Pringle 等认为前下脱位是髋关节同时外展、外旋屈曲的结果。髋关节外展外旋、伸直则造成髋关节前上脱位。

（二）创伤病理学

髋关节前脱位，指股骨头位于髋臼冠状面的前方。髋关节囊前下方有裂口，髂股韧带一般保持完整。髋关节前脱位常常与股骨头骨折同时发生，当股骨头通过髋臼前下缘时可发生股骨头切线骨折。同时可引起大转子骨折，常规 X 线照片可以发现。髋关节前下脱位时，闭孔的前外侧顶端可使股骨头的前上方造成锯齿状骨折，可经断层照片或 CT 确定诊断。

（三）分型

根据股骨头所处的位置分为：

1. 闭孔型

股骨头停留在闭孔前，压迫闭孔神经。此型多见。

2. 耻骨型

股骨头脱位后，位于前上方，达耻骨水平支，可压迫股动脉、静脉。此型少见。

（四）诊断

患者受伤后，髋部疼痛、肿胀。患肢呈外展外旋和轻度屈曲畸形，并较健肢长，在闭孔或腹股沟附近可见局部隆起或触到脱位的股骨头，髋关节功能丧失被动活动时可引起疼痛和肌肉痉挛。X 线片可见股骨头在闭孔内或耻骨上支附近。

（五）治疗

新鲜髋关节前脱位应立即在全身麻醉或蛛网膜下腔阻滞下行手法复位。

1. Addis 法

患者仰卧位，屈膝屈髋使腘绳肌放松，助手固定骨盆，另一助手握住小腿上部，将患肢在股骨的轴线上向外方牵引，并逐渐屈髋、外展、内旋患肢。术者用手向髋臼方向推挤股骨头，牵引下内收患肢，畸形消失，复位成功。这是一种安全有效的复位方法。

2. Bigelow 法

患者仰卧位，髋关节部分屈曲、外展。Bigelow 提示两种复位方法，首先是上举法，牵引下用力屈曲髋关节，除耻骨型脱位外，这种方法容易复位。假如上举法失败，可沿畸形方向牵引，使髋关节外展，突然地内旋、伸髋，达到复位。术者应用这种方法要慎重，因为突然的内旋可能导致股骨颈骨折。Polesky 报道了前脱位复位后发生移位的股骨颈骨折。复位前要仔细观察 X 线片，注意是否存在无移位的股骨颈骨折。为防止这种并发症，复位操作应轻柔，切忌粗暴手法。

3. Stimson 法

这种方法首先用于急性髋关节后脱位，有时亦可用于前脱位。患者俯卧手术台上，患肢下垂，助手固定骨盆，髋、膝关节屈曲 90°，术者握住小腿并向下持续牵引，同时旋转患肢，可使其复位。

复位后的处理：复位后行皮肤牵引 3 周，下肢置中立位。为预防再脱位，应避免患肢外展及外旋。

少数闭合复位失败者，股骨头嵌入髂腰肌及前关节囊中，应行切开复位。手术时采用腰麻、硬膜外麻醉或全麻。取仰卧位，术侧骨盆用扁枕垫高。①切口：采用改良 Smith-Petersen 前外侧切口；②手术操作：自髂嵴中部开始，沿髂嵴向内下斜行切开，到髂前上棘。再直向髌骨方向推进 15 ～ 18cm，然后转向外后方，达到髂胫束水平为止。由骨膜下剥离髂翼内、外板所附着的肌群。内侧为腹内、外斜肌和髂肌，外侧为阔筋膜张肌和臀中、小肌。将剥离后的间隙用纱布充填止血。在髂前上棘的下方找到股外侧皮神经并将其向内牵开在靠近髂前上棘约 1cm 处切断缝匠肌深入，游离股直肌上部，并暴露附着在髂前下棘及髋臼上缘的直头和反折头。在距起点约 1cm 处剪断股直肌及其反折部，再将股直肌上部深层游离，注意保留股神经进入股直肌的分支，遂即将已充分游离的股直肌上部反转缝合在切口远端的筋膜上，在股直肌的深层为一层筋膜脂肪组织，其中有旋外动、静脉的分支。游离并结扎旋股外动、静脉的升支和横支，将切断的肌肉翻向下方，并向内侧牵开耻骨肌，即可露出脱位于闭孔或耻骨上支附近的股骨头，及保持完整的髂股韧带和关节囊裂口等，如为陈旧性脱位的患者，局部已被瘢痕、肉芽组织等所充填，股骨头已被瘢痕组织所包埋，髋臼内已有肉芽组织，关节囊已增厚不清，清除这些瘢痕与肉芽组织，切除一部分关节囊，以使股骨头容易复位。先将大腿慢慢内收，使股骨头与闭孔或耻骨上支分离，此时用手按压股骨头并向髋臼内推动或以骨挺子进行撬动，使股骨头复位。如股骨头已发生缺血性坏死，应行关节融合术或成形术。用生理盐水冲洗切口，彻底止血，缝合切断的肌肉、皮下组织及皮肤。③术后处理：术后用皮肤牵引 3 ～ 4 周，但应避免患肢外展引起再脱位。去掉牵引后的处理，与后脱位切开复位术相同。

三、髋关节中心性脱位

（一）病因

多为暴力作用于大转子外侧，使股骨头冲击髋臼底部，引起髋臼底部骨折。如外力继续作用，股骨头可连同髋臼骨折片一起向盆腔内移位，形成中心性脱位。髋关节中心脱位常合并腹腔脏器、股骨干及膝部损伤。临床可因此造成髋关节中心性脱位漏诊，应引起注意。

（二）创伤病理学

髋关节中心脱位同时合并髋臼骨折，骨折多呈星状或粉碎型，股骨头可突入盆腔。如髋臼骨折片夹住股骨颈，复位困难。由于此型脱位首先涉及关节面，故晚期最易并发创伤性髋关节炎。

（三）分型

Ⅰ型：髋臼底部横形或纵形骨折，股骨头无移位，此型损伤轻，比较多见。

Ⅱ型：髋臼底部有骨折，股骨头呈半脱位进入盆腔，此型损伤较重，也比较多见。

Ⅲ型：髋臼底部粉碎骨折，股骨头完全脱位于盆腔，并嵌入于髋臼底部骨折间，该型损伤严重，比较少见。

Ⅳ型：髋臼底骨折并有髋臼缘骨折或同侧髂骨纵形劈裂骨折，骨折线达臼顶。股骨头完全脱位于盆腔，该型损伤严重，很少见。

（四）诊断

Ⅰ、Ⅱ型脱位：局部有肿胀和疼痛，关节活动受限，患肢无明显短缩畸形。

Ⅲ脱位：局部肿胀和疼痛严重，关节活动受限，检查时可触（听）及骨擦感（音），患肢短缩，大转子内移。

Ⅳ型脱位：除上述症状外，臀部、腹股沟可出现广泛血肿，局部软组织挫伤严重。

根据体征确定髋关节中心脱位比较困难。患者常合并头部、胸腹部及坐骨神经损伤，应引起注意。X线检查可以确定诊断。骨盆前后位X线照片可明确股骨头和髋臼关节的改变。骨盆内、外旋斜位片可清楚地显示髋臼骨折线及骨折移位。Pearson指出骨盆骨折1/3以上的患者有髋臼损伤，从X线片上不容易显示。如果耻骨上、下支骨折，髋臼多有损伤。X线断层摄片及CT扫描可用于髋臼中心粉碎性骨折，确定骨折片大小、移位程度。Stewait和Milford提出股骨头软骨的损伤及暴力导致细胞内分子的变化，将造成不良后果，常规X线检查不能显示，有待进一步研究。

（五）治疗

大多数髋关节中心脱位需用闭合牵引治疗，只有少数严重的中心脱位才考虑行手术治疗。

1. 牵引治疗

（1）Ⅰ型脱位：采用皮牵引，对Ⅱ型宜选用胫骨结节牵引。牵引重量为 $3 \sim 4kg$ 。牵引1周后开始髋关节功能锻炼，$2 \sim 3$ 周后，逐步减少牵引重量，$4 \sim 5$ 周去掉牵引扶拐下地，待3个月后可逐渐负重，先从1/4体重开始，1年后恢复重体力劳动。若负重过早易引致股骨头缺血坏死等并发症。

(2) III、IV型骨折：宜用纵向及侧方双牵引。纵向牵引可选用股骨髁上或胫骨结节牵引，侧方牵引在股骨大转子外侧钻入 1 ～ 2 枚长螺钉，由前向后穿透对侧皮质，牵引方向与纵轴牵引成直角，二者牵引重量相等，一般为 6 ～ 12kg，定期照片检查，调整牵引重量，争取在 3 ～ 4 周内使股骨头复位。维持骨牵引 8 ～ 12 周。牵引下即开始进行髋关节的活动，模造关节，使髋臼内壁骨折部位充满瘢痕组织，表面形成一层纤维软骨。去牵引后不负重活动，3 个月后待髋臼牢固逐步负重行走。即使 X 线显示髋臼骨折对位不满意，有时髋关节仍可获得较好的功能。

2. 手术治疗

(1) 适应证。

Freeman 等认为对年轻患者若能耐受手术，当出现下述情况可考虑采用手术治疗。

1) 股骨头在骨盆内，被髋臼碎骨片嵌顿，闭合复位失败。

2) 在穹隆部或髋臼盂和股骨头之间存在碎骨片，使股骨头无法复位。

3) 股骨头或穹隆部有一块或数块较大的碎骨片，用牵引方法无法复位。

4) 在同侧同时存在股骨干骨折，不能用牵引治疗。

手术入路的选择可用髂腹股沟进路修复髋臼或股骨头的骨折，后侧进路显露后面髋臼的骨折。经髂腹股沟切口 (髋关节前外侧切口)。

(2) 麻醉和体位。

可选用全身麻醉或硬膜外阻滞麻醉。患者仰卧，患侧臀部垫高 45°。

(3) 手术步骤。

1) 切口：起自髂嵴后上棘，向外下方弧形延伸到大转子基部，沿大腿外侧向远端延伸 15 ～ 20cm。

2) 显露坐骨支及髋臼后缘：切开阔筋膜与臀肌筋膜，分开臀大肌纤维到髂胫束后部，再沿大转子外侧将臀大肌筋膜切开。显露坐骨神经予以保护。切断短外旋肌肌止点，将其向内翻转，显露髋臼后缘，坐骨支，切断臀中肌肌腱，即可暴露髂骨翼下部。骨折复位后，以钢板固定髂骨与坐骨支，手术完毕，分层缝合切口。

(4) 术后处理。

同髋关节后脱位合并髋臼骨折切开复位术后。

第二节　髋臼骨折

一、髋臼骨折概述

髋臼骨折是一种严重而复杂的损伤，主要由交通和工伤事故引起，多见于青壮年。虽然与身体其他部位的骨折相比仍属少数，但随着工业和交通的发展，该损伤在我国呈上升趋势。

髋臼位于髂前上棘与坐骨结节连线中间，为一半球形深窝，在发育上，它由耻骨体、坐骨体及髂骨体三部分构成。出生时，三骨仅部分愈合，在13～14岁时，三骨在髋臼仍借Y形软骨相隔，此时髋臼主要由坐骨构成，髂骨次之，耻骨最少，14～16岁时，三骨相继开始愈合，至20～25岁，所有骨化中心均愈合，这时髂骨构成髋臼的顶，占整个髋臼面积的2/5，坐骨构成髋臼的后壁和底，所占面积也为2/5，而耻骨在构成髋臼的面积上只占1/5，构成髋臼的前壁。

髋臼前后缘间距5.5～6.5cm，上下缘间距5.6～6.6cm，除髋臼下方为髋臼横韧带，无髋臼骨缘外，髋臼前、后、上部均呈上尖下平的锥形结构，厚而坚实，其中尤以上1/3最为坚强，形成一个强有力的支（重）点，在站、坐位时将躯干的重量传达到股骨头，髋臼缘后1/3能维持关节稳定，亦较厚。髋臼的后下部至坐骨结节部分形成另一个有力的支（重）点，在坐位时传达体重。髋臼下1/3与上、后部相比较为薄弱，尤其是内侧的髋臼窝，有时薄如纸样隔膜，外伤时股骨头可由此向内穿透，进入盆腔。

Judet和Letoumel于1964年提出髋臼的两柱概念，即髋臼位于前柱和后柱所形成的倒Y形两臂的凹面，因而髋臼骨折必然波及前柱和（或）后柱。

后柱也称髂坐柱，体积大，厚而坚强，适于安放内固定器械。该部由坐骨体和紧接其上的部分髂骨组成。起于坐骨大切迹的密质骨部分，向下通过髋臼中心、闭孔至耻骨下支和坐骨结节。后柱的截面呈三角形，内面由坐骨体内侧的四边形面构成，并向后延至坐骨棘，最后止于坐骨结节；前外侧面包括髋臼关节面的后份，并以凸出的髋臼下角为界，再向下延伸至坐骨体。

前柱又称髂耻柱，起于髂嵴前部，止于耻骨联合。前柱可被分为髂骨部、髋臼部和耻骨部三段。

髂骨部或髂骨翼前部，由内侧面以髂耻线为界的凹形骨盆面组成，其外表面以厚而粗糙的臀肌嵴为特点，该嵴由髋臼顶上行至臀中肌粗隆，髂骨部前缘有髂前上棘和髂前下棘，后者与髋臼缘相连续。髋臼部呈三棱形，后外侧面支撑髋臼关节面和髋臼窝的前份；内侧面呈凹形，起于四边形面的前部，止于闭膜管；其前、上界为髂耻线。前上面紧接髂前下棘和髂耻隆起下方，延伸构成髋臼前份内壁，以髂耻线为界。耻骨部是前柱的最下部分，由耻骨上支构成，也是前柱最细弱的部位，其前上面为耻骨肌的起点，作用于该部位的内固定钢板必须与耻骨螺旋形的三维形状相符。累及前柱的骨折通常位于髂前下棘以下，而不扩展至髂嵴。前后两柱以60°相交形成一倒Y形或拱形结构，拱顶为髋臼关节面的上部，即承重面，这一拱顶由从髂前上棘后方到后柱的坚强密质骨形成，称臼顶部。臼顶具有重要的临床意义，累及该部的骨折要求达到解剖复位。

二、髋臼骨折的创伤力学

髋臼骨折是由驱使股骨头滑出髋臼或突入骨盆的暴力所致。因此，任何髋臼骨折都应怀疑有股骨头关节和关节囊韧带的损伤。髋臼骨折的类型取决于受伤时股骨头的位置以及暴力的大小、方向和作用速度。暴力通常被施加于以下四个部位。

(一) 来自屈曲的膝关节前部暴力

即所谓的"仪表板损伤"。高速行驶的汽车相撞或急刹车时，膝、髋关节处于屈曲90°～100°位，由于惯性作用，膝前部撞击汽车仪表板或前排座板，暴力通过股骨向后传导至股骨头。根据下肢的不同收展位置产生不同形式的髋臼后部损伤：股骨内收位时可能仅造成股骨头脱位，而不损伤髋臼或仅有髋臼后唇骨折；股骨轻度外展或处于收展中立位时，髋臼后壁骨折，并可有后脱位；股骨外展大于10°～15°时，后柱常被破坏。髋关节屈曲角度增大，髋臼后上壁骨折，并可累及坐骨结节上极。如髋屈曲小于90°，骨折常出现在髋臼后上极。值得注意的是，仪表板损伤时髌骨和后交叉韧带也可同时伤及，临床不应忽视这些损伤。

(二) 来自股骨大转子外侧部暴力

常见的暴力来源有二：一是失足跌倒时髋外侧着地，暴力经股骨头传导至髋臼；二是暴力直接作用于大转子外侧部。根据股骨头的不同位置，造成髋臼不同部位的损伤。一般说来，股骨头外旋导致髋臼前部骨折，而内旋导致髋臼后部骨折，同样，股骨外展位导致髋臼外上部骨折。作用于大转子的暴力几乎可产生所有类型的髋臼骨折。

(三) 来自足底部暴力

如高空坠落和伸膝位发生的交通事故，后者常见于汽车司机，暴力通过脚刹掣经伸直的膝关节传递到髋部，如髋关节呈中立位或轻度内收位，可导致髋臼后上壁骨折。该类骨折常致髋臼顶部负重区破坏，预后不良。

(四) 来自腰骶区后部暴力

该型损伤较少见，受伤时髋关节固定于屈曲位，股骨头作为一个铁砧，暴力从后方直接作用于腰骶部，主要产生髋臼后部损伤。

毋庸置疑，髋臼骨折的同时，股骨头颈和关节囊韧带的损伤，特别是股骨头软骨、软骨下骨的损伤，也是造成创伤后遗症髋关节骨关节炎的重要因素。

三、髋臼骨折的影像学检查

髋臼骨折需经周密的影像学检查，才能对其做出准确的解剖学诊断。临床较多依赖前后位、闭孔斜位、髂翼位等特殊要求下投照X线片，还借助于体层摄影、CT检查达到目的。

(一) 骨盆像

由于许多髋臼骨折伴有骨盆环的破裂和(或)骶髂关节损伤，三个标准体位的骨盆片，即前后位、入口位和出口位有助于避免漏诊。

（二）髋臼像

一张标准的髋关节前后位片，只能初步判断是否有髋臼骨折存在，而不能对髋臼骨折做出准确的解剖学诊断。因此除标准的前后位以外，还应摄Letournel推荐的两个斜位片，即髂翼位(45°外旋位)和闭孔斜位(45°内旋位)投照。

仔细研究这三张X线平片，可对绝大多数髋臼骨折做出解剖学诊断。研究这些X线片时，骨科医生最好有一个骨盆标本，立体的去辨识髋臼各部，以防混淆众多的点线标志。

1. 前后位

在前后位X线片上可见所有的重要标志，包括：①髂耻线：起于坐骨切迹上缘，向前下延伸至耻骨结节，在活体相当于耻骨梳线。该线断裂提示前柱骨折。②髂坐线：由髂骨四边形面的后4/5形成，后柱骨折时此线中断。③U形泪点：外侧由髋臼窝后下部构成，内侧由髂骨四边形面前部构成，正常情况下，U形线与髂坐线相交或相切。④髋臼顶：由髋臼窝外上角向内延伸至U形线外侧支。⑤髋臼前唇。⑥髋臼后唇。

2. 闭孔斜位

楔形块垫高患髋45°并调节球管位置使其对准患侧髋关节，抬高患髋可使患侧半骨盆内旋，从而显示以下结构：①整个闭孔；②整个前柱；③髋臼后唇；④由于这时髂骨翼与X线片垂直，故可显示髋臼上方髂骨轮廓的内缘，双柱骨折位于髋臼上方时，能看到所谓的"靴刺征"。

3. 髂翼位

系摄取髂骨和髂翼斜位片，患者健侧髋部抬高45°，患侧半骨盆外旋，球管对准患侧髋关节。在髂翼位片上可看到：①后柱(包括坐骨棘)；②髋臼前唇；③整个髂骨翼和髂嵴。

有时，当试图旋转骨盆时，急性损伤的患者可能会感到患髋剧烈的疼痛。这时可以分别在两个方向倾斜球管45°，而不是旋转搬动患者。这样摄取的X线片显示一个放大的但却仍然真实的髋臼。

臼顶测量：臼顶的移位程度与预后有直接关系，但目前仍缺乏精确描述臼顶移位的方法。Matta在髋臼X线片上对髋臼负重顶的骨折范围和移位程度进行了定量测量。

虽然该方法有其局限性，但对临床仍有一定指导意义。Matta用内顶弧、前顶弧和后顶弧三个参数描述髋臼顶骨折的范围，三个参数的具体定义如下：从髋臼几何中心划一条通过髋臼顶的垂线，另划一条通过髋臼几何中心点和髋臼顶部折断点之间的连线，两线在前后位X线片上形成的夹角称内顶弧，在闭孔斜位片上形成的夹角称前顶弧，在髂翼位则形成后顶弧。如髋臼顶负重区受累，则以上三顶弧小于30°、40°、50°。Matta还在前后位、闭孔斜位和髂翼位三张X线片上对髋臼顶骨折的移位进行了测量，并提出了定量的手术指征和复位标准。他认为，移位超过了3mm的臼顶骨折有手术治疗的指征。

（三）体层摄影

由于 CT 的出现，平面体层摄影显得不如以往那样重要，然而在无 CT 条件时，体层摄影仍十分重要、有用，特别是在显示关节内髋臼和股骨头小骨折片和髋臼缘的压缩骨折时更有意义。

（四）CT 检查

CT 对髋臼骨折的诊断是一个重要步骤，由于对髋臼进行三维观察，对准确评价这类损伤至关重要。如有条件，应在术前常规进行 CT 检查，该技术可提供股骨头和髋臼关节面的最佳影像，平面 X 线片不能看到的模糊骨折片也可以在 CT 片上清楚显示。

CT 可在冠状面和矢状面上进行图像重建，这使诊断的精确性有了极大提高。而最近的 CT 三维重建技术可获得更具体、更逼真的髋臼三维立体图像，这使骨科医生得以从任何角度对髋臼进行观察。利用消隐技术可将股骨头从画面上隐去，以便更好地观察髋臼的关节面。不远的将来，利用计算机图像三维重建技术和快速生成的塑性模型，骨科医生可以精确设计手术方案和步骤，预先确定内固定螺钉和钢板的位置，并对钢板进行术前预成形，这对减少手术创伤，缩短手术时间，创造了有利条件。

CT 最适于做以下观察：

1. 髋臼壁骨折

经过髋臼中心的 CT 片可以清楚显示其前后壁，对数张 CT 片的观察可确定髋臼壁骨折的范围。如断面继续向上至关节承重面，即可对该区域的完整性有一个明确了解。

后脱位时常伴有髋臼后壁骨折，该骨折片的移位情况可在 CT 片上得到最好的观察。脱位复位后，仍应复查 CT 片。因为这时髋臼骨折可能仍然有明显的移位，并由此引起髋关节不稳及创伤性关节炎等。

2. 关节内骨折片

由于 X 线平片上图像的相互重叠遮掩，致使一些小骨折片未被识别，然而 CT 像上不会发生这种错误。较大骨折片可望通过手术取出。故 CT 有助于决定是否需要手术治疗。

3. 骨折边缘的压缩骨折面（片）和软骨片

可在关节面上被压缩，它们如不能得到复位，仍处于压缩状态，可致关节面不平整和坏死。与其他技术相比，CT 能更好地显示这类特殊骨折。

4. 粉碎骨折

显然，CT 可清楚显示所有粉碎骨折片。对骨折粉碎程度的了解有助于骨科医生在决定手术治疗时，对内固定技术上的可行性进行判断。

5. 脱位

髋关节脱位通常在 X 线平片上即可显示，但 CT 可使诊断更加确信无疑。

6. 骶髂关节

对骶髂关节的观察 CT 远较 X 线平片为优，其不但可清楚显示损伤，而且还可对损伤的程度做出评价。

四、髋臼骨折的分类

任何髋臼骨折分类的主要目的有二：①对不同类型骨折采取不同的治疗方法并进行比较；②帮助骨科医生了解伤情并做出正确处置，并评估其预后。由于髋臼骨折的损伤类型取决于受伤时股骨头的位置和暴力方向，而这些因素常因人而异，变化甚多，由此就造成了髋臼骨折的复杂临床表现和似乎是多种多样的变化形式。髋臼的任何部分都有可能发生骨折，可以单独一个部位发生，也可以累及髋臼的几个部位，各种形式的排列组合都会出现。而面对如此繁杂的骨折类型，以前仅将髋臼骨折粗略地分为髋臼后缘骨折和髋臼中心性脱位骨折两型。这种分类方法过于简单，不能全面反映髋臼骨折的准确部位、移位方向以及负重的臼顶受累情况，不利于对骨折进行合理的治疗，已逐渐被临床放弃。

(一) Row-Lowell 分类 (1961)

Row 和 Lowell 提出一个较合理的分类，将髋臼骨折分为四型。该分类方法目前临床仍有人采用，故予以简要介绍，括弧数字为该类骨折在髋臼骨折中的比率。

Ⅰ线性无移位骨折 (23%)

A. 单骨折线；B.T 形骨折。

Ⅱ后部骨折 (18%)

A. 后唇小骨折；B. 移位的大骨折。

Ⅲ内壁骨折 (31%)

内壁向骨盆内移位，臼顶保持正常。A. 轻度内移；B. 中度内移；C. 重度内移。

Ⅳ臼顶和爆裂骨折 (28%)：以不同的组合形式累及髋臼多个部位。

A. 无明显移位，与股骨头关系正常的臼顶骨折。

B. 移位的臼顶骨折。

C. 整个髋臼窝完全毁损。

1. 髋臼的临床划分

Row 和 Lowell 将髋臼分为三部分，这一临床划分实际与髋臼发育过程中 Y 形软骨的划分十分相似；髋臼的上 1/3 被称为负重部或臼顶，厚而坚强，是髋臼最重要的负重区。极大的暴力才能造成该部骨折。髋臼后部是指髋臼的后 1/3 区域，其临床重要意义在于维持髋关节的稳定性。与臼顶一样该部也十分厚实，只有强大暴力才能致使其骨折。髋臼的内 1/3 为内壁，相对较薄弱，较小的暴力即可造成其骨折，但骨折愈合快，新骨甚至包绕股骨头。累及该部的骨折对髋关节的功能影响极小。

2. 线性无移位骨折

40% 发生于交通事故，20% 由作用于大转子的直接暴力致伤。前后位 X 线片通常能显示骨折线，有时髋关节斜位片能更满意地显示骨折线的范围和形状。由于暴力相对较小，骨折线多为一条，呈横形或斜形，也可为多条骨折线，但均无移位。该类骨折保守治疗即能获得十分满意的疗效。

3. 髋臼后部骨折

主要由髋关节屈曲位时沿股骨纵轴传导至髋臼后部的暴力致伤，绝大多数发生在汽车的前排座位，即典型的仪表板损伤，可能是髋臼后唇的小块骨折，也可是移位的大块骨折。当后唇骨折片向后旋转移位时，X线正位片不能正确显示其骨折范围和移位程度，故需加摄髋关节斜位片骨折后，后唇小骨折片是否复位固定对关节稳定性并无明显影响，可行保守治疗。但是，向后移位的大块骨折如不能得到满意复位和可靠固定，必将影响髋关节的稳定，故此类骨折需手术治疗。髋臼后部骨折时，35%患者合并有坐骨神经损伤，这类患者应及时探查坐骨神经。髋关节不稳、延迟复位和股骨头是影响预后的三个主要因素。

4. 内壁骨折

主要由作用于大转子侧方的直接暴力所致，髋臼内壁和耻骨上支向内移位，臼顶仍保持完整。股骨头多无骨折，但可不同程度地突入骨盆。闭合复位后如股骨头与臼顶解剖关系正常，髋关节通常能保持稳定。此类骨折无切开复位内固定的指征，股骨头向骨盆内移位仍应争取及早复位，但移位的内壁也无须复位。

5. 臼顶和爆裂骨折

单纯臼顶骨折较少，通常伴有不同程度的髋臼爆裂骨折，将这两组骨折分为一型是因为它们的处理和预后相似。局限于臼顶的移位骨折由股骨头直接向上的暴力所致，而爆裂骨折由强大的内上方向暴力产生。但忽视了暴力对股骨头本身所造成的损害。

该分类认为髋臼中心性骨折脱位"包括的范围太小"，不利于治疗和正确估计预后。因此，将其更细致地归入内壁骨折或臼顶和爆裂骨折两型中。很明显，后两者的临床表现、治疗和预后完全不同，这反映了人们对髋臼骨折认识的进一步深入。但是，该分类方法仍然是以髋臼骨折的保守治疗为指导思想。因此，未能完整、准确地描述骨折部位，无助于手术入路和内固定器械的正确选择。

（二）Judet-Letoumel 分类

Letoumel 于 1960 年根据对 75 例髋臼骨折病例的研究，结合解剖、受伤机制、X线和临床表现，提出了两柱概念，并将骨折分为两类。1964 年 Judet 和 Letoumel 在分析 173 例髋臼骨折病例的基础上，对上述分类进行了少量修改。1980 年 Letournel 据对 600 余例患者的研究，进一步完善了这一分类方法。使这一分类方法较为全面、详细，目前已获普遍接受。改进后的分类方法将髋臼骨折分为五个基本骨折型和五个复合骨折型，其中基本骨折型是指髋臼的一个柱的部分或全部损伤，而复合骨折型是指含有两种以上基本骨折形式的骨折。该分类以髋臼骨折的手术治疗为基础，其主要目的是明确髋臼骨折的确切部位和范围，以便采取正确的显露、复位和固定技术。虽然这一分类看起来似乎过于繁杂，但所有的髋臼骨折都可以包括在这十种类型中，从而有效地指导治疗，而被普遍接受。

1. 单一骨折

(1) 后壁骨折：后壁骨折几乎总是伴有髋关节后脱位，并累及部分后关节面。伴有髋关节后脱位时，坐骨神经极易遭受损伤。骨折片可以是单个或多个，或大或小，骨折部位或高或低。就损伤程度来说，单纯骨折片分离最为常见，极少数严重者为粉碎性。以后柱或横行骨折过渡的形式累及大部分后柱的后壁骨折亦非罕见。大约 16% 的后壁骨折其髋臼关节面被压缩到后柱松质骨内。就骨折的部位来说，大部分骨折并不累及臼顶；少数骨折位置较高，骨折片可能会连带部分或全部髋臼顶，造成关节承重面的破坏；极少部分骨折出现在后壁的后下极，累及髋臼后角和坐骨结节上极。累及关节承重面的骨折，必须行切开复位，只有精确地解剖复位，恢复关节面的完整性，才有可能防止早期退行性关节炎的发生。

1) X 线表现：该骨折在前后位像上容易辨认，可以看到股骨头向后方脱位和向上移位的后壁骨折片。为确定骨折块的数目和大小，必须再加摄其他体位的 X 线片，因为前后位 X 线片通常只能显示骨折片的最小直径。除髋臼后壁缺失外，其他 X 线解剖标志正常。由于后壁缺失，而使得前唇影像更加清晰突出。

髋臼壁后上骨折时，髋臼顶的外侧部或整个髋臼顶移位，45° 内斜位片能清楚显示这些骨折片。

2) 损伤机制：①屈膝、屈髋 90° 位，暴力作用于膝前部。后壁骨折片的大小与髋关节外展角度有关。单纯后壁骨折时，髋关节轻度外展或无外展。如髋关节处于内收位，可发生单纯的后上方脱位，亦可伴有髋臼后缘骨折。②髋关节固定在 90° 屈曲位，暴力作用于骶骨后部。

(2) 后柱骨折：骨折线通常起于坐骨切迹顶点附近，斜向前下延伸至髋臼顶后方进入髋臼，向尾侧下降，经髋臼窝到耻骨下支中部。因此，移位的骨折片由整个后柱，主要是坐骨和小部分髂骨组成。单纯后柱骨折较少见，但认识这一骨折十分重要。巨大的后柱骨折块向后内移位，股骨头通常是中心脱位，而不是后方脱位。髋关节复位后有时并不能同时恢复关节的完整性和稳定性。仔细的放射学研究，包括断层和 CT 扫描，常显示明显的关节内骨折台阶。因此，多数患者需行切开复位。

1) X 线表现：前后位 X 线可见：骨折片向后、内移位，股骨头伴同此骨折片向髋臼中心脱位；移位骨折片上的髂坐线完整，但明显内移，并与 U 形泪点分离；髋臼顶正常；前柱正常，髂耻线完整，前唇和泪点影像清晰，位置正常。闭孔斜位 (45° 内斜位) 显示前柱完整。髂翼位 (45° 外斜位) 显示后柱在坐骨切迹顶点与髂骨分离，并向内侧移位，髋臼前唇正常。

2) CT 表现：后柱骨折显示最清晰的扫描要数水平位扫描，显示后柱骨折，股骨头脱位或脱位倾向。

　　3) 损伤机制：大腿外展 10°～15°，屈曲 95°～100°，暴力作用于膝关节前部。

　　(3) 前壁骨折：该骨折少见，有时伴有股骨头前脱位，但发生率与后壁骨折时的后脱位相比明显少。轴向 CT 对明确诊断和判断损伤范围极有帮助。

　　1) X 线表现：前后位 X 线平片显示股骨头与髂耻线中段和 U 形泪点重叠，提示髋臼前壁骨折片移位，但髂坐线正常，髋臼后柱后壁完整。大多数情况下髋臼顶也未被累及。髂前下棘和耻骨角位置正常，提示大部前柱未被波及。闭孔斜位片显示向前移位的骨折片，并证实髋臼后缘完整。髂骨翼片示后柱正常。

　　2) 损伤机制：髋关节外旋位，暴力作用于股骨大转子。

　　(4) 前柱骨折：前柱骨折起于髂嵴，经髋臼前极，止于耻骨支。骨折线可能起于前柱的任何部分，也就是说连续暴力可能将前柱的任何解剖部位劈裂。一般将骨折线起点分为三个部位：即低位，髂前下棘以下，如髂腰肌沟区域；中位，髂嵴前部，如髂前上、下棘之间的切迹处；高位，髂嵴中部。上述骨折线可能最终通过以下三处而将前柱与骨盆分离：①坐耻下联合；②耻骨前部，靠近耻骨联合处（耻骨角）；③耻骨上支。前柱骨折较少并发有股骨头前脱位，当发现前柱骨折而后柱正常时很容易做出诊断。

　　从骨盆内侧面看，中下部骨折的骨折线沿直线或曲线行向后上，于近骶髂关节处过弓状线，并沿其下方行走一短距离后，几呈垂直下降至髋臼四边形凹面的前部。从髋臼外侧面看，当前柱分离的骨折片包括髂前下棘时，也带有髋臼前部。X 线片上髋臼顶部可能表现为一个分离的骨折片，实际上，它是前柱骨折片的一部分，在手术时随前柱骨折片复位而复位。起于髂腰肌沟的骨折线通过关节面的前上象限穿过髋臼，向尾侧下行过髋臼窝。因此，在前后位片上髋臼顶正常。

　　低位骨折常致髋臼较小骨片分离。作为髋臼骨折，虽然常见，却常被忽视而被视作骨盆环的侧方压缩骨折。耻骨上支可能绕髋臼的前尖部旋转，髋臼受累较少，故极少需切开复位。当耻骨上支在耻骨联合处明显移位时，只有切开复位才能奏效。如骨盆后韧带完整，用螺栓固定耻骨联合。

　　中、高位骨折可能在髂前下棘以上各部位发生，移位程度和损伤范围影响位置方式，然而，由于可能累及上顶部承载区，牵引复位不良，故常需切开复位。

　　1) X 线表现：前后位 X 线片上，前柱骨折表现为：①髂耻线中断；②髋臼前唇骨折；③ U 形泪点与髂坐线分离，但与髂耻线关系正常，说明前柱连同向前脱位的股骨头一起向内移位；④髂坐线和髋臼后唇正常。闭孔斜位可准确无误地显示前柱移位和完整的髋臼后唇，股骨头总是向前脱位。髂翼位证实后柱正常，股骨头与髋臼后唇不相关节。因此，股骨头一定是向前脱位。

　　2) CT 扫描：可显示清晰前壁和（或）前柱骨折。

　　3) 受伤机制：髋关节至少外旋 30° 位，暴力作用于股骨大转子外侧。

　　(5) 横行骨折：横行骨折通过髋臼并将一侧骨盆分成上、下两部分，即上部的髂骨和下部的髂骨和耻坐骨，髋臼的前后柱均横贯骨折。虽然髋臼内骨折线有多种形式，但其明显的特征是骨折线形状平坦，并多通过髋臼中心。虽然骨折线可在不同平面出现劈裂髋臼，但实际上通常把骨折线分为三个部位，即通过髋臼顶，通过髋臼顶与髋臼窝相交处，通过髋臼下部。骨折线可以与水平面呈不同角度，有的骨折线前部较高，亦有后部较高。耻坐骨折呈不同程度地内移，并可伴有股骨头中心脱位。很明显，移位距离的大小和是否有中心性脱位对预后有很大影响。常见的情况是远侧骨折内移并绕耻骨联合旋转，然而严重中心性脱位时，近侧骨折片通过分离的骶髂关节也可发生旋转。

1) X 线表现：在前后位 X 线片上，骨折线切断所有的纵向标志，即髂坐线、髂耻线以及髋臼前后唇。在下部坐耻骨折片上，髂坐线下部和 U 形泪点仍保持正常位置关系。闭孔完整。虽然骨折有时会波及髋臼顶的内侧部，但通常情况下臼顶正常。闭孔斜位清楚显示骨折线的方向，而髂翼位可见髋骨后缘的断裂部位。

2) 损伤机制：①股骨内旋 15° ～ 20°，合并不同程度的外展，暴力作用于股骨大转子外侧部；②髋关节屈曲，下肢外展，暴力作用于骶骨后部。

2. 复合骨折

(1) 后壁伴后柱骨折：后壁骨折通常伴有髋关节后脱位，有时可能合并有后柱骨折。该复合骨折仍以后壁骨折为其主要特点。由于移位的后壁骨折常致髋关节不稳，故需切开复位内固定。

(2) 后壁伴横行骨折：横行骨折线可经过髋臼的任何部位，也可有关节面的粉碎和压缩，股骨头通常向后脱位，但亦可为中心脱位。与其他后壁骨折一样，精确的解剖复位对防止导致关节不稳和早期蜕变的后方半脱位十分重要。因此，常需手术治疗。该损伤较常见，约占髋臼骨折的 20%。

该型复合骨折通常预后不良，髋臼后部损伤常致坐骨神经麻痹和神经的血管坏死。仔细地做放射学研究，可以将该损伤与单纯横行骨折区别开来，轴向 CT 对明确后部损伤有特殊价值。

X 线表现：前后位 X 线片显示股骨头后脱位或中心脱位，纵向标志断裂，闭孔保持完整，髂坐线与 U 形泪点关系正常。闭孔斜位显示移位的后部骨折片的大小，完整的闭孔和横形骨折的方向。髂翼位 X 线片上可见髋骨后缘的断裂部位。

(3) 前壁或前柱伴后半横骨折：除前壁或前柱的骨折以外，尚有后半部横行骨折所劈裂的后柱骨折。由于仅可见横行骨折的后半部分，故称为后半横骨折。

前后位和闭孔斜位 X 线片显示前部损伤，股骨头可向中心或向前脱位。U 形泪点移至髂坐线内侧，后者被横行骨折线切断，该横行骨折线波及髋臼后壁和后唇。髂翼位 (IWV) 显示髋骨后缘横行骨折线的起点。

(4) T 形骨折：T 形骨折系一条横形骨折线和一条与之垂直成 T 形的纵向骨折线而形成。实际上垂直骨折线通常呈斜形，有时向前下行，有时向下后行进入坐骨体。这两条骨折线将髋臼下部劈裂成坐骨部和耻骨部，并将两骨折片与骨盆分离。横行骨折线可能通过髋臼的任何部位，但通常与单纯横行骨折一样位于髋臼上部。垂直骨折线常劈裂髋臼中部和耻坐骨，借此可与单纯横行骨折区别。值得注意的是，T形骨折极少累及髋臼顶。其他可能出现的垂直骨折线见图，如骨折线的位置过前或过后，可能并不造成闭孔环破裂。

单纯横形骨折时，股骨头移位可能会很小。然而，由于T形骨折多由更猛烈的暴力所致，故中心脱位也更常见。

T形骨折约占髋臼骨折的6.5%，但认识T形骨折具有重要的手术意义。单纯横行骨折通过前方或后方入路均可获得前后两柱的完美复位。而T形骨折的垂直骨折线所造成的前柱和(或)后柱劈裂，前方或后方入路只能完成一个柱的复位，这种情况下，只有直接暴露前后两柱，才能取得髋臼的良好复位。

X线正位片上可见横行骨折线和完整的髋臼顶，虽然也可看到纵行骨折线，但后者在闭孔斜位片上显示更清楚。纵行骨折线最常通过耻骨下支的骨折来确定。髂翼位片显示后柱被破坏。

(5) 双柱骨折：双柱骨折为髋臼骨折最复杂的一型，是由作用于股骨大转子侧方的强大暴力所致。有人认为它是横行骨折的一个亚型。该骨折于髋臼上方将前柱与骨盆分离，并常以T形骨折线下延累及髋臼，这时髋臼关节不再与中轴骨骼相连，故有"浮动髋臼"之称。有时该型骨折尚合并有其他一些小骨折，如后唇骨折或前柱骨折。该复合骨折的后部骨折片与单纯的后柱骨折相似，其移位也与后柱骨折相同。分离后柱与髂骨的骨折线起于坐骨大切迹顶点的稍上方。从髂骨外面看，骨折线沿后唇与臼顶的结合部向下，垂直下降通过髋臼窝，有时沿髋臼窝上缘行走一段距离后分离坐耻下联合，或更具特征性地在近耻骨联合处劈裂耻骨前部。

将前柱与髂骨分离的骨折线，起于沿坐骨大切迹和髋臼之间行走的后柱骨折线。该骨折线可分为两型：第一型，骨折线与髋臼唇平行向前，行走2～3cm后止于髂骨前缘、髂前下棘上方。这时常有一骨折线劈裂髋臼顶部；第二型，骨折线更常见，该骨折线向上、向前斜行，至髂嵴不同部位，多数止于前半髂嵴。这时常有一横行骨折线将前柱分成两份。

双柱骨折与T形骨折的根本区别在于双柱骨折时，整个关节面被分裂为数块，髂骨仅通过髂骨翼后份与骶骨相连接，认识这一点十分重要。由于该骨折通常由极强的暴力所致，故绝大多数有股骨头中心脱位，髂骨和髋臼骨折常呈粉碎性。必须明确髋臼顶损伤的范围，因为它们与预后有关。双柱骨折的重建十分困难。如试图重建，关键骨片是仍然保持完整的部分髂骨，这部分骨片必须达到解剖复位，以获得幸存骨片的良好固定。因此，即使固定完毕，髋臼仍难保持光滑，不得不行人工会髋置换一期完成。

X线表现：前后位X线平片：显示髂坐线中断，大块的髂坐骨折片整个内移。整个髋臼顶移位，并伴有不同程度的股骨头中心脱位。髂耻线亦中断，骨折线通过髂翼到髂嵴前段。CT的额面位或水平扫描可见前、后柱粉碎骨折，即使拼合固定，关节面仍难以获得正常功能。闭孔斜位片可清楚看到前柱的分离。此外，在中心性脱位的臼顶上方，还可看到由于臼顶上方髂骨翼横形断裂所形成的"骨刺"，这是双柱骨折的X线特征。髂翼位显示后柱骨折和通向髂嵴的髂骨翼骨折线。

在众多髋臼骨折分类中，唯有 Judet-Letournel 分类法最完善且易于应用。

五、髋臼骨折的治疗

髋臼骨折的治疗方法大体分为保守和手术两种，虽然对这两种方法孰优孰劣仍有诸多争论，但是不论保守疗法还是手术疗法都主张：累及臼顶负重区骨折都必须达到解剖复位，股骨头和髋臼的良好对合是争取满意疗效的基础。因此，髋臼骨折的治疗原则应同其他关节内骨折一样，尽可能争取达到解剖对位，牢固的固定和早期功能锻炼。髋臼骨折的最终预后取决于下列因素：①臼顶负重面的损伤范围，包括骨折的移位和粉碎程度，关节内是否有骨片残留等；②股骨头和关节囊的损伤程度；③复位是否完全：髋臼的后部骨折脱位应恢复关节的稳定性，臼顶负重区的骨折应达到解剖复位，股骨头和臼顶应获完美的配合；④并发症：有些是骨折本身的并发症，有些是治疗过程中出现的，对于后者应尽量予以避免。应当指出的是，手术疗法有时会有严重的并发症出现，骨科医生在决定手术时应考虑到这一点。

综上所述，髋臼骨折的治疗方法不应千篇一律，而应根据患者的具体情况，权衡利弊。如果闭合复位成功，并能通过牵引维持复位效果，使骨折能在此正常位置愈合，那么，简单的保守疗法即能取得满意疗效。如闭合复位失败，或牵引下不能维持复位，那么手术疗法是其唯一选择。

1. 手术时机

髋臼骨折的切开复位内固定手术十分复杂，涉及许多诊断和技术方面的问题，除以下三种情况外，一般不主张作为急症而仓促实施手术治疗。

(1) 闭合复位失败的股骨头脱位。

(2) 由于髋臼后壁大块骨块缺失，单靠牵引不能维持股骨头正常位置的后脱位。

(3) 髋关节脱位复位后仍显现的坐骨神经麻痹。一般情况下，最好能等待 3～5 天，待患者一般情况稳定后再行手术。但是，等待时间过长，会造成术中复位困难和出血过多。因此，争取在伤后 10 日内完成手术，而不应超过 3 周。

2. 术前准备

在等待手术期间，不应被动地期待患者一般情况的好转，而应为手术治疗做好积极的准备工作。

(1) 对患者 X 线平片和 CT 片进行全面、仔细地分析，精心设计手术方案。

(2) 组织起一支有经验的手术队伍。髋臼骨折相对少见，许多骨科医生缺乏对该病的充分认识。而髋臼骨折的切开复位手术又相当复杂。因此，不但对手术者的技巧和经验有较高要求，也要求手术组配备有合格的助手和护士、麻醉师。不具备手术条件的医院，应请求支援或将患者转院。

(3) 手术台最好具有多方向牵引功能，并有特殊器械的准备。

(4) 抗生素应用和备血：由于手术时间长、创伤大、出血多，故所有患者均应术前预防性应用抗生素，并准备充足的血源 (1800 ~ 3000mL)。一般于术前 12 小时静脉给予广谱抗生素，术后连用 3 ~ 5 天。自血收集器准备十分必要，可减少失血，减少失血影响。

3. 手术指征

骨折方面：

(1) 后壁或后柱骨折：不论是单纯骨折还是复合骨折，该类骨折均属不稳定骨折，基本上都需手术治疗。与其他关节相比，髋关节的稳定更多地依赖于髋臼的骨性阻挡作用，髋臼后壁或后柱的大块骨折常伴有髋关节后脱位。即使复位后，由于缺少后部骨块的阻挡，股骨头仍有向后滑脱的倾向，髋关节仍然不稳定，后柱骨折时更为明显。对这类骨折，只有手术才能取得满意疗效，如不能恢复髋关节的稳定性，会形成向后的半脱位，从而导致髋关节早期创伤性关节炎。

(2) 累及臼顶的骨折：某些类型的移位骨折可能累及臼顶，这取决于骨折位置的高低和骨折线的走向，也就是说，不论前部骨折，后部骨折，还是横行骨折，都可能或多或少地对髋臼顶造成破坏，从而具有手术切开复位的指征。常见的情况有：

1) 前壁骨折、后壁骨折、T 形骨折等，如位置较高，可能累及臼顶部负重区，这时髋臼顶的三角形骨折片常发生旋转，牵引较难获得解剖复位。故切开复位内固定往往是唯一有效的方法。

2) 高位横行骨折：由于失去臼顶内侧壁的骨性阻挡作用复位的股骨头不能通过牵引维持正常位置，关节仍属不稳。因此，只要横行骨折线位置较高，通过臼顶部，不论是单纯的横行骨折还是 T 形骨折等复合骨折，均有切开复位的指征。

3) 关节内骨块或软组织嵌入：关节内的大块骨片会妨碍骨折和脱位的复位；小块骨折片会引起关节面的损伤；对髋关节后脱位进行复位时常常遭到关节囊软组织的阻挡，这些情况均需切开复位。

当髋臼关节面移位、头臼不匹配、存在不能接受的顶弧角度、关节内有骨折块和股骨头半脱位时，必须采取手术治疗措施。手术指征：①骨折经过髋臼负重顶、移位＞3mm 者；②伴发股骨头脱位或半脱位者；③关节腔存在游离骨块者；④ CT 显示后壁骨折块大于整个后壁 40%，或后柱骨折引起关节不稳者；⑤移位的骨折累及及臼顶，影响股骨头复位者；⑥无骨质疏松者。此外，当伴有股神经或坐骨神经损伤、股动脉损伤、同侧股骨骨折、同侧膝关节损伤时，也需要手术治疗。

肢体方面：

(1) 坐骨神经损伤：复位和牵引过程中出现的坐骨神经损伤应手术探查。

伴随髋臼骨折出现的坐骨神经症状有两种处理方法：①坐骨神经损伤多数伴有髋臼后部骨折和髋关节后脱位，而后者却是手术治疗的指征，这样在骨折切开复位时可对坐骨神经探查。②如髋臼骨折本身无手术指征，可对患者进行观察，多数患者可恢复，少数不能恢复者有手术探查指征。

(2) 股骨骨折：髋臼骨折可伴有同侧股骨骨折，这时不可能对髋关节进行有效的牵引，可分别对股骨和髋臼行切开复位内固定。股骨骨折内固定后不宜再行牵引。

(3) 膝部损伤：仪表板损伤时，患者可合并有髌骨骨折和（或）后交叉韧带断裂等膝部损伤。如膝部损伤有手术指征，则术后不宜再行胫骨结节或股骨髁上牵引，因为前者使已经不稳的膝关节更加不稳，而后者限制膝关节活动，延迟膝关节康复。如果可能的话，大转子侧方牵引是唯一可行的保守治疗方法。这种情况下，如能对髋臼骨折进行切开复位内固定治疗，有助于患者整个肢体的早期康复。

(4) 多发性损伤：现代外科要求对多发性创伤的患者行骨折的早期固定，以使患者能早日坐起或下床活动，从而改善患者的呼吸，减少并发症的发生。但临床实践中应根据患者的实际情况，在条件允许的情况下施行，而不应以冒生命危险为代价，强求髋臼骨折的切开复位。

(5) 耻坐骨、骶髂骨骨折，同时髋臼骨折移位，影响骨盆环稳定时，应适时进行手术复位。

(6) 累及髂骨分离骨折的髋臼骨折，也可以采用钢丝固定髂骨，使髋臼骨折复位，髋臼双柱骨折理当钢板固定，保守治疗偶然其功能尚好。

(7) 严重髋臼骨折引起严重创伤性髋关节炎时，或股骨头缺血坏死时，人工全髋关节置换亦是一种良好选择。有时髋臼骨折复位后，骶髂关节分离也能复位。

Vrahas 等通过对 24 具新鲜髋关节标本模拟不同类型髋臼骨折，发现当内顶弧角 ≤ 45°、前顶弧角 ≤ 25°、后顶弧角 ≤ 70° 时髋关节稳定性明显下降。Chuckpaiwong 等在 20 具髋关节标本上模拟通过臼顶的横行骨折，测量 3 个方向的顶弧角度 < 46°、前顶弧角 < 52°、后顶弧角 < 61° 时骨折涉及负重区；认为当存在不能接受的顶弧角度时，必须获得解剖复位，以避免晚期并发症的发生。

4. 手术入路

(1) Kocher-Langenbeck 后入路适应证：①后壁骨折；②后柱骨折；③主要向后移位的横行和 T 形骨折：④横行伴后壁骨折：不论股骨头脱位方向；⑤双柱骨折：骨折线延至髂骨前缘髂前上棘以下者。

该入路特别适于单纯后壁骨折或后柱骨折，有足够的视野进行钢板固定，出血少。患者取俯卧位或侧卧位，下面垫软枕，术中患肢始终保持屈膝位。

切口起于髂后上棘，向外下延伸至大转子顶部，然后在大腿外侧沿股骨下延，长度与上部切口相等。将臀大肌沿其纤维方向向两侧分开，并顺臀大肌切口向下沿股骨外侧纵向切开阔筋膜张肌，臀中肌在股骨上的小部分附着亦被切断。内旋髋关节，显露并切断梨状肌、外旋肌群在大转子的抵止，并将它们向内翻起，以保护坐骨神经。钝性分离闭孔内肌并将其牵开，显露闭孔内肌滑液囊和髋臼后柱。如果诊断正确，这时即可通过后壁或后柱的骨折断隙看到股骨头后关节面，并能看到关节囊上的破裂口。如需要，可沿关节囊在髂骨的抵止将其切开，内旋髋关节造成脱位，冲洗关节内的软骨碎屑和小骨片，在直视下将髋臼骨折复位。通常在牵引下即能复位，有时需配合以外展和旋转，也可使用有力的复位钳。采用钢板螺丝钉固定,弯折钢板使其与髂骨完好贴合。术后不需外固定,可早期活动。

注意:①该入路一定要注意保护坐骨神经,可采取以下措施:整个手术过程中必须有一助手始终维持膝关节于屈曲位;切断的外旋短肌群翻向内侧,以保护坐骨神经;②与其他所有后方入路一样,该入路由于臀上血管神经的限制,不能很好地显露髂骨外侧壁。而进一步显露该区而牵拉臀中肌,可能造成动脉的撕裂和髋外展肌的永久性瘫痪,引起严重后果。

(2) 经转子入路。

适应证:Tile 认为该入路几乎可用于除单纯前柱骨折以外的所有髋臼骨折,主要用于:①广泛后壁骨折伴后柱或横行骨折;②横行或 T 形骨折。

经转子入路是髋臼后方入路的一种,其目的是为了在严重而广泛的后部骨折时,更好地显露髋臼负重顶。皮肤切口可采用① Kocher-Langenbeck 切口;②改良的 Oilier 切口;③外侧直切口。

Kocher-Langenbeck 切口:可充分显露髋臼上顶部负重区和部分前柱,这时前柱骨折只能用逆行螺丝钉固定,而不能用钢板。股骨大转子截骨以前,先在大转子预先钻好骨孔,复位完成后用两枚大松质骨螺丝钉固定股骨。该方法固定牢固,很少再需张力带加强。

改良 Oilier 切口:该切口呈 T 形,曾被 ChamLey 用来行早期全髋关节置换术。后部切口与 Kocher-Langenbeck 相同,前部切口横行向内至股管外侧,切开阔筋膜张肌。该切口必须注意皮瓣血运,皮肤和其下阔筋膜张肌以及纤维层应一并切开,以免影响皮肤血运。几乎所有累及髋臼后柱的骨折均可经该切口获清楚暴露。同样,对前柱骨折只可行逆行螺丝钉固定,如前柱骨折足够高,也可用屈钻和直角螺丝刀行小钢板固定。

Ruedi 外侧直切口:起于髂嵴中部,向远侧 10cm 至大转子,逐层进入,大转子截骨,分开臀中肌至坐骨大切迹。该入路的特点是可以很好显露髂嵴骨折,该骨折通常伴随前柱骨折而出现。后柱亦可得到良好显露。

(3) 髂腹股沟前入路。

适应证:①前壁或前柱骨折;②前半横伴后半横骨折;③双柱骨折;④主要向前移位的横行或 T 形骨折。

髂腹股沟前入路由 Letoumel 设计,用来显露骨盆和髋臼,它可显露从骶髂关节前方到耻骨联合几乎整个髋骨的内侧份,包括髋骨的四边形面和上、下耻骨支。但坐骨内侧份不能通过该切口显露,髋骨外侧的显露亦有限。通过该入路行髋臼复位时不能看到关节面,而是通过恢复髋骨内侧形状而达到复位。该途径创伤相对较小,只有髂肌从髋骨上剥下,由于整个髋外展肌保持正常,故术后恢复较快。伤口亦较美观。该入路通过的解剖区域对大多数骨科医生来说都是不熟悉的,因此术前应详细了解骨折类型以及有关神经血管结构的正常解剖知识,术中保持警惕,以防不测。

患者仰卧位,术前会阴区剃毛,插尿管。切口呈长斜形,起于髂嵴后棘,沿髂嵴至髂前下棘，然后向内并稍向下至腹中线、耻骨联合上方两横指处，如需显露耻骨联合，也可将切口延长过中线，止于对侧耻骨结节。将髂骨翼内侧面腹肌和髂肌切下，暴露髂骨内板。于腹股沟外环上 2cm 切开腹外斜肌腱膜，打开腹股沟管，用纱布条绕过精索或圆韧带，将其拉向一旁。辨认腹内斜肌和腹横肌在腹股沟韧带的起点，于其肌性与腱性组织交界处下方 1～3cm 切断两肌的抵止，近髂前上棘处应注意保护股外侧皮神经。切开髂腰肌鞘，找到并保护股神经。从真骨盆缘切断髂肌筋膜和腰肌筋膜，用纱布条绕过髂腰肌、股神经和股外侧皮神经，并加以保护。在股血管内侧切开联合腱和横筋膜，进入耻骨后间隙，用手指仔细游离血管，注意勿损伤淋巴管，用第三条纱布绕过血管束，如需要，可将腹直肌腱从耻骨上切下 2～3cm。通过牵拉三个纱布条，可经三个窗口显露骨盆的不同部位。腰肌外侧的窗口较大，可处理髂窝和前柱骨折，也可到达骶骨外侧，在腰肌和血管束之间，可显露前壁和前柱，处理髂耻线、四边形面以及坐骨大切迹的骨折。血管束内侧入路可至耻骨上支和耻骨联合。

专用器械：由于髋臼解剖结构复杂，具有各种曲线和弧度，各型髋臼骨折的复位与内固定方法不尽相同。骨折复位作为手术中最困难的步骤，不仅需有骨盆、髋臼复位专用器械，还需要熟练的助手配合、良好的 C 臂 X 线透视。AO 设计的各种特殊复位钳，常用的有顶棒、顶盘、球端弯钳、齿钳、专用复位钳等。对移位严重的骨折徒手牵引难以复位，可采用带 T 形手柄的 Schanz 螺钉拧入股骨颈或坐骨结节牵引并控制骨折旋转移位，但一定要避免螺钉拧入关节内或骨盆内。对不能直视的部位，通过手指触摸来判断复位是否充分。髋臼复位的顺序与其他多数关节骨折不同，应以自外周至关节的顺序进行。一般若伴有骶髂关节脱位和移位的骶骨骨折，通常先予以复位，然后有步骤地从周边向髋臼复位，先复位柱的骨折，再复位壁的骨折。复位前，应冲洗、清除血肿及小的碎骨片。当骨折后出现关节面压缩、缺损时，为了避免后期反复脱位和髋关节不稳定，必须进行撬拨、植骨等处理。

对人工关节置换对于某些预计预后不良的髋臼骨折及伴有严重骨质疏松的老年患者，即使采用切开复位内固定治疗，其疗效仍然不佳。许多学者报道认为，对此可采取初期全髋关节置换术治疗。初期全髋关节置换的主要适应证包括髋臼粉碎性骨折、负重区嵌插骨折大于 40%、股骨头软骨全层性毁损，其他适应证既往存在严重退行性关节炎、伴发股骨头劈裂性骨折或股骨颈完全性骨折。Mears 等报道认为当伴有严重骨质疏松及严重粉碎性骨折时，可考虑行初期全髋关节置换术。杨述华等报道对 17 例髋臼骨折患者行初期全髋关节置换后平均随访 2.1 年，15 例获得优良的功能结果。当陈旧性髋臼骨折或切开复位内固定失败患者晚期出现创伤性关节炎等并发症时，必须施行髋关节置换术或髋关节融合术。由于髋关节融合后患髋固定，常不能为患者接受，目前多采用全髋关节置换术。

(4) 术后处理：术后骨牵引 6～14 周，重量 10～12kg，根据损伤的程度，多数患者需 12 周以上，以利骨折充分愈合，防止再脱位。牵引期间髋关节可以有小范围的主动收展运动，此举有利于关节面的模造。12周后牵引重量逐渐减小，扶双拐下地，完全负重需6月以上。

六、髋臼Y形软骨损伤

髋臼Y形软骨呈放射状伸展于髂、耻、坐三骨之间，有学者称为髋臼骺板，但有分歧，认为它是Y形软骨拼合组成，故其骺板具有双极性。Y形软骨的次级骨化中心出现迟缓，一般在青春期出现，至18岁左右骨化结束，由于Y形软骨具有上述特点，故其损伤比一般长骨骨骺损伤更为复杂化，且诊断也较为困难。Bucholz据Y形软骨损伤机制，并参照Salter-Harris骨骺损伤的分类方法，将Y形软骨损伤分为两大类型，现在临床上已普遍接受。

（一）Ⅰ型损伤

系指切应力引起的Y形软骨损伤，类似Salter-Harris Ⅰ型或Ⅱ型骨骺损伤。当外力从前方或侧方作用于耻骨、坐骨或股骨上端时，在Y形软骨的前上支和后上支与髂骨骺端之间产生切应力，造成Y形软骨的上述两支与髂骨骺端分离，严重者下半髋臼向内侧移位。

有时髂骨骺端沿骨盆内侧壁出现三角形骨折片，即Thurston-Halland征。

Ⅰ型损伤的Y形软骨损伤的X线片主要表现为Y形软骨间隙增宽，或伴有髂骨骺端三角骨片，或伴有下半髋臼内移。其治疗原则：对仅有Y形软骨间隙增宽，而髂、坐、耻三骨解剖关系尚正常者，主张卧床休息，避免负重3个月。对伴有髋臼内移或髂骨骺端三角骨片者，可行Rusell氏牵引直到疼痛消失，去除牵引后避免负重3个月。经牵引治疗多获得满意复位。对牵引治疗复位欠佳者，可采用前外侧入路行切开复位交叉克氏针内固定术。

（二）Ⅱ型损伤

此型为Y形软骨的挤压伤类似Salter-Harris型骨骺损伤。此型损伤诊断十分困难。X线片主要表现为Y形软骨间隙变窄。由于Y形软骨受到挤压伤，常致Y形软骨早期出现部分和全部骨化，骺板提前闭合。其最早在伤后6周，X线片可看到Y形软骨形成骨桥，1年后发生髋臼骨骺过早闭合。

髋臼Y形骺板闭合后，而髋臼内侧面的半球形骺板仍属完整并继续生长，使髋臼内侧壁增厚和髋臼变浅，导致髋关节不稳，甚至发展为髋关节半脱位。

此型损伤预后极差，早在伤后6周内Y形软骨内就可形成骨桥，使Y形软骨提前骨化闭合。髋臼发育不良和股骨头半脱位等不良后果常常难免。成人少数可导致股骨头缺血坏死，特别是髋臼骨折的患者。

Ⅱ型Y形软骨损伤目前尚无良好的治疗方法。早期应避免负重，待以后出现髋臼发育不良和半脱位时，再给予相应的手术治疗。也有人建议借鉴Langenskiold的经验，即骶板内骨桥切除，遗留的骨腔填充脂肪组织以防止再次骨化。在Ⅱ型Y形软骨损伤的早期，切除骨桥，填塞脂肪以阻止其骨桥的形成。但实践应用价值很少，因为顾虑其最后疗效不确定性和股骨头缺血坏死的发生。

Y形软骨板损伤的诊断十分困难。髋臼骨骺闭合前，特别是10岁以下儿童有骨盆、髋臼等髋部外伤史而无骨折，但有髋部或腹股沟区疼痛和髋部活动受限者，均应考虑有Y形软骨损伤的可能。

Y形软骨损伤的诊断主要依靠CT及X线片，为使Y形软骨三支均能显示清楚，应采用三个不同的投影位置，即标准骨盆前后位，尾侧倾斜25°位和头侧倾斜25°位。

七、髋臼骨折的并发症

髋臼骨折的急性并发症主要有膝关节的骨或韧带损伤；坐骨神经的挤压或牵拉伤；以及强力手法复位导致的股骨颈骨折等。患者昏迷或伴有同侧股骨干骨折时，髋臼的骨折脱位易被忽略，而延误治疗时机。脂肪栓塞综合征尤其严重的致命肺栓塞，深静脉栓塞，必须采取果断的综合抢救措施，否则，不足以挽回患者的生命。

髋臼骨折的晚期并发症主要有创伤性关节炎、假关节形成，股骨头缺血坏死以及异位骨化。此外还有切口感染，切口脂肪液化等。其发生与髋臼的损伤程度、股骨头关节软骨是否完整以及关节囊内是否有碎骨片、股骨头脱位能否及时复位有关。对髋臼骨折慢性并发症的处理，应根据患者的疼痛和功能状态全面考虑，而不应单纯根据X线表现做出决定。

第三节　股骨头骨折

股骨头骨折多于成人髋关节后脱位时发生，儿童股骨头骨折罕有发生，可能与儿童股骨头的坚韧性有关。

一、创伤病理学

股骨头骨折系髋关节后脱位时伴同发生，少数头臼撞击时发生，Pipkin认为髋关节于屈曲约60°时，大腿和髋关节处于非自然的内收或外展位，强大暴力沿股骨干轴心向上传导，迫使股骨头向坚硬的髋臼后上方移位，股骨头滑至髋臼后上缘时，切断股骨头导致股骨头骨折并髋关节后脱位。髋关节前脱位时罕有发生股骨头骨折。一般认为引致股骨头骨折的创伤暴力强大，加上创伤力学上的接合，使股骨头呈片状切刮。

股骨头的片状切刮状骨折片，可为游离骨片，或为与圆韧带相连的瓜蒂样骨折片，也有圆韧带断裂后的游离骨片。因此，除原始强大暴力引起股骨头和髋臼二者的压缩骨折、臼缘骨折外，游离骨片和瓜蒂样骨片的命运，即使髋关节脱位及时复位，股骨头骨折片多数难以与股骨头良好对位，除非少数偶然对合满意者。该骨片嵌塞头臼之间，或与股骨头对合不佳，只要活动髋关节，都会引起髋关节创伤性损伤的加重，使滑膜、软骨及软骨下骨损害进一步扩大。

少数股骨头骨折病例合并股骨颈骨折，及髋臼、髂骨骨折，表明暴力之巨大。

嵌塞头臼间的骨片，使患侧下肢增长，伸屈困难和疼痛，甚至可使患髋僵直在强迫位而影响外形美观和功能。

二、分类

股骨头骨折是髋关节后脱位时的伴发损伤，Pipkin 将 Thampson 和 Epstein 的髋关节后脱位第五型伴有股骨头骨折中，再分为四型，谓 Pipkin 股骨头骨折分型：

Ⅰ型：髋关节后脱位伴股骨头在小凹中心远侧的骨折。

Ⅱ型：髋关节后脱位伴股骨头在小凹中心近侧骨折。

Ⅲ型：第Ⅰ或Ⅱ型骨折伴股骨颈骨折。

Ⅳ型：第Ⅰ、Ⅱ或Ⅲ型骨折，伴髋臼骨折。

这种分型既考虑到股骨头骨折的特点，又照顾到髋脱位、髋臼骨折的伴发损伤，对诊断、治疗和预后是有重要意义的。近年临床中不断发现股骨头软骨撕脱骨折，并影响功能。

临床中最多的是 Pipkin 分型，其他各型依序减少，以Ⅳ型最少。

三、临床表现和诊断

具有髋关节脱位症状体征，患髋痛，呈屈曲、内收、内旋及缩短的典型畸形；大转子向后上方移位，或于臀部触及隆起的股骨头，有时可触及股骨头上的骨折粗糙面；当股骨颈骨折时，下肢不仅短缩，且有浮动感。主动屈、伸髋关节丧失，被动活动时髋部疼痛加重和保护性肌痉挛。X 线片显示髋关节脱位及骨折，股骨头脱离髋臼，或部分移位，或完全脱位。部分移位指髋臼内嵌塞股骨头骨折片，加大头臼间距和上移。有时合并髋臼后缘、后壁、后壁后柱骨折，X 线片难能显示，需 CT 扫描检查才能显示。有些即使及时复位，仍可见骨片嵌塞于头臼间隙内。骨片长时间嵌塞于即使髋关节复位后的头臼之间，无疑会导致严重后果，如并发股骨头缺血坏死，创伤性髋关节炎、骨不连接等。

四、治疗

股骨头骨折的治疗并不容易，目前仍有分歧。有学者认为，对Ⅰ、Ⅱ型股骨头骨折先试行髋关节复位，如股骨头复位后，股骨头骨折片也达到解剖复位，则宜行非手术治疗。如股骨头虽然复位，而股骨头骨折片复位不满意，或一块或多块骨片嵌塞头臼之间，是手术切开复位的指征。手术宜尽早实施，是减少股骨头坏死中的一项措施。

手术入路选择应视手术的主要目标来定位，兼顾股骨头骨折。若合并髋臼骨折、后脱位多，切口宜在后外侧切口，若 Pipkin Ⅰ型、Ⅱ型骨折宜行前外侧切口，使显露充分，便于复位固定；若有坐骨神经麻痹者需行探查以后外侧切口为相宜；有时有多部位骨折者，可行两个切口，或"Y"形切口。手术切口的选择总的原则是结合股骨头脱位方向、显露方便、骨折分型等诸多因素来考虑。

有学者认为大多数 Pipkin I 型损伤可用闭合复位治疗。闭合复位应考虑如下条件：股骨头脱位整复后其中心应在髋臼内；与股骨头骨折片对合满意；股骨头骨折片与头臼之间的复位稳定。

若股骨头整复还纳进入髋臼，髋关节稳定，骨折对合也满意，可采用胫骨结节部骨牵引，维持患肢外展 $30°$ 位置 6 周，扶杖患肢部分负重活动 6 ~ 8 周。X 线片和 CT 扫描结果作为弃杖负重依据。

如股骨头髋臼复位良好，骨折片复位也稳定，认为股骨头的形状就相对地不甚重要，即使股骨头有点变形，预计仍然可以获得满意结果。

髋关节脱位时常可引致髋臼后壁骨折，应视骨折片大小，若髋关节复位后，骨片仍明显移位，应手术固定，若骨折细小无法固定又未嵌入，可不予处理或弃去。

当预计髋关节闭合复位即使实行复位术也难以达到满意复位程度时，应及早行切开复位，并使骨片解剖对合固定，其他碎小骨片则予切除。

可吸收螺钉对于偏小但可容 1 ~ 2 枚螺钉的骨折者尤其相宜。其优点为组织相容性尚好，术后无碍 CT、MRI 检查，弹性模量适中，可选择性强，且无须二次手术，近年应用趋多。有对 Pipkin III 型骨折采用钛质空心钉，同时可固定股骨颈骨折，其抗剪力、抗扭力性能较佳。

Sisk TD(1991) 认为，如果不能改变整复后的稳定性，大骨片也可以切除。但作者不认为这一论点可以获得广泛遵循，应于切开复位时，将大骨片良好对合，并予适当固定。大骨块可用空心松质骨螺钉（钛质或钛合金）固定，其强度及可选择性高。

股骨头骨折片的切开内固定方式，可采用钢针、螺丝钉、钢丝缝合、可吸收钉、可吸收缝合线等内固定材料。笔者最乐用钢丝缝合后于大转子下固定或皮外固定，穿引容易，拆除简单。

钢丝缝合固定法：①在髋脱位复位前，从大转子向股骨头骨折面钻细克氏针（直径 1.5 ~ 2.5mm）针孔；②取长的韧性较优钢丝（直径 0.4 ~ 0.6mm）折叠为双股，经骨孔向股骨头端骨折部针孔引出；或用带尾孔克氏针引过；③拽出钢丝一端引过已钻间距为不少于 0.5cm 骨块骨孔；④上端钢丝头端折叠，循骨孔向大转子骨孔引出，拉紧，骨片对合良好；⑤令髋关节复位，被动活动，髋关节仍显示滑利；在大转子外作结固定。⑥或钢丝缝出大转子对应之皮外，牵紧，皮管和纱布作衬垫固定钢丝。4 ~ 8 周后，按缝合线拆除法拔除钢丝。

有与圆韧带相连的近或远中心的骨片，在与股骨头之间行钢丝缝合时，不能为图缝合术方便，而将圆韧带切断。

若骨片足够大，可在骨片上钻孔，作可吸收螺钉固定 1 ~ 2 枚。

Pipkin Ⅱ型股骨头骨折的闭合复位和手术切开复位要求同 Pipkin Ⅰ型。

对 Pipkin Ⅲ型，应根据患者的年龄和伴发损伤决定治疗方法。年轻患者，宜行切开复位钢丝固定；年老的粉碎骨折患者，可选择股骨头假体置换或全髋关节置换。

对 Pipkin Ⅳ型，宜根据髋臼股骨的类型来选择治疗方式。年轻患者，闭合整复髋关节后，股骨头骨折不能满意复位时，宜行切开复位钢丝固定缝合骨片，使之良好对合。对年老患者，或髋关节本来就有病损、关节炎或其他软骨或软骨下骨疾患的患者，宜依据骨折的类型和髋臼骨折范围和其移位等情况，选择全髋关节置换术和其他成形术可取得满意疗效。

股骨头骨折片对合好坏，应根据 X 线正侧位片和 CT 扫描检查结果。单纯仅 X 线片的情况有时难以显示清晰。

对于单纯股骨头软骨撕脱或挫伤者，缝合后稳定者可缝合，不稳定者宜切除。

不论采用何种手术抑非手术治疗方式，均不宜采用石膏固定或其他外固定方式。长期制动患髋，当弃去外固定后，才发现髋关节已经僵直，违背了最初的治疗目标。

无论采用何种治疗，不能忽视患者其他部位的损伤，如颅脑、腹腔内脏和胸腔内脏损伤及其出血、感染。宜待这些损伤稳定后，再考虑患髋的手术治疗。

接受本类损伤患者治疗时，及时而准确的施行髋关节脱位复位术，应当认为与抢救休克时同步进行复位是非常明智的选择。因为，这是降低后期股骨头缺血坏死，创伤性骨关节炎的重要举措，已是多数学者的共识。

企图采用持续大重量牵引髋脱位复位法是无益的，可能是增加股骨头缺血坏死率的因素，除非系陈旧髋脱位患者。

但术者必应建立这样一个概念，即再拽出股骨头使之脱位、手术，也是导致今后股骨头缺血坏死的重要因素。即使脱出手术，尽可能要求术中缩短脱出时间也是一个必须考虑的环节。

经术后 2～3 年观察发现股骨头缺血坏死，有采用带血管骨瓣移植术、血管束植入术、钽丝网、腓骨段等植入术，但有些自称带血管骨瓣植入后头球血供改善或恢复的，其临床疗效及影像学表现仍欠满意，不得不以人工全髋关节置换术告终。

第四节　髋骨骨折

一、髂骨的应用解剖

髂骨是髋骨的组成部分之一，构成髋骨的后上部，分髂骨体和髂骨翼两部分。前部宽大的为髂骨翼，后部窄小为髂骨体。髂骨体肥厚而坚固，构成髋臼的上部 2/5，髂骨翼在体的上方，为宽阔的骨板，中部较薄。其上缘肥厚称髂嵴。两侧髂嵴最高点的连线平对第四腰椎棘突，是临床在行腰椎穿刺的定位标志。髂嵴前端是髂前上棘，髂前上棘后方 5～7cm 处，髂嵴的前、中 1/3 交界处向外侧突出称髂结节，髂前上棘和髂结节都是重要的骨性标志。髂嵴的后突起为髂后上棘。它们下方的突起分别称髂前下棘和髂后下棘。髂后下棘下方有深陷的坐骨大切迹，供骶丛神经及臀部动静脉出入。髂骨翼内面平滑稍凹，称髂窝，窝的下界为突出的弓状线，其后上方为耳状面与骶骨构成骶髂关节。耳状面后上方有髂粗隆与骶骨借韧带相连接。髂骨翼的外面称为臀面，有臀肌（臀大肌、臀中肌及臀小肌）及阔筋膜张肌附着。髂骨翼内面有髂肌与腰大肌组成的髂腰肌。髂嵴有腹壁肌（腹外斜肌及腹内斜肌）及骶棘肌附着。

髂骨骨小梁主要沿弓状线走向髋臼及坐骨，少数沿髂嵴走行，从力学上构成股骶弓及坐骶弓两个主弓，以传导躯干重力至股骨及坐骨。髂骨内面有髂动静脉，髂总动脉在其后端平骶髂关节处分为髂内及髂外动脉，髂内动脉壁支紧贴骨盆壁走行。其分支髂腰动脉在髂骨内侧，臀上动脉在外侧，供髂骨血运，与之伴行的有同名静脉。髂骨骨折极易损伤盆壁血管，造成大出血。髂外动、静脉沿弓状线前行，出腹股沟韧带下续股动、静脉。旋髂深动脉自腹股沟下分出，沿此韧带外行入髂骨。

骶丛神经在骶髂关节前形成，出坐骨大孔至股后及臀部。骶髂关节脱位及髂骨后部骨折时可伤及。

髂骨是组成骨盆的主要部分，又是躯干与下肢重力传导的必经之处，骨盆骨折多累及髂骨。

常见累及髂骨的骨折有：未伤及骨盆环的髂骨翼骨折及髂前上、下棘撕脱骨折；累及骨盆环一处的髂骨体骨折；累及骨盆环两处的髂骨骨折以及髋臼骨折。髂骨为组成髋臼的主要骨骼，髂骨骨折可与髋臼骨折同时发生。髋臼骨折和骨盆环骨折已专题讨论，其他部分内容叙述如下。

二、髂骨翼骨折

髂骨翼骨折，首先由 Duvemey 于 1751 年报告，故又称 Duvemey 骨折。髂骨翼骨折约占骨盆骨折的 6%，多由直接暴力所伤，如侧方挤压、弹片伤，骨折线不一。髂骨翼被包在肌肉中，受力均匀，因而骨折块较少移位。严重移位者，常伴有广泛的软组织挫伤、出血及其他损伤。弹片伤者常伴有腹腔脏器损伤。

（一）临床表现

有侧方挤压或撞击外伤史。外伤后常有局部疼痛，同侧下肢活动时疼痛加重。检查时髂骨翼部有肿胀，皮下出血，局部有压痛，分离挤压时疼痛明显。有时可能有活动骨片触及。一般无间接压痛，患侧下肢主动外展或内收，可诱发疼痛。Trendelenberg 征阳性。被动活动无明显受限。

（二）X 线检查

常规正侧位检查可确诊。有时因与肠腔空气影相混淆，导致漏诊或误诊腹部其他损伤。

（三）治疗

无移位或移位不严重者可卧床休息，下肢稍屈曲、外展即可。疼痛减轻后可起床，不负重。到患肢外展不痛时，方可负重。移位严重者有时可引起腹肌紧张、压痛，甚至腹腔穿刺有鲜血，应仔细观察，以排除较少见的内脏损伤。有的主张从髂骨翼外侧切开行钢板内固定，疼痛可获得较早的缓解。

三、髂前上棘撕脱骨折

缝匠肌起于髂前上棘稍下方，剧烈收缩时，可出现髂前上棘撕脱骨折，骨折片稍拉向下方。由于阔筋膜的附着固定，一般移位不大。腹肌强烈收缩时亦可产生髂骨前端骨骺断裂。曾有人统计18例骨盆撕脱骨折，9例为髂前上棘，其余为髂前下棘2例，坐骨结节5例，髂嵴2例。

（一）临床表现

患者多为青少年，常发生于踢球、赛跑等剧烈运动时或坠落伤。伤后局部疼痛、压痛、肿胀，踢毽动作常可诱发疼痛。X线片可见髂前上棘骨折块向下移位。对成人外伤不重而局部骨破坏者，应与肿瘤相区别。前者骨皮质破裂，有骨膜增生，但骨小梁清晰；后者则主要破坏骨小梁。

（二）治疗

平卧屈髋，或屈髋坐位，皆可使疼痛缓解。疼痛减轻后可允许患者起床，由于骨折块移位不明显且可在新的位置与髂骨主体愈合，而对功能无影响，因而手术内固定是不必要的。如骨折移位明显，在皮下隆起，儿童可采用克氏针固定或张力带固定，成人可用螺丝钉固定。

四、髂前下棘撕脱骨折

髂前下棘撕脱骨折较髂前上棘少见，可发生于股直肌剧烈收缩时，因为股直肌起于髂前下棘，踢球或起跑过猛时均可发生。伤后突感腹股沟区疼痛，不能主动屈髋。X线片可见髂前下棘骨片下移，可达髋臼上缘。腹直肌尚有反折头起于髋臼上缘，因而骨片不能再下移。应注意与股直肌籽骨及独立骨化中心的鉴别。治疗以屈髋休息2～3周。不痛时可负重活动，骨折片可以愈合，即便分离移位对功能影响不大。

五、单纯髂骨体骨折

髂骨体坚实，是构成骨盆环及力传导的重要部分，髂骨后缘与骶骨间构成坚强的骶髂关节，有坚厚的骶髂韧带相连。骶骨侧块与骶骨间有前后孔，是薄弱区。当后方遇到较大的暴力时，可发生骶骨劈裂骨折、骶髂关节分离及髂骨体骨折，或有耻骨联合损伤及骨折。

（一）临床表现和诊断

当骨盆局部遭到强大的暴力后，产生髂部疼痛，下肢活动障碍，骶髂部可有肿胀、皮下溢血，明显压痛，两侧髂后上棘不对称。骨盆挤压、分离试验阳性。X线平片可发现髂骨骨折线及髂骨上移。CT平扫可确定髂骨骨折部前后错位情况。

（二）治疗

髂骨体单纯骨折系稳定骨折，如无其他合并损伤，可仅作卧床休息或骨盆悬吊固定。错位重者，可在麻醉下，侧卧位，患侧在上，于牵引下术者推髂嵴旋向前、下，可获得复位。然后行持续牵引或髋人字石膏固定4～6周。局部不痛者，可不负重下床活动。待8～12周，骨折愈合后负重活动，一般不需切开复位内固定。老年人不能卧床牵引者，如无其他并发症，也可单纯止痛，早下床不负重活动。

六、合并骨盆环其他处骨折的髂骨体骨折

这是较常见且严重的骨盆创伤，占骨盆骨折的1/5左右，占不稳定骨折的2/3。胥少汀报告在287例骨盆骨折中，涉及前后环的有146例，其中94例有骶髂关节脱位或髂骨骨折，占64%。当骨盆受到强大的暴力，髂骨骨折常合并耻骨联合分离、同侧或对侧耻骨、坐骨支骨折。

骨折类型外力的方向不同，骨折的方式及移位不同，可分为下列三种：

（一）分离型

暴力来自前方，先造成耻骨支骨折或耻骨联合分离，暴力继续作用可造成髂骨骨折、骶髂关节分离或骶骨侧块骨折。X线正位片髂骨翼变宽大，闭孔缩小。CT断面可见髂骨向外似书面敞开。

（二）压缩型

暴力来自侧方，髂骨翼受挤压，先在骨盆前半薄弱处发生骨折或耻骨联合错位。暴力继续作用，则髂骨或骶髂关节可继发骨折。X线片可见骨折线，并可见髂骨向内移位，骨盆重叠陷入盆内。

（三）垂直型

高处坠落，下肢着地的反作用力通过髋臼传到髂骨，可发生双侧髂骨垂直骨折，或骨盆后部髂骨断裂，前方同侧或对侧耻骨骨折、错位，髋骨向上移位，称为Malgaigne骨折。

Malgaigne描述，此骨折为发生时在同侧髋臼前后的骨盆垂直型骨折。前骨折线在髋臼前的耻骨上下支，后骨折线在髂骨，中间骨折片连同髋臼及同侧下肢上移。Holdsworth认为骶髂关节分离为髂骨骨折的两倍，后骨折线主要为骶髂关节的损伤。以后则泛指骨盆的垂直双骨折或移位，包括张开或压缩错位。暴力可由高处坠落的间接外

力产生，也可是直接来自前后方的暴力。受肌肉牵拉，包括髋臼内的骨折段几乎皆向上移位，向远端移位少见，最近 Griggs 曾报道 1 例。Malgaigne 骨折为较严重的创伤所致，常合并大出血、内脏损伤或神经受累，以及其他部位合并伤。

（四）临床表现和诊断

患者常有较重的外伤史，如高处坠落、交通伤或砸伤。骨折及附近软组织损伤严重，常合并重要器官损伤。患者诉骨盆区疼痛，下肢不敢活动。轻者翻身困难，重者可合并不同程度休克。患足可内旋或外旋。压缩型者脐棘距（自髂前上棘至脐的距离，正常两侧相等）较健侧缩短，髂窝处饱满，有皮下溢血，髂嵴压痛，骨盆挤压或分离试验阳性。压缩型者髂后上棘处后凸明显，分离型者则变平。患侧髂嵴较对侧上移，骶髂部骨折分离。损伤骶前血管丛者，往往形成腹膜后巨大血肿。有时损伤后腹膜、血液流入腹腔而致腹内积血；亦可引起腹内脏器损伤。常可表现为创伤、失血性休克。

X 线片可确诊骨折部位或类型，对后部骨折线不清或骨盆变形重、骨片重叠看不清骨折线者，CT 检查可协助诊断。

详细了解病情，认清骨折移位方向，有助于拟定治疗措施。

（五）治疗

伴有骨盆前后环损伤的髂骨骨折，损伤暴力大，软组织损伤严重，常合并其他重要器官损伤、功能障碍及其他处骨折。因此，治疗时应全面考虑。首先抢救影响生命的呼吸及循环障碍，注意有无腹部及盆腔重要器官损伤，如消化道穿孔、腹腔出血及膀胱尿道损伤，注意血压脉搏情况，及时防治休克。然后对髂骨骨折做出正确估计，进行骨折治疗。

髂骨骨折的治疗，应正确复位，有效和足够时间固定，以便恢复原来的功能。Malgaigne 骨折既有分离、压缩和上移等错位形式，因而针对其错位形式采用不同方式整复和固定。髂骨骨折复位固定应首选闭合形式，严重不稳定者，才考虑穿针外固定或切开复位内固定。

1. 闭合复位牵引固定

1842 年 Cooper 首先提倡采用悬吊带来治疗骨盆骨折。Nolemd 等鉴于吊带压迫，改用木架撑开吊带。Watson-Jones 建议用侧卧位压迫复位治疗分离移位，压缩的用下肢向外牵引复位。到 1951 年 Key 和 Conwell 建议对患肢施加牵引拉力，如不能复位，可在全麻下再加用推的力量。潘达德等在治疗地震骨盆骨折伤员时，根据背伤员时获得复位不痛的启示，采用布单绕会阴向健侧上方牵引，患肢向外下牵引，术者推髂嵴向外下的复位方法，对压缩骨盆骨折获得一次较好的复位。对分离骨折则牵患肢内收，从而改变了单纯骨盆吊带复位固定的治疗状况。

悬吊应以骨盆刚离床为佳，下肢牵引力则视维持复位固定情况而定。复位应在当日进行。当骨折经 X 线片证实复位满意后，应继续牵引及悬吊，以维持位置。应知复位容易维持难。一般骨折6周后可停止下肢牵引，但骨盆骨折应维持12周后方可练习下肢负重。髂骨骨折较之骶髂关节分离愈合要早，骨折坚固愈合后，负重可早些。过早负重易致骶髂关节脱位或变形，变形可后遗骶髂疼痛或腰痛。

2. 髂嵴穿针或支架固定

长期卧床牵引会带来许多并发症，如静脉血栓，肺部感染，泌尿系感染、结石，压疮及关节僵硬，以及长期卧床所带来的精神抑郁等。对不稳定骨折，除上述卧床并发症外，手法或牵引复位常不能准确对位，以致造成骶髂关节慢性半脱位及后遗腰痛。因而各种外固定治疗方法应运而生。

早在1953年，Whiston即试用一环形架及交叉针固定髂骨，以后报道渐多。近年来，在北美广泛应用，并被认为是稳定骨折和抢救生命的有力措施。Karaharju及Slatis在每侧髂嵴经皮钉入3根直径5mm针，外用梯形架将其固定在一起，调整连接螺丝，使髂骨撑开或压紧，并将髂骨固定在已复位的位置上。穿针及复位在麻醉下，由电视X线屏幕指导进行。他们用此法治疗的患者，前3周可在床上半坐，3周后患侧扶拐下地，6周后去固定。治疗22例患者，随访15例优，5例良，仅2例步态不好及遗留腰痛。Johnson对此架做了改进，用4枚针作固定，用环形架将其固定，对Malgaigne骨折双支架固定，比较稳定。但实践证明仍需附加牵引固定。对外固定后骨折不稳定的患者，可进行有限内固定。

3. 切开复位内固定

由于外固定繁琐而不稳固，因而转向内固定。内固定始自前骨盆骨折脱位，以后Mears及Tile建议可在前方固定，对特殊病例在后方用特殊钢板螺丝钉作固定，如骶髂钉固定及两侧髂骨以压缩棒固定。对单纯髂骨骨折用特制钢板沿髂嵴以螺丝钉固定。

内固定有复位准确，固定牢固，可早活动，便于护理，早出院，并发症少等优点。Leihtom曾在男女各50具尸体标本上，测试各种固定方法的稳定性，结果以后方钢板螺丝钉最牢固。髂骨及骶髂部骨折形式多样，尚无定型的钢板螺丝钉通用。

髂骨骨折形式多样，其治疗效果直接影响髋关节及下肢功能，因而在治疗时，应根据骨折情况、设备及技术条件慎重选用。但有几点是共同的：①移位的髂骨及髋关节必需复位：手法、牵引可在麻醉及X线电视屏幕指导下进行；②牵引固定应有足够的时间：骨折至少8周，骶髂关节脱位应有12～16周，始能下地负重；③尽量选用闭合整复固定：在严重不稳或闭合复位失败时，有条件者可切开复位内固定。术前应设计或选好固定器材，以免术中等待。

对Malgaigne骨折，骶髂关节脱位或骨折移位者，Dabezies报道11例用两根螺丝棒穿过健侧及患侧髂骨后部，螺栓拧紧固定。随访两个月，无器械失败，固定牢固，下床早，以早手术者效果更好。孙锡孚用经皮加压螺纹钉内固定髂骨及骶骨。方法为经牵引及手法复位后，摄骨盆前后位、骨盆入口位及反入口位（患者俯卧，球管自尾向颅侧倾斜30°对准骶骨隆起处照片），弄清骨折关系后，于髂嵴中后1/3处，及同处髂嵴下1.5cm经髂骨向骶骨钻入 2 根导针，照片位置正确后，沿导针拧入 2 枚加压螺钉。此法简单、安全、省时，复位理想，固定可靠。手术 11 例效果优良。

并发症的治疗髂骨骨折是在严重外伤情况下发生的，除骨盆多处骨折外，常伴有身体他处骨折，如脊柱、股骨等。并可合并大出血及内脏损伤，神经系统损伤。在治疗时切勿忽略。

(1) 血肿及失血性休克：髂骨为松质骨，特别是近骶髂关节处骨折移位，渗血较多。附近肌肉撕裂亦可出血。血肿除造成髂凹、臀部及腹股沟区肿胀外，可沿腹膜后形成腹膜后血肿，引起腹胀、腹肌紧张、压痛及肠鸣音消失。有时难与腹膜内血肿鉴别。遇到此种情况，可在健侧做腹腔穿刺，因出血侧易穿入血肿。条件及病情许可，可进行 CT 扫描，予以鉴别。

髂骨内面有髂内动脉分出的壁支 (髂腰动脉、臀上及臀下动脉) 与髂骨较紧密，且有较大的静脉丛。髂骨骨折移位可伤及这些血管，产生大出血甚至休克。赵文宽报道 488 例骨盆骨折，有 7 例合并大血管破裂出血，发病率 1.4%，有 2 例因失血性休克而死亡。吴桂森报道 100 例骨盆骨折并发症中，失血性休克 34 例，占同期骨盆骨折的 19%，死亡 9 例，是最严重的并发症。

髂凹血肿及腹膜后血肿，应输液输血，严密观察血压及血容量，一般病情可控制。如伤后早期出现失血性休克，快速输血 500 ～ 800mL，仍不能维持血压，应考虑有较大血管破裂，应在输液输血抗休克等治疗下，进行髂内动脉结扎。遇到大静脉破裂亦应结扎或缝合，等待及犹豫可能失去救治机会。

有条件进行床旁动脉造影者，可选择性进行髂总或髂内动脉造影、髂内动脉栓塞，达到止血或减少出血的目的。该方法创伤小，疗效好。

(2) 神经损伤：股外侧皮神经紧贴髂前上棘绕行至大腿，股神经在髂骨内面沿腰大肌与髂肌之间下行，出腹股沟韧带中点至大腿。两者在髂骨骨折时，都可能造成损伤。骶丛在骶髂关节前形成，向外下经坐骨大切迹、梨状肌下出骨盆，在髂骨后部骨折移位或骶髂关节损伤时可伤及。

在 567 例骨盆骨折中，有 33 例伴神经损伤，占 5.8%。其中坐骨神经损伤 26 例，股神经 6 例，股外侧皮神经 3 例。神经损伤可在早期出现，也可在血肿机化粘连时出现，容易漏诊。神经损伤及早进行骨折复位，减少牵拉及压迫，有利于神经恢复。对长期不恢复的重要神经，可手术探查松解及修复。

参考文献

[1] 牟玲 . 实用临床医学影像 [M]. 北京：科学技术文献出版社，2019.

[2] 付胜奇 . 神经系统疑难病例影像学剖析 [M]. 郑州：郑州大学出版社，2020.

[3] 褚华鲁 . 现代常见疾病影像诊断技术 [M]. 西安：陕西科学技术出版社，2020.

[4] 郭丽 . 现代医学影像学基础与诊断实践 [M]. 昆明：云南科技出版社，2019.

[5] 陈善亮 . 创伤骨科治疗学 [M]. 北京：科学技术文献出版社，2010.

[6] 张振华，闫石，行勇刚等 . 现代临床创伤骨科诊疗学 [M]. 天津：天津科学技术出版社，2011.

[7] 余建明，李真林 . 医学影像技术学（第 4 版）[M]. 北京：科学出版社，2019.

[8] 廖伟雄，孟祥，夏正超 . 医学影像诊断学 [M]. 北京：科学出版社，2019.

[9] 梁靖 . 新编临床疾病影像诊断学 [M]. 汕头：汕头大学出版社，2019.

[10] 陈桂红 . 超声诊断与临床 [M]. 北京：科学技术文献出版社，2020.

[11] 任悠悠 . 医学影像学诊断精要 [M]. 南昌：江西科学技术出版社，2020.

[12] 翟宁 . 影像学基础与诊断要点 [M]. 北京：科学技术文献出版社，2020.